第**3**版

エビデンスに基づく

症状別
看護ケア
関連図

監修 阿部俊子　編集 山本則子・五十嵐歩

中央法規

はじめに

●
●

阿部俊子　監修

山本則子・五十嵐歩　編集

看護が専門職として社会的に認知されるためには，看護ケアが科学であるということが，看護職自身はもちろんのこと，一般にも認知される必要があると思います。看護ケアはサイエンスとアートであるといわれるときに，ケアのサイエンスとしての科学性は，その看護ケアを行う根拠とケアの対象者である患者の疾患による病態生理学的影響，さらに疾患に対する反応としての全人的影響について明確に理解していることによって導き出されるものといえます。そのためには，看護ケアにおける病態関連図（看護ケア関連図）を明らかにする必要があると考えたのが本書の編集のきっかけとなりました。

看護のケア提供方法を考えるときの基本となる看護過程を展開していくうえで，病態関連図の理解が欠かせません。病態関連図の理解があってこそ，看護過程に必要な情報が網羅され，整理分析されて，実際の対象者の問題点を明確にすることができます。この点が対象者のニードに合わせて問題点の優先順位がつけられ計画立案されているかどうかの分かれ目となります。対象者のニードに応じたケアが，確実かつ有効に提供（実施）されるためには，ケアの根拠とケアが対象者に与える影響について科学的な（生理・心理・社会学的な）考察がなされたうえで，行動レベルで詳述された計画が立てられなければいけません。さらに期待される成果（アウトカム）を具体的に評価するための評価項目についても行動レベルで把握できていなければなりません。看護ケアにおける病態関連図を用いることによって看護過程の各段階におけるクリティカルシンキングの基礎的情報を，論理的に整合性をとって展開していくことができます。

学生の実習指導において，対象者の問題点と看護ケアにおける期待される成果の整合性，看護計画と実際に行っているケアの整合性がとれていないことがしばしばあります。こうしたことは臨床でも，時に見受けられるのではないでしょうか。看護上の問題点が対象者のニードに対応するには看護ケアに影響を及ぼす病態関連要因を理解すること，適切な看護ケア計画を立てるには必要な情報が網羅されて的確なアセスメントが行われる必要があります。

特に本書では，看護ケアにおける科学的なケアの根拠を明記することに主眼をおきまし

た。医学における病態生理は医学関係の本に明らかにされていますが，その病態生理を看護ケアにまで関連させたものはこれまでの看護関係の本にはあまり見受けられません。

　疾患における症状（徴候）に焦点を当てて，その病態生理を図式化したものです。本書の目的は，看護ケアが，疾患をもった患者に病態学的，心理・社会学的にどのような影響をもたらすかということを，科学的に認識してケアに携わることができるようにすることを支援することにあります。そのために看護ケアの根拠を病態生理学的な推測だけで求めるのではなく，エビデンスの根拠としての看護学の研究成果を可能な限り盛り込むようにしました。

　なお本書の関連図の内容を抽出するにあたって，ベッドサイドにおいてよく使われる看護ケアのなかから，看護における関わりが大きく，科学的根拠を求められる可能性のあるものを選択しました。医療ケア（あるいは医療補助）が中心になる内容については，医学誌ですでに詳述されており，臨床上重要なケアであっても，本書は取り上げませんでした。

　看護は「こころと手と頭」で行うものであるといわれますが，その手とこころの看護ケアにおけるアートは，看護ケアのサイエンスという基礎が確立されてこそ，かもしだされるものであるとの信念のもとに，この本を企画しました。幸いにして初版・改訂版，姉妹書である『エビデンスに基づく疾患別看護ケア関連図』とともにご好評いただきロングセラーとなりました。第3版では，新しい知見を加えて全面的なアップデートを行いました。看護学生や新人看護師の教育に携わる方々が本書を活用し，ご意見をいただければ幸いです。看護の初心者に，さらに自己の臨床実践のなかで，看護のアートがサイエンスに裏づけられて実践されることに，この小著がお手伝いできることを望んでいます。

凡例

●それぞれの症状に関する内容は「看護ケア関連図」＋その「解説」というように，2つに分けて構成している。必要と思われる情報は参考文献も含めて掲載した。

●「看護ケア関連図」は，単純化し特殊なもの・個別的なものを除いて，以下の原則に基づいて作成した。

誘因・成因を含むその症状に至る基礎疾患などの直接的・間接的原因を示した。

病態生理学的変化を示した。

病態生理学的変化に関連する症状を示した。

医師の指示による医学的処置を示した。

観察・アセスメントを含む看護ケアを示した。

その症状から生じる全体像について示した。

分類，あるいは特殊な部分について示した。

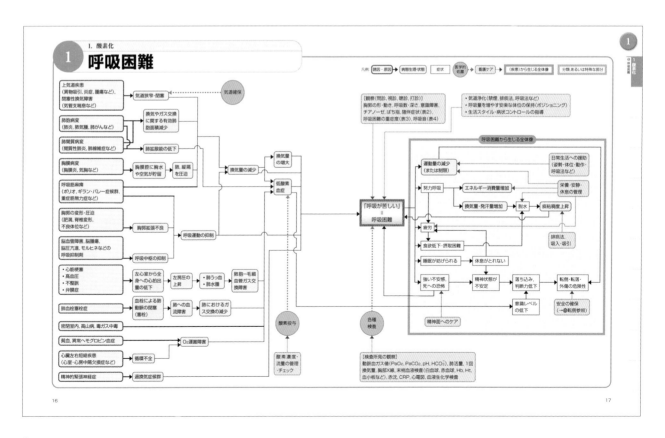

●解説では，基本的に以下のような構成をとった。

---

1. 酸素化

1 呼吸困難

Ⅰ 症状が生じる病態生理

1 呼吸困難とは

呼吸困難（図1）とは「呼吸が苦しい」という主観的な自覚症状である。呼吸が苦しいということは，呼吸時に苦痛を伴い，呼吸をするのに努力を要するという不自然な感じを自覚することである。健康な人でも，激しい運動をした後などに一時的にみられるが，これは病的なものではなく，呼吸困難とはいわない。

呼吸困難の表現の仕方は「息切れがする」「息が吸えない」「胸苦しい」「息がしにくい」など，人によってさまざまであるが，患者の自覚症状が軽くても医学的に厳重な管理を必要とするような場合もある。

図1 呼吸困難

- 息切れがする
- 息が吸えない
- 胸苦しい
- 息がしにくい

2 呼吸困難のメカニズム

1）呼吸中枢のメカニズム

呼吸の調節は延髄にある呼吸中枢で行われ，脊髄を介して呼吸筋（横隔膜や肋間筋など）に情報が伝わり規則正しく行われている。

呼吸中枢は中枢と末梢にある化学受容器と気道の肺の胸壁にある機械受容器から情報を受け取っている。化学受容器では動脈血酸素分圧（PaO_2），動脈血二酸化炭素分圧（$PaCO_2$），pH（水素イオン濃度）を感知し，機械

受容器では気道・肺・胸壁での呼吸運動を感知する。その情報をもとに呼吸中枢から指令を出し，呼吸運動を引き起こす。

上記の呼吸中枢は，血中のCO_2の増加や血液pHの変動によって刺激を受けて興奮する。また，頸動脈洞や大動脈弓にある化学受容体は血中のO_2の低下を感知して，間接的に呼吸中枢の興奮性を高める。この頸動脈洞・大動脈壁には血圧の変化に敏感に反応する圧受容器があり，この部分の圧が上昇すると呼吸は抑制される。

2）呼吸困難の原因

呼吸とは，体外からO_2を取り込み，気道，肺胞を経て，肺胞を取り巻く毛細血管との間でガス交換し，血液に入り，肺静脈，左心，大動脈を経て，組織に到達し，そこで利用され，CO_2が逆に組織から大動脈，右心，肺動脈を経て，体外に呼出するものである。

そのためには，以下のことが条件となる。

①肺胞で十分なO_2を含む空気が均等に出入りしている。
②流入する血液に見合った血液が存在している。
③血液中の赤血球数，ヘモグロビン量が正常である。
④肺胞毛細血管間のO_2，CO_2の拡散が十分に行われる。

これらのいずれかの過程で呼吸中枢に破綻・障害が起きると呼吸困難が出現する（表1）。

3）呼吸パターンの分類

呼吸は以下のように分類される。

1 努力呼吸

健康な成人では安静時に横隔膜以外の呼吸筋を使うことは少ないが，呼吸困難の患者では胸郭，頸部，肩部の呼吸補助筋がはたらく。吸気時には胸鎖乳突筋，呼気時には内肋間筋や腹筋などの呼吸補助筋がはたらき，鎖骨上窩や肋間筋間の陥凹がみられる。

2 速くて浅い呼吸

健康な成人の安静時呼吸数は14～20回／分であるが，何らかの理由によって，呼吸数が増加し，浅くなった状態をいう。1回換気量は減り，換気効率が悪く，PaO_2の低下が特徴的である。こうした呼吸パターンは，うっ血性心不全，腹水，発熱等の際にみられる。

3 速くて深い呼吸

何らかの理由によって呼吸数が増加し，深くなった状

表1 呼吸困難をきたす疾患

- **呼吸器疾患**
  - ①上気道疾患：異物吸引，気道閉塞（炎症，水腫，気腫，腫瘍）
  - ②気道疾患
  - ③閉塞性換気障害：気管支喘息，肺気腫，びまん性汎細気管支炎
  - ④拘束性換気障害
  - ⑤換気血流障害：肺炎，間質性肺炎，肺線維症，肺がん，塵肺症
  - ⑥胸膜疾患：胸膜炎，気胸
  - ⑦胸郭疾患：脊柱側弯症，高度肥満，横隔膜麻痺
  - ⑧肺循環障害：肺水腫，肺塞栓，肺高血圧症，肺性心
- **心臓疾患**
  - ①うっ血性心不全：弁膜症，高血圧，冠動脈疾患（心筋梗塞，狭心症），心筋炎，心膜炎
  - ②左・右短絡疾患（先天性疾患）③心室中隔欠損，動静脈開存など
- **血液疾患**
  - 貧血，異常タンパク血症，異常ヘモグロビン血症，多血症，血管内凝固異常症（DIC）
- **代謝性疾患**
  - 甲状腺機能亢進症，糖尿病性アシドーシス，尿毒症
- **神経疾患**
  - ①呼吸中枢の抑制：中枢性肺胞低換気症候群，脳血管障害，脳腫瘍，脳圧亢進，モルヒネ等の呼吸抑制剤
  - ②呼吸筋麻痺：ポリオ，ギラン・バレー症候群，重症筋無力症
- **心因性疾患**
  - 過換気症候群，神経症
- **その他**
  - O_2不足，ガス中毒
  - 高山病，CO中毒，毒ガス中毒

（文献2，p80より一部改変）

態をいう。過換気のため，$PaCO_2$が減少し，呼吸性アルカローシスになるが，低酸素血症はみられない。

過換気症候群の際にみられるパターンで，精神的ストレスが原因であることが多い。

4 喘鳴を伴う呼吸

気道の閉塞・狭窄等が原因となって，呼吸時に空気が気道を通過するときに，雑音を発する。呼気延長がみられることもある。気管支喘息で必発にみられる。

5 呼吸リズムの異常

脳疾患や代謝疾患などの特殊な病態と関係し，多くは意識障害を伴う（図2）。

・チェーン・ストークス呼吸

浅い呼吸から次第に深さと数が増大して，過剰換気の状態に達すると，今度は深さと数が減少しはじめ，無呼吸の状態に陥るというサイクルを繰り返す。さまざまな原因により呼吸中枢の感受性が低下しているときに出現

図2 リズムの異常の呼吸

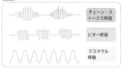

チェーン・ストークス呼吸

ビオー呼吸

クスマウル呼吸

する。脳，心臓，腎疾患の末期にみられる。

・ビオー呼吸

速く深い呼吸と無呼吸が10～30秒間隔で交互に現れるもので，髄膜炎などの脳脊髄疾患でみられる。

・クスマウル呼吸

深いゆっくりとした規則的な呼吸で，糖尿病や尿毒症などによるアシドーシスのときにみられる。

6 起座呼吸

臥位になると呼吸困難が強くなり，上体を起こさなければ呼吸が苦しい状態で，気管支喘息，うっ血性心不全などでみられる。これは，上体を起こすことで，静脈還流が低下し，肺うっ血が改善されるためと，横隔膜が下がり，呼吸筋による呼吸が容易になるためである。

3 呼吸困難に伴って生じる症状

1 呼吸パターンの変化

呼吸困難の原因疾患により，努力呼吸やチェーン・ストークス呼吸，起座呼吸などさまざまな呼吸がみられる。また，表2で示した症状もみられる。

表2 呼吸困難の随伴症状とその原因疾患

胸痛	・心筋梗塞
	・肺血栓塞栓症
	・気胸
喘鳴	・喘息発作
	・COPD増悪
	・心不全
	・異物などによる気道狭窄
下腿浮腫	・心不全
血痰	・肺がん
	・肺血栓塞栓症
	・気管支拡張症

もくじ

・
・

エビデンスに基づく症状別看護ケア関連図　第3版

索引
監修・編集・執筆者一覧

看護ケア関連図は
なぜ必要か

I 人間の複雑性と看護の包括性

■ 効果的な看護実践を目指す

みなさんのうちのほとんどが看護学を学ぶ学生で，その多くは看護学の隣地実習のためにこの本を読んでいることと思う。学生の学習を支援する教員の方もおられるだろう。看護学の実習では必ずといってよいほど登場する関連図。どうして描かなければならないのだろうか？

なくてもいいのではないだろうか？　私（山本）は看護学の教育を始めたころ，関連図を描くことの意味がよくわからなかった。けれど，毎年学生と一緒に関連図を描いていくことで，看護学教育の一環として，関連図は非常に有効な，看護学を習得し看護師になる上で必須の学習アイテムともいえそうなことがわかるようになった。

看護学教育はみなさんを一人前の看護師に育てることを目的として存在するので，関連図は皆さんが一人前の看護師に育つうえで非常に有効だということになる。なぜだろうか？

まず，人間の健康について考えてみよう。みなさんが看護教育を修了したあとにケアを提供する人たちの多くは，健康に何らかの障害をきたして回復を願ったり，健康障害のリスクがあって予防することを考えなければならない人たちである。そのような人たちが疾患を回復し，予防に努めて健康的な生活をおくるために，看護は人間の複雑性をふまえ，包括的にケアを提供する。

すなわち，健康障害をもたらした病態生理の詳細とともに，その人のさまざまな心理・社会的側面を合わせて把握し，さらに，その人の生活がうまく実現することを目指して，効果的な看護実践を計画できなければならない。

■ 関連図はケアの方向性を導き出す

たとえば，高血圧をもつ対象者の看護について考えてみよう。高血圧は，血圧が高くなるという症状を引き起こした病態そのもの（腎疾患，動脈硬化など）のほかに，血圧を変動させる物理的要因（寒冷，高温など），心理的要因（緊張など），社会的要因（役割関係など），多様なライフスタイル（生活時間・運動や食事内容）など，症状を引き起こしたり症状に影響を与えるさまざまな要因の関与があって，その人の高血圧の経験として成立している。そして，それらはお互いに複雑に関係しあっている。

看護は，この病態，心理的要因，社会的要因，ライフスタイルなど多面的で複雑な要因を，その絡み合いを含めて把握し，それを基に，その人の健康回復のための支援を包括的に見出していく。

どのようにしたらその人が健康を回復できるのか，健康障害を予防できるのかを考えるためには，その人の身体の内部（病態生理）から出発して，身体をとりまいている外部の心理的・社会的要因やライフスタイルのなかから，健康障害に関連すると思われるさまざまな要因を洗い出す必要がある。

よりよい支援策を計画立案するためには，1つのみの側面から健康障害について考えるのではなく，複数の要因を洗い出しながら，多面的に情報収集していき，さまざまな情報の交通整理をして，ケアの方向性を導き出す関連図が非常に有効である。

■ 多面的な情報の関連性を見出す

それぞれの要因の間には，いろいろな関連性が見いだされる。それら複数の要因間の関連性を抽出して，不快・障害・症状を解消するために必要な看護ケアの提供方法を明らかにするためには，関連図で一目で示すことが役に立つ。

看護実践のゴールは，対象者の生活の改善である。検査データが元に戻ればそれでよいというものではなく，実際の生活のなかで，その人にとって可能なよい行動が維持されているかというように，生活の評価が総合的に行われなければならない。関連図があると，いくつかの方向から包括的に検討できる。

人間の生活は，人体のさまざまな機能が有機的に組み合わされて実現している。たとえば，食べるという行為にかかわる機能は，消化器系の働き方に加えて，循環器系，呼吸器系の働き，その行為を成り立たせるための運動器系・神経系や，判断したり味わったりするための脳神経系もかかわる。

消化器系のみをみても，排泄と摂食が関連しており，便秘が続いていたら食べることもできなくなるだろう。

さらに，その人が仕事上に強いストレスにさらされていること，一人暮らしで調理のための時間も取りにくいこと，といった心理・社会的要因やライフスタイルが関与している。

このようにして成り立っている生活の回復や維持をめざすためには，部分的な理解だけでは足りない。病態に関する総合的な理解とともに，その人の心理社会・行動上の多面的な情報を獲得し，それらのつながりを理解して初めて，効果的な支援策に考えを至らせることができる。

Ⅱ 看護過程と看護関連図

基本的な看護実践は，看護過程の思考が土台となる。看護過程においては，多面的な情報収集のあと，データを統合して（アセスメント），エビデンス等に基づき有効と思われる看護実践を立案し，実践して評価し，次なる看護実践の計画に結び付ける。この一連の看護過程のサイクルのあらゆる段階において，関連図が役立つ。関連図の作成過程を通して，看護過程を推進していくこと

ができる（図1）。全体像を図2に示す。

■ 情報収集

看護過程でいう最初の情報収集から，関連図を描くことが始まる。自ら行うフィジカルアセスメントと面談による生活歴・生活習慣等の聞き取りから得る情報に加え，各種検査データ一式や他職種による記録など，いろいろなところから情報を収集する。病態に加え，その更なる要因となる心理・社会的要因，ライフスタイル等の複雑な絡み合いによって，対象者の経験が形成される。

このため，多角的な情報を組み合わせて対象者の経験を理解するうえで，まずは関連図による整理が役立つ。関連図を描くことが，収集の不足している情報を明らかにすることにも役立つだろう。

■ 看護問題の特定

さらに，この関連図による対象者の理解から，看護問題を特定していく。関連図を詳しくしていくにつれて，中心的な課題・重要問題に矢印が多く集まるので，自然に焦点が定まり，看護問題の特定へと移行することができる。さらに，看護問題とともに，それに関連している多くの要因，病態を発生させているライフスタイル上の要因なども見つけやすくなる。

■ 看護計画の立案

看護上の問題・課題が特定され，その要因についての理解が深まると，効果的な看護実践の計画を作っていくことができる。特に疾患回復期における看護実践の多くは，病態の発生に関与する要因を除去・軽減することにはたらきかけることになる。関連図は，その問題にどの

図1 関連図が看護過程を推進する基礎

- もっと必要な情報はないか
- 収集した情報にどのような意味があるのか（統合）
- 情報の整理→看護上の問題点・課題の特定
- 中心的課題，重要な問題に矢印が多く集まる→付随する要因が明確化される
- 特定した看護問題の背景の検討
  ➡看護ケアの方向性の明確化
  ➡有効な看護行為を立案する
- 関連図で要因をさかのぼって確認することにより，要因が本当に解決されたか評価できる（看護の評価）
- ケアの修正

関連図が看護過程を推進する基礎になる

図2 看護過程と関連図の関係

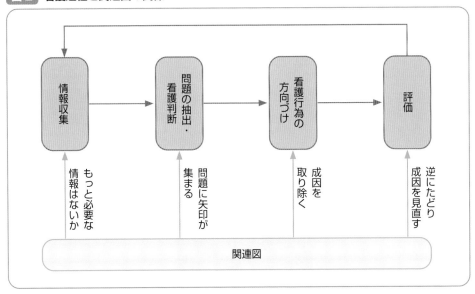

情報収集 → 問題の抽出・看護判断 → 看護行為の方向づけ → 評価

もっと必要な情報はないか（情報収集）
問題に矢印が集まる（問題の抽出・看護判断）
成因を取り除く（看護行為の方向づけ）
逆にたどり成因を見直す（評価）

関連図

ような要因が関連しているかを図式化するものなので，描き出された要因に注目することで，とるべき看護実践が特定できるようになる。

複数の看護計画が導き出されるので，そこで複雑に絡み合っている要因の状況を見極めながら，提供するケアの優先度を導き出す。

現実の看護実践では，看護師が判断した優先順位と異なる希望を対象者がもつことも多いので，対象者の希望をふまえて看護実践を計画していく。

関連図を目の前に置くことによって，計画された看護実践が，対象者の全体状況のどの部分に，どのような意図で提供されるのかを意識化し，論理的で整合性のある看護計画とすることが可能となる。足浴，罨法などの看護実践は多様な目的をもっており，同じく多様な問題状況をあわせもっている現実の対象者に当てはめて実践するときに，その目的・意図をはっきりさせることは，根拠のある実践を継続するうえでも役立つ。

■ 評価

実施された看護は，その効果あるいは成果を意識的に評価することが重要である。評価することで，効果的でなかったケアが改善され，より質の高いケアが生み出されることが期待できる。看護師としての実践知は，その繰り返しにより蓄積されていくように思われる。

ケアの実施後に，関連図のなかの要因を逆にたどることによって，看護行為の効果を評価するための視点を見出し，目標が達成されたかを評価できる。同じ看護行為でも，対象や状況により目的が異なることがある。対象者の反応にも個別性がある。そのような多面的で複雑な実践を評価し，よりよい看護に結び付けていくために，対象者の全体像を示す関連図は，評価の手がかりになる。

Ⅲ 関連図で看護師としての対象者の見方や思考過程を習得する

以上のように，関連図は，情報収集から看護問題の特定，看護計画立案と評価という看護過程に沿って活用することのできる有用なものである。看護は，人の健康的な生活を支援するという目的をもつ。その実現のためには，多層的で複雑な人間の生活状況の全体像を把握し，看護過程という基本的な推論と実践・評価の過程を踏めるようにならなければならない。そのような看護師を育成する看護教育の目的にとって，関連図は必須の学習アイテムといえる。

関連図を描き慣れていく過程は，看護師としての対象者の見方や思考過程を習得する過程に重なるともいえよう。

［山本則子，小板橋喜久代］

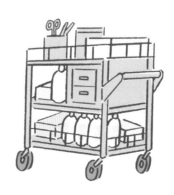

看護ケア関連図の必要性と EBP について

1. 日常のケアを見直すということ

根拠に基づく実践（Evidence-based Practice：EBP）が質の高いケアや，患者にとって最善の結果を提供するための鍵であることは広く認められている。看護ケア関連図作成により特定された患者の問題を解決するために有効な看護ケアは何なのかを明らかにするときに必要な視点である。同時に，日常的に提供されているケアが本当に有効なのかを明らかにする視点でもある。

EBP 以前に Evidence-based Medicine（EBM）という言葉が出現して約 20 年が経つ。EBM の定義は，「個々の患者のケアを決定する際に，最新で最善の根拠を良心的かつ明確に，思慮深く利用することであり，最良の研究から得られたエビデンスと臨床的専門技能，患者・家族の価値観や好みの 3 者を統合するプロセス」（Sackett, 2000）[1] である。EBM は医療（Medicine）のためのものだが，看護にも応用して Evidence-Based Nursing（EBN）という言い方が広まった。EBM と EBN は分かちがたい関係にあるので，近年は両者を合わせて「根拠に基づく実践」Evidence-Based Practice（EBP）と呼ぶようになってきている。

「看護はサイエンスとアート」であるとされているが，学問・研究からなるそのサイエンス部分を臨床に応用していくことが大切である。例えば，褥瘡治療にはマッサージが効果があるとして，褥瘡患者の創部周辺を一生懸命マッサージしていた時代があった。これは褥瘡の病態生理から，予測・推測されたケア方法であった。ところが実際，臨床研究してみると，マッサージは褥瘡患部の虚血を引き起こすということがわかった。病態生理で予測されたことが，研究によって覆されたのである。この事象でわかるように，看護や医療ケアで行われていることが，実は「常識のウソ」ということにもなりうるということだ。看護職がエキスパートになるには，臨床経験やそれに基づいた臨床的直感は必要不可欠である。

しかしながら，臨床経験だけでは科学的な根拠に基づいた看護ケアを行っているという保証にはならないということにもなる。

このように，日常で行われているケアを改めて見直す必要がある。何を根拠にしてそのようなケアを行っているのか，それを問い直すことから EBP はスタートする。科学的根拠をどのように臨床実践に取り込んでいくのかということが問われているのである。

2. EBP のプロセス

EBP のプロセスは 5 段階ある。
❶患者の問題の定式化：PICOT（表 1）を用いて問題を定式化する
❷問題を解決する最良の情報を探索・収集：質が高く，その患者にとって必要な情報を探索・収集する（図 1）

表 1　**PICOT を用いた問題の定式化：患者から生じる疑問や問題を分かりやすい形に整理する方法**

PICOT	説明	例
P：Patient population/pro-blem[患者母集団/問題]	どんな患者が・年齢，性別，疾患	I 度の褥瘡患者
I：Intervention/Isue of interest[介入/現象]	ある介入を受けるのは/焦点となる現象において・ケア・治療・リスク行動（喫煙など）	創部周囲のマッサージ
C：Comparison intervention or group [比較群]	別の介入を受ける/介入なしと比較して（比較群がない場合もある）	マッサージをしない群と比較して
O：Outcome [結果]	どうなるか	創治癒・改善または悪化
T：Time [期間]	一定期間の間で	1 カ月間

（文献 2，3 より）

図1 エビデンスレベルの階層

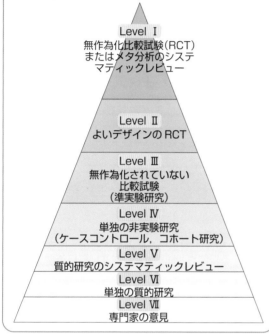

定式化した問題を解決するために情報を検索するが，それぞれの情報（研究論文，教科書，専門家の意見，インターネットなど）には長所と短所，情報の質の差がある。多くの情報のなかでより質の高いエビデンスを探すことが重要である。

Level Ⅰ
無作為化比較試験（RCT）
またはメタ分析のシステマティックレビュー

Level Ⅱ
よいデザインの RCT

Level Ⅲ
無作為化されていない
比較試験
（準実験研究）

Level Ⅳ
単独の非実験研究
（ケースコントロール，コホート研究）

Level Ⅴ
質的研究のシステマティックレビュー

Level Ⅵ
単独の質的研究

Level Ⅶ
専門家の意見

（文献2より）

❸情報の批判的吟味：妥当性（結果を得るために用いた研究方法は適切なものか），信頼性（研究で得られた結果は本当に正しいか），適応可能性（目の前の患者に研究で得られた結果は適応できるか）

❹患者への適応・応用：得られた結果に患者の価値観や特性を含めて最良の選択は何か患者とともに決定する

❺評価：❶〜❹のプロセスを経ることで，期待した結果が得られたかどうか評価する

患者の問題を特定する段階や患者へ適応する段階で，「患者を看る」ということが必要である。

患者の問題を特定するには，患者のフィジカルアセスメント（physical assessment），さらにはシス

テマティック（構造的）な病歴聴取方法（history taking）が訓練されている必要がある。看護過程における情報収集の段階では，情報をある程度予測して情報を選択収集していく（focus assessment：焦点を定めたアセスメント）ということが必要だが，その問題を予測した情報収集というのは，病態を理解することからはじまる。

3. 看護ケア関連図に EBP をどう活かすか

看護ケア関連図を作成するとき，2つの段階で科学的根拠に基づいた思考を行う。患者の問題を明確にする，特定するという第一段階では，患者の病態から症状や問題を導くときに科学的根拠を使用する。明確化された問題を解決するケアは何かを明らかにする第二段階でも科学的根拠を用いて決定する。この過程を経て，患者の病態生理と同様に患者の価値観も含めて最終的に提供されるケアこそ「根拠に基づく実践」といえるであろう。

［飯村祥子］

《文献》
1) Sackett DL, Straus SE, Richardson WS, et al,：Evidence-based medicine：How to practice and teach EBM. Edinburgh, Churchill-Livingston, 2000.
2) Fineout-Overholt E and Johnston L：Teaching EBP：Asking searchable, answerable clinical questions. Worldviews on Evidence-Based Nursing 2(3)：157-160, 2005.
3) Melnyk BM and Fineout-Overholt E：Key steps in implementing evidence-based practice：Asking compelling, searchable questions and searching for the best evidence. Pediatric Nursing 22(3)：262-263, 266, 2002.

症状別看護ケア関連図

1 呼吸困難

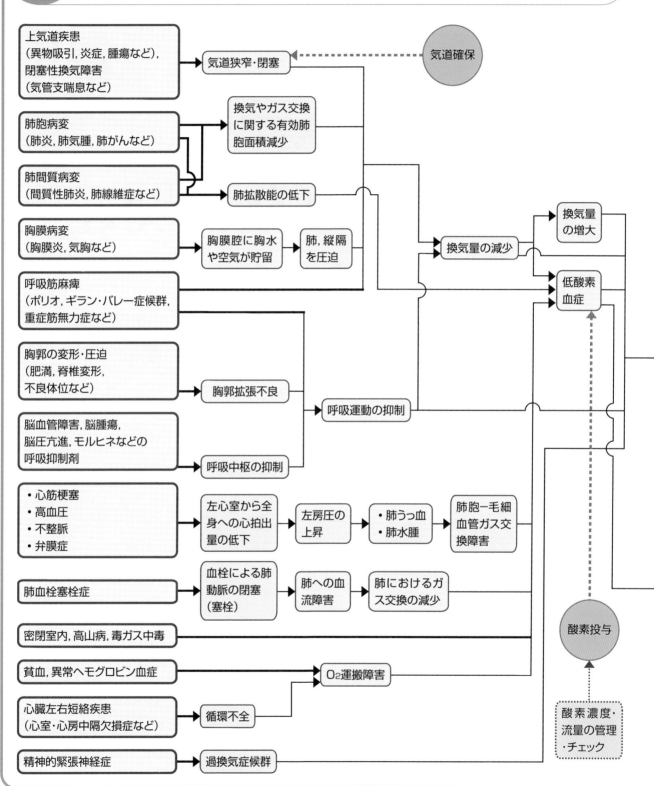

凡例: 誘因・原因 → 病態生理・状態 → 症状 → 医学的処置 ⇢ 看護ケア ⇢ (疾患)から生じる全体像 | 分類,あるいは特殊な部分

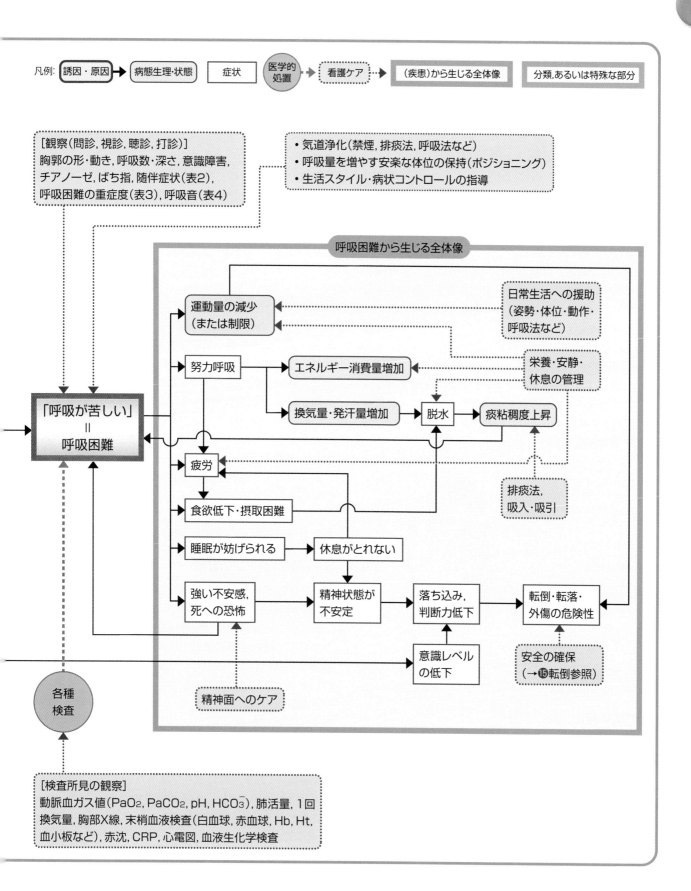

[観察(問診, 視診, 聴診, 打診)]
胸郭の形・動き, 呼吸数・深さ, 意識障害, チアノーゼ, ばち指, 随伴症状(表2), 呼吸困難の重症度(表3), 呼吸音(表4)

- 気道浄化(禁煙, 排痰法, 呼吸法など)
- 呼吸量を増やす安楽な体位の保持(ポジショニング)
- 生活スタイル・病状コントロールの指導

呼吸困難から生じる全体像

運動量の減少(または制限)

日常生活への援助(姿勢・体位・動作・呼吸法など)

努力呼吸 → エネルギー消費量増加

栄養・安静・休息の管理

換気量・発汗量増加 → 脱水 → 痰粘稠度上昇

「呼吸が苦しい」＝呼吸困難

疲労

排痰法, 吸入・吸引

食欲低下・摂取困難

睡眠が妨げられる → 休息がとれない

強い不安感, 死への恐怖 → 精神状態が不安定 → 落ち込み, 判断力低下 → 転倒・転落・外傷の危険性

意識レベルの低下

安全の確保(→⓯転倒参照)

精神面へのケア

各種検査

[検査所見の観察]
動脈血ガス値(PaO_2, $PaCO_2$, pH, HCO_3^-), 肺活量, 1回換気量, 胸部X線, 末梢血液検査(白血球, 赤血球, Hb, Ht, 血小板など), 赤沈, CRP, 心電図, 血液生化学検査

1 呼吸困難

I 症状が生じる病態生理

1. 呼吸困難とは

呼吸困難（図1）とは「呼吸が苦しい」という主観的な自覚症状である。呼吸が苦しいということは，呼吸時に苦痛を伴い，呼吸をするのに努力を要するという不自然な感じを自覚することである。健康な人でも，激しい運動をした後などに一時的にみられるが，これは病的なものではなく，呼吸困難とはいわない。

呼吸困難の表現の仕方は「息切れがする」「息が吸えない」「胸苦しい」「息がしにくい」など，人によってさまざまであるが，患者の自覚症状が軽くても医学的に厳重な管理を必要とするような場合もある。

図1　呼吸困難

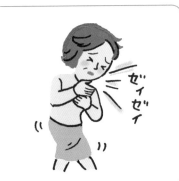

- 息切れがする
- 息が吸えない
- 胸苦しい
- 息がしにくい

2. 呼吸困難のメカニズム

1) 呼吸中枢のメカニズム

呼吸の調節は延髄にある呼吸中枢で行われ，脊髄を介して呼吸筋（横隔膜や肋間筋など）に情報が伝わり規則正しく行われている。

呼吸中枢は中枢と末梢にある化学受容器と気道の肺の胸壁にある機械受容器から情報を受け取っている。化学受容器では動脈血酸素分圧（PaO_2），動脈血二酸化炭素分圧（$PaCO_2$），pH（水素イオン濃度）を感知し，機械

受容器では気道・肺・胸壁での呼吸運動を感知する。その情報をもとに呼吸中枢から呼吸筋に指令を出し，呼吸運動を引き起こす。

上記の呼吸中枢は，血中のCO_2の増加や血液pHの変動によって刺激を受けて興奮する。また，頸動脈洞や大動脈弓にある化学受容体は血中のO_2の低下を感知して，間接的に呼吸中枢の興奮性を高める。この頸動脈洞・大動脈壁には血圧の変化に敏感に反応する圧受容器があり，この部分の圧が上昇すると呼吸は抑制される。

2) 呼吸困難の原因

呼吸とは，体外からO_2を取り込み，気道，肺胞を経て，肺胞で肺胞を取り巻く毛細血管との間でガス交換し，血液に入り，肺静脈，左心，大動脈を経て，組織に到達し，そこで利用され，CO_2が逆に組織から大動脈，右心，肺動脈を経て，体外に呼出するものである。

そのためには，以下のことが条件となる。
❶肺胞で十分なO_2を含む空気が均等に出入りしている。
❷流入気流に見合った血流が存在している。
❸血流中の赤血球数，ヘモグロビン量が正常である。
❹肺胞毛細管膜間のO_2，CO_2の拡散が十分に行われる。

これらのいずれかの過程や呼吸中枢に破綻・障害が起きると呼吸困難が出現する（**表1**）。

3) 呼吸パターンの分類

呼吸は以下のように分類される。

❶ 努力呼吸

健常者では安静時に横隔膜以外の呼吸筋を使うことは少ないが，呼吸困難の患者では胸郭，頸部，肩部の呼吸補助筋がはたらく。吸気時には胸鎖乳突筋，呼気時には内肋間筋や腹筋などの呼吸補助筋がはたらき，鎖骨上窩や下部肋間の陥凹がみられる。

❷ 速くて浅い呼吸

健康な成人の安静時呼吸数は$14 \sim 20$回／分であるが，何らかの理由によって，呼吸数が増加し，浅くなった状態をいう。1回換気量は減り，換気効率が悪く，PaO_2の低下が特徴的である。このような呼吸パターンは，うっ血性心不全，肺炎，発熱等の際によくみられる。

❸ 速くて深い呼吸

何らかの理由によって呼吸数が増加し，深くなった状

表1 呼吸困難をきたす疾患

- 呼吸器疾患
  ①上気道疾患：異物吸引，気道閉塞（炎症，水腫，気腫，腫瘍）
  ②肺疾患
  - 閉塞性換気障害：気管支喘息，肺気腫，びまん性汎細気管支炎
  - 拘束性換気障害
  ・肺実質疾患：肺炎，間質性肺炎，肺線維症，肺がん，塵肺症
  ・胸膜疾患：胸膜炎，気胸
  ・胸郭疾患：脊椎変形，高度肥満，横隔膜麻痺
  ・肺循環障害：肺血栓，塞栓症，肺水腫，肺高血圧症，肺性心

- 心臓疾患
  ①うっ血性心不全：弁膜症，高血圧，冠動脈疾患（心筋梗塞，狭心症），心筋症，心膜炎
  ②左・右短絡疾患（先天性疾患）：心室心房中隔欠損，動脈管開存など

- 血液疾患
  貧血，異常タンパク血症，異常ヘモグロビン血症，多血症，血管内凝固異常症（DIC）

- 代謝性異常
  甲状腺機能亢進症，糖尿病性アシドーシス，尿毒症

- 神経筋疾患
  ①呼吸中枢の制御：中枢性肺胞低換気症候群，脳血管障害，脳腫瘍，脳圧亢進，モルヒネ等の呼吸抑制剤
  ②呼吸筋麻痺：ポリオ，ギラン‐バレー症候群，重症筋無力症

- 心因性疾患
  過換気症候群，神経症

- O_2不足，ガス中毒
  高山病，CO中毒，毒ガス中毒

（文献1，p80より一部改変）

態をいう。過換気のため，$PaCO_2$が減少し，呼吸性アルカローシスになるが，低酸素血症はみられない。

過換気症候群の際にみられるパターンで，精神的ストレスが原因であることが多い。

4 喘鳴を伴う呼吸

気道の閉塞・狭窄等が原因となって，呼吸時に空気が気道を通過するときに，雑音を発する。呼気延長がみられることもある。気管支喘息で必発にみられる。

5 呼吸リズムの異常

脳疾患や代謝疾患などの特殊な病態と関係し，多くは意識障害を伴う（図2）。

● チェーン・ストークス呼吸

浅い呼吸から次第に深さと数が増大して，過剰換気の状態に達すると，今度は深さと数が減少しはじめ，無呼吸の状態に戻るというサイクルを繰り返す。さまざまな原因により呼吸中枢の感受性が低下しているときに出現

図2 リズムの異常の呼吸

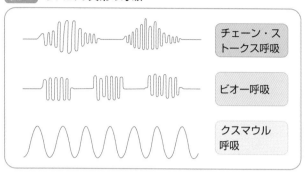

チェーン・ストークス呼吸

ビオー呼吸

クスマウル呼吸

する。脳，心臓，肺疾患の末期にみられる。

● ビオー呼吸

速く深い呼吸と無呼吸が10～30秒間隔で交互に現れるもので，髄膜炎などの脳脊髄疾患でみられる。

● クスマウル呼吸

深く規則的な呼吸で，糖尿病や尿毒症などによるアシドーシスのときにみられる。

6 起座呼吸

臥位になると呼吸困難が強くなり，上体を起こさなければ呼吸が苦しい状態で，気管支喘息，うっ血性心不全などでみられる。これは，上体を起こすことで，静脈還流が低下し，肺うっ血が改善されるためと，横隔膜が下がり，呼吸筋による呼吸が容易になるためである。

3. 呼吸困難に伴って生じる症状

1 呼吸パターンの変化

呼吸困難の原因疾患により，努力呼吸やチェーン・ストークス呼吸，起座呼吸などさまざまな呼吸がみられる。また，表2で示した症状もみられる。

表2 呼吸困難の随伴症状とその原因疾患

胸痛	● 心筋梗塞 ● 肺血栓塞栓症 ● 気胸
喘鳴	● 喘息発作 ● COPD増悪 ● 心不全 ● 異物などによる気道狭窄
下腿浮腫	● 心不全
血痰	● 肺がん ● 肺血栓塞栓症 ● 気管支狭窄症

表3 呼吸困難の重症度：Hugh-Jones の分類

Ⅰ度	同年齢の健康者と同様の労作ができ，歩行，階段の昇降も健康者並にできる
Ⅱ度	同年齢の健康者と同様に歩行できるが，坂道，階段の昇降は健康者並にできない
Ⅲ度	平地でさえ健康者並には歩けないが，自分のペースでなら1マイル（1.6km）以上歩ける
Ⅳ度	休みながらでなければ50m以上歩けない
Ⅴ度	会話，着物の着脱にも息切れがする。息切れのため外出できない

表4 各種疾患に特徴的な呼吸音

呼吸音	疾患
細かい断続性ラ音（fine crackles：捻髪音）「パチパチ，パリパリ」	間質性肺炎，肺線維症
粗い断続性ラ音（coarse crackles：水泡音）「ブクブク，ゴロゴロ」	細菌性肺炎，肺水腫
呼気性喘鳴「ヒューヒュー，ゼーゼー」	気管支喘息，気管支炎
呼吸音減弱	気胸，胸水貯留，広範な無気肺

呼吸困難という主観的な症状を評価するスケールとして，Hugh-Jonesの分類（表3）が一般に用いられる。

2 呼吸音

疾患に特徴的な呼吸音を表4に示す。

Ⅱ 看護ケアとその根拠

1. 呼吸困難の観察ポイント

呼吸困難の原因，呼吸困難によって起こってくる日常生活上の困難を明確にするために，次の事項について問診・視診・聴診・打診により観察を行う。

1 病歴聴取（問診）

● **呼吸困難の起こり方は？　急性か慢性か？　好発する季節・時刻はあるか？**

呼吸困難の起こり方を尋ねることは，疾患の特定のうえで重要である。呼吸困難の起こり方と疑われる疾患を

表5 呼吸困難の起こり方と疑われる疾患

呼吸困難の起こり方	疑われる疾患
急性・突然に発症した呼吸困難	気胸，異物吸引，心筋梗塞，肺血栓塞栓症
咳嗽，喀痰の前駆症状を伴った呼吸困難	気管支喘息，急性肺炎，肺水腫，うっ血性心不全
夜間の発作性呼吸困難	心疾患
春秋や梅雨時に好発する呼吸困難夜中から明け方の呼吸困難	気管支喘息
慢性に進行する労作時息切れ・呼吸困難	肺気腫，間質性肺炎，貧血

表5に示す。

● **随伴する症状はあるか？**

呼吸困難に随伴する症状について尋ねる。これらの症状を伴う主な疾患を表2に示した。

● **起こったときの状況や既往歴，薬剤歴等は？**

異物誤嚥，安静時か労作時か，精神的ストレスなど発症時の状況を聞く。

その他，既往歴，薬剤歴（利尿薬，抗生物質，気管支拡張薬など），アレルギー（花粉・かび・薬剤など），職業歴，居住歴，喫煙歴，ペット飼育の有無なども尋ねる必要がある。既往歴では，特に膠原病，肺結核，神経・筋疾患，高血圧，心疾患などに注意する。

● **呼吸困難の強さ・程度はどうか？**

自覚症状である呼吸困難の強さを表現するための客観的指標として，Hugh-Jonesの分類を用いる（表3）[3]。

● **精神的・感情的な状態は？**

精神的ストレスによって呼吸困難（過換気症候群）におちいることがある。最近，不安やストレスを感じることがあったかを尋ねる。

● **家族歴は？**

喘息，肺気腫，肺がんなどに罹患している家族がいるかを聞く。

2 視診による観察

視診により胸郭の形・動き，呼吸数・深さ・リズム，意識障害，チアノーゼ，ばち指，浮腫などを観察する。呼吸パターンの観察は，呼吸困難がどのような原因によって起こっているかを知る手がかりとなる。

3 聴診による観察

疾患に特徴的な呼吸音を表4に示した。呼吸音減弱で特に注意することは，著明な喘鳴を有する喘息患者が努力呼吸しながらも，次第に喘鳴が消失し，呼吸音が減

弱したときは，重篤発作が考えられる。

4 打診による観察

打診によって異常な濁音が聞かれる場合には胸水や肺炎が，鼓音では気胸や肺気腫が疑われる。

5 検査所見の観察

胸部 X 線，動脈血液ガス値［PaO_2（動脈血酸素分圧），$PaCO_2$（動脈血二酸化炭素分圧），pH，HCO_3^-（重炭酸イオン）］，末梢血液検査［WBC（白血球数），RBC（赤血球数），Hb（血色素量），Ht（ヘマトクリット値），Plt（血小板数），C 反応性タンパク（CRP）など］，呼吸機能検査（肺活量，％肺活量，1 秒率など），心電図などを観察する。

2. 気道浄化をすすめ，換気が効果的に行われるようにする

気道は空気の通路であると同時に，加温，加湿，気道防御機構のはたらきも担っている。これらの機能が発揮され，換気が効果的に行われるよう気道浄化に努める。具体的には，効果的な排痰法，呼吸法，禁煙の指導を行い，必要に応じて痰の吸引を行う。

1）排痰法

1 水分の補給

▶痰の粘稠度が高く，流動性が低下すると，痰が排出しにくくなって，気道に粘着・貯留する。粘稠度を下げるのに最も効果的なのが水分の補給である。

2 ネブライザー（吸入療法）（図3）

呼吸がしやすい姿勢（ファウラー位など）で生理食塩水や吸入薬を，ネブライザーを用いて霧状にして吸入し，直接気管支に作用させて加湿したり，薬理作用で痰の粘稠度を下げて，排痰を促す。

3 去痰薬の使用

去痰薬は，以下のように分類することができる。

● 気道粘液溶解薬：ブロムヘキシン（ビソルボン®）

気道分泌液の産生を高め，粘稠度を低下させる。内服あるいは吸入薬として用いられる。

● 気道粘液溶解薬：アセチルシステイン（ムコフィリン®）

痰の分子を小さくし，粘稠度を低下させ，喀出しやすくする。吸入薬として用いられる。

● 気道粘液修復薬：L- カルボシステイン（ムコダイン®）

痰の粘稠度を下げる。線毛細胞修復作用もあり痰の輸送を円滑にする。

● 気道潤滑薬：アンブロキソール（ムコソルバン®）

図3　ネブライザーの利用

①吸入療法の効果，必要性，吸入の方法を説明する。深呼吸するように口から息を吸って，鼻からゆっくり息を吐き出すよう説明する。
②ファウラー位や椅子に座るなど深呼吸しやすい姿勢をとる。
③吸入液で寝衣が汚れないようにタオルなどを胸元に当てる。
④マウスピースを軽くくわえて吸入を行う。
⑤気分が悪くなったり，咳き込んだりしたらすぐ中止して，バイタルサインを測定し，安楽な体位をとらせて，医師に報告する。
⑥吸入終了後に体位ドレナージなどを行い，喀痰を促す。
⑦呼吸音を聴取し，排痰の効果をみる。
⑧含嗽を行い，口腔内の不快感を取り除く。

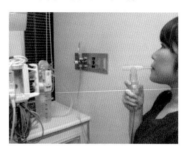

● 界面活性薬：チロキサポール（アレベール®）

痰の表面張力を低下させて，粘着性を減少させ，喀出しやすくする。吸入薬として用いる。

去痰薬の使用によって，痰の粘稠度が低下し流動性が増すと，末梢気管支や肺胞に流れ込み，呼吸困難を増強するおそれもあるので，薬剤が処方されたら，体位ドレナージ，タッピング等を行って，十分に痰を排出させる。

4 体位ドレナージ（図4）

まず，聴診により痰の貯留部位を把握し，貯留部位を高くするような体位をとってドレナージを行う。最初は短時間から始めて，徐々に時間を延長していく。

なお，大きな体位変換によって，呼吸状態や循環動態が変動する可能性がある。呼吸状態の変動や血圧の変化，心電図波形の変化がないかなどに留意して行う。

▶痰の貯留している肺区域を気管支より高くする体位をとり，重力を利用して痰を小気管支から大気管支，さらに気管へと誘導し，体外に排出させる。

5 タッピング，バイブレーション，スクイージング

いずれの方法でも，実施前後に，聴診器を用いて痰の位置を確認し，効果があったことを確かめる。

▶物理的に振動を与えることにより，痰を気管や気管支壁から剥がし，喀出しやすくする。

● タッピング

図4 体位ドレナージ

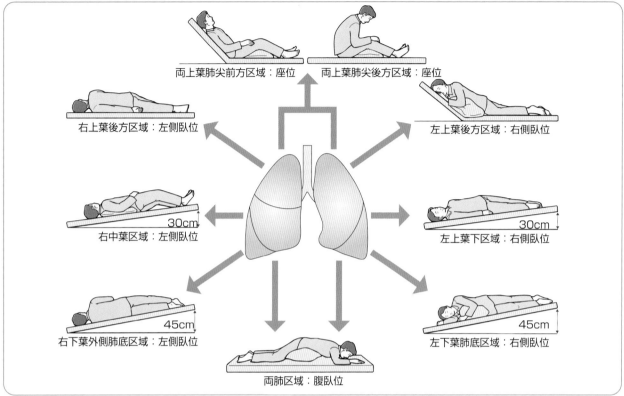

両上葉肺尖前方区域：座位　両上葉肺尖後方区域：座位

右上葉後方区域：左側臥位

左上葉後方区域：右側臥位

右中葉区域：左側臥位　30cm

左上葉下区域：右側臥位　30cm

右下葉外側肺底区域：左側臥位　45cm

左下葉肺底区域：右側臥位　45cm

両肺区域：腹臥位

（文献 2．p63 より）

手指を揃えて手掌を軽くくぼませ，カップをつくって毎分 100 ～ 120 回の速さで呼気時に軽く叩く。1 か所あたり，1 ～ 2 分程度とする。

● バイブレーション

バイブレータや市販のマッサージ器を用いて，痰のある部位にあて，呼気時に振動を与える。心臓や肝臓の上に当てないようにする。

● スクイージング

痰が貯留している部位に手を置き，呼気にあわせて初めは軽く，そして少しずつ圧迫を加えていき，呼気終末時には，最大呼気位まで絞り出すように強めの圧迫（500g 以下）を加える。吸気時は，手を軽く離すようにして，胸郭の拡張を妨げないようにする。

6 吸引

▶気道内分泌物の貯留による気道閉塞，無気肺，肺炎，気管支炎を吸引により防ぐ。表6 に吸引時に出現しやすい合併症とその予防策について示す。

2）腹式呼吸

呼吸筋である横隔膜と腹筋を用いて，ゆっくりと大き

表6 吸引時に出現しやすい合併症とその予防策

低酸素血症，無気肺	● 1 回の吸引は 10 ～ 15 秒とし，できるだけ短時間とする。 ● 必要時吸引前に 100% 酸素を投与する。
気管支粘膜の損傷（出血）	● 吸引カテーテルの挿入は愛護的に行い，無理な操作，挿入は行わない。 ● 吸引圧を調整する（最大 150mmHg ＝ 20kPa 前後）。 ● 吸引時はカテーテルを一方向にゆっくり引き上げ，1 カ所に圧をかけない。 ● カテーテル挿入時には陰圧がかからないようにする。
血圧変動，不整脈	● 吸引時間は最低限とする。 ● 吸引カテーテルの挿入が，気管分岐部を越えないようにする。

な呼吸を行い，疲労を少なくするのに効果的な呼吸法である。呼吸困難で苦しさから過呼吸に陥っている患者に対して腹式呼吸の指導をする際には，事前に十分な説明をしておかないと，協力が得られにくい。できれば，呼吸困難が生じていないときに，練習しておくことが望ま

図5 腹式呼吸の指導方法

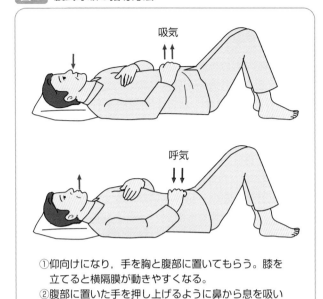

吸気

呼気

①仰向けになり，手を胸と腹部に置いてもらう。膝を立てると横隔膜が動きやすくなる。
②腹部に置いた手を押し上げるように鼻から息を吸い込む。腹部が膨らむのを手で確認する。
③腹部を凹ましながら，口をすぼめてゆっくりと息を吐き出す。

図6 呼吸困難を軽減する体位

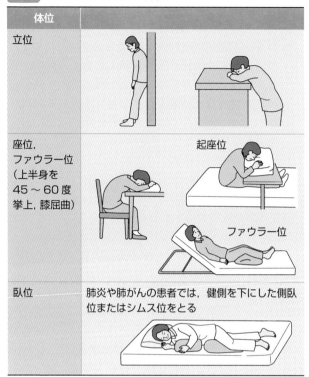

体位	
立位	
座位，ファウラー位（上半身を45〜60度挙上，膝屈曲）	起座位 / ファウラー位
臥位	肺炎や肺がんの患者では，健側を下にした側臥位またはシムス位をとる

しい（図5）[2]。

▶呼吸困難のある人では，苦しさから過呼吸状態になりやすい。過呼吸になると呼吸回数は多くても，換気に有効な呼吸にならず，疲労を増強させるだけである。これに対して腹式呼吸では，横隔膜をゆっくりと上下させて大きな呼吸を行い，換気に有効な呼吸を行うとともに，疲労を少なくする。

3）口すぼめ呼吸

口をすぼめて，口もとから息を吐くことで抵抗を与えて気道を広げる。吸気時は口を閉じて鼻から吸う。呼気と吸気の比が2：1〜3：1になるようにする。

▶肺胞内圧と口腔内圧との差が減少し，気管支の虚脱を防ぎ，空気を効率よく吐き出せる。慢性閉塞性肺疾患（COPD）の患者に有効である。

3. 呼吸量を増やし，患者にとって安楽な体位をとる（図6）

呼吸がしやすい体位は立位，座位であるが，立位では全身の筋が使われ疲労するため，長時間は適さない。通常は座位やファウラー位をとることが多い。ベッド上で座位をとる場合はオーバーテーブルを利用し，その上に枕などを置き，枕を抱えるようにすると安定感もあり，そのまま休息をとることができる。

▶座位では横隔膜が下がり，呼吸筋による呼吸が容易になり，呼吸運動がしやすくなる。また心臓や肺への静脈還流が減少するため，心不全や肺うっ血のある患者では呼吸困難が軽減する。

▶側臥位をとる場合，健側の肺を下にすると重力により健側の肺に血流が多く流れるため，健側でのガス交換が効果的に行われ，酸素化がよくなり呼吸が楽になる。

意識障害のある患者は舌根沈下により気道閉塞をきたすことがあるため，頸部を左右に向けたり，身体全体を側臥位にしたり，頭部後屈あご先挙上法により，気道を確保する。

4. 医師の指示による酸素投与の濃度・流量の管理・チェック

酸素欠乏による呼吸困難に対して，酸素療法が有効であるが，酸素投与量はSaO_2（動脈血酸素飽和度）やSpO_2（経皮的動脈血酸素飽和度）により決められ，一般に低濃度・低流量から開始する。

酸素投与中は，医師の指示に基づき酸素濃度・流量の管理を行う。また，酸素は必要に応じて加湿して投与する。

▶ COPD（慢性閉塞性肺疾患）などのⅡ型呼吸不全の患者では慢性的にCO_2が蓄積しており，呼吸中枢は主にO_2の変化を感知して呼吸を調節している。この状態で高濃度の酸素投与を行うと換気が抑制され，CO_2が蓄積し，CO_2ナルコーシスを起こすため，低濃度から酸素投与を開始する。

5. 栄養・安静・休息の管理

栄養状態の管理では，水分の出納バランスの観察と，経口的に必要な栄養分がとれるように食事介助を行う。栄養価が高く，消化しやすいものを，回数を増やして摂取させる。

安静度の目安は，呼吸困難の原因が肺にある場合はHugh-Jonesの分類（表3参照），心臓にある場合はNYHA分類（表7）が利用される。前者ではⅤ度以上，後者ではⅢ度以上の呼吸困難で，かつ動脈血酸素分圧（PaO_2）が60mmHg以下で，体動制限，面会人制限，長い会話を避けるといったことを行う。また，日常生活への援助も行う（→8. 日常生活への援助参照）[2]。

▶ 呼吸困難のある患者では，呼吸筋の仕事量が増加し，エネルギーの消費量や疲労，発汗量が大きい。呼吸困難の増悪を防ぐため，必要に応じて医師の指示で，あるいは患者自ら活動を制限する。また食事に伴う呼吸仕事量の増加や食欲低下により食事摂取量が減少することがある。これらの要因から栄養状態が低下し，さらに呼吸筋などの筋力低下を招く，という悪循環に陥りやすい。適切な栄養状態の管理

表7　心不全の重症度（NYHA分類）

Ⅰ度	● 心疾患はあるが日常の活動に制限を受けない。
Ⅱ度	● 身体活動に軽度の制限を受ける。 ● 安静時は無症状，日常生活における身体活動で疲労，動悸，呼吸困難などが起きる。
Ⅲ度	● 身体活動にかなりの制限を受ける。 ● 安静時は無症状。 ● 日常生活以下の身体活動で疲労，動悸，呼吸困難などが起きる。
Ⅳ度	● 安静時も症状があり，わずかの身体活動でも症状が増悪する。 ● いかなる身体活動も制限される。

や安静・休息が必要である。

6. 精神面へのケア

呼吸困難のある患者は一人にしないようにそばに付き添い，明るく落ち着いた態度で接し，患者が安心して医療処置や援助を受けられるよう説明を行い，患者の不安・恐怖・ストレスを和らげるようにする。また，患者の不安は周囲にいる家族や看護者にも波及しやすい。家族の不安は患者の不安を増強させるので，家族への援助も必要となり，看護者は冷静に対応する必要がある。

▶ 呼吸困難の際は，精神状態が不安定となり，強い不安や死への恐怖をもち，パニック状態となることがある。また，不安がさらに呼吸困難を増強させることになり，この悪循環を断ち切るには精神的安静・安定が必要である。

7. 安全の確保

ベッドにベッド柵をつける。興奮していたり，呼吸困難が激しいときには，ベッド柵にぶつからないように保護する。

▶ 呼吸困難の際は，精神状態が不安定となり，落ち込んだり判断力が乏しくなり，転んだり，ぶつけるような外傷を負う可能性がある。また，低酸素血症や高二酸化炭素血症（CO_2ナルコーシス）がある場合には意識レベルも低下する。

8. 日常生活への援助

呼吸困難のある患者では，必要に応じて，清潔（洗面，清拭，寝衣交換等），移動・体動，食事，排泄など日常生活の援助を行い，呼吸困難を増悪させないようにする。

▶ 呼吸困難は身体活動によって引き起こされたり，増悪する。

9. 各患者の呼吸困難の状況に合わせた生活スタイル・病状コントロールの指導

肺気腫などの慢性閉塞性肺疾患のため，慢性的に呼吸困難のある患者や気管支喘息の患者では，それぞれの呼吸困難の状況に合わせた生活スタイルや病状コントロールの指導を行う。

図7 呼吸筋ストレッチ体操

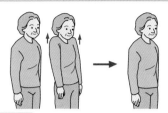

①肩の上げ下げ

　息を鼻から吸いながら，両方の肩をゆっくりと上げていく。吸いきったら，口から息を吐きながら，肩の力をぬいて下ろしていく。

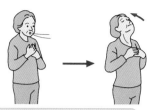

②手を胸にあてて胸の筋肉をストレッチ

　両手を胸の上部にあてて，息を吐く。次に，息を吸いながら首を後ろへ倒していく（持ち上がる胸を手で押し下げるように）。息を吸いきったら，首と肘を元にもどして，楽に呼吸する。

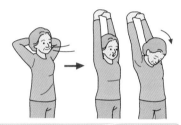

③両手を上へ伸ばして胸の筋肉をストレッチ

　頭の後ろで両手を組んで息を吸い，息を吐きながら両手を上へ伸ばしていく。息を吐ききったら，首を前へ倒し，肘を後ろへ引きながら，もう一度息を吸う。吸いきったら，両手を伸ばした姿勢にもどし，楽に呼吸をする。

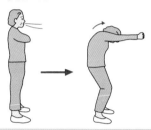

④背中をまるめて，背中の筋肉をストレッチ

　胸の前で両手を組み，鼻から息を吐く。次に息を吸いながら腕を前へ伸ばし背中をまるめていく。息を吸いきったらゆっくりと息を吐きながら，元の姿勢に戻る。

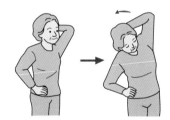

⑤わき腹のストレッチ

　一方の手を頭の後ろに，反対の手を腰にあてて，鼻から息を吸う。吸いきったら，息を吐きながら，頭にあてた側の肘を持ち上げるようにしてわき腹を伸ばす。吐ききったら，体を元の姿勢にもどし，反対側も行う。

（文献3，p924より一部改変）

▶患者が呼吸機能レベルに応じた生活ができる。

10. 呼吸筋ストレッチ体操（図7）の指導・実施

　呼吸困難があると日常生活における活動性が制限され，さらに労作時の呼吸困難が増悪するという悪循環に陥りやすい。運動療法の目的は呼吸困難の軽減，運動耐能容の改善，健康関連QOLおよびADL（日常生活動作および活動）の改善である[4]。呼吸筋ストレッチ体操は呼吸困難感の軽減に有用であり，患者の疾患や呼吸機能にあわせて指導・実施をする。

[山下悦子]

《引用文献》
1) 橋本信也編著：症状の起こるメカニズム，医学書院，1995.
2) 神保会里：呼吸困難．奥宮暁子・他編，症状・苦痛の緩和技術，中央法規出版，1995.
3) 田中一正：呼吸困難．臨牀看護 26（6）：924，2000.
4) 日本呼吸ケア・リハビリテーション学会，呼吸リハビリテーション委員会ワーキンググループ・他：呼吸リハビリテーションマニュアル─運動療法，第2版．p3，照林社，2012.

《参考文献》
● 日本呼吸器学会肺生理専門委員会・日本呼吸管理学会酸素療法ガイドライン作成委員会編：酸素療法ガイドライン．メディカルレビュー社，2006.
● 本間生夫監，田中一正，柿崎藤泰編：呼吸リハビリテーションの理論と技術，改訂第2版．メジカルビュー社，2014.
● 堀正二監，坂田泰史編：図解循環器用語ハンドブック，第3版．メディカルレビュー社，2015.

2 胸痛

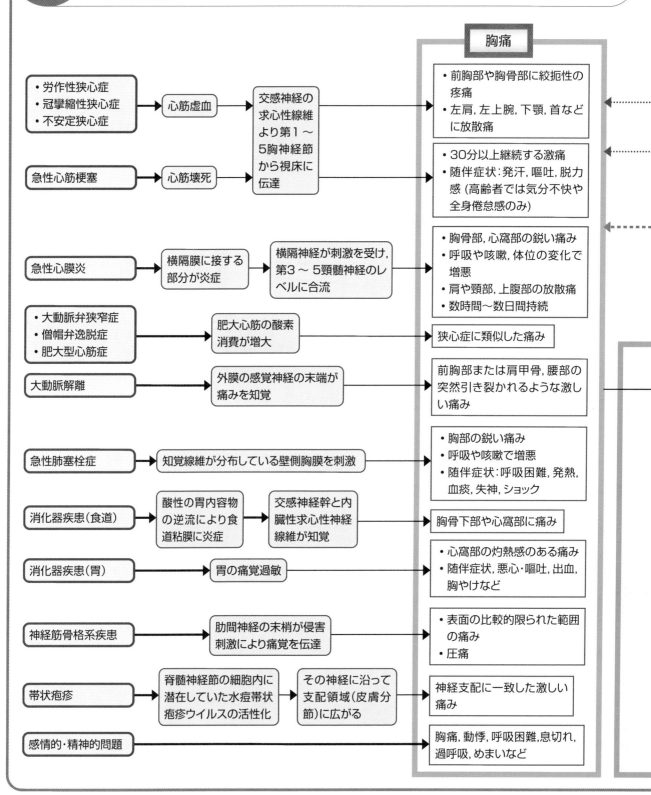

胸痛

・労作性狭心症
・冠攣縮性狭心症
・不安定狭心症
→ 心筋虚血 → 交感神経の求心性線維より第1～5胸神経節から視床に伝達 →
・前胸部や胸骨部に絞扼性の疼痛
・左肩, 左上腕, 下顎, 首などに放散痛

急性心筋梗塞 → 心筋壊死 →
・30分以上継続する激痛
・随伴症状:発汗, 嘔吐, 脱力感 (高齢者では気分不快や全身倦怠感のみ)

急性心膜炎 → 横隔膜に接する部分が炎症 → 横隔神経が刺激を受け, 第3～5頸髄神経のレベルに合流 →
・胸骨部, 心窩部の鋭い痛み
・呼吸や咳嗽, 体位の変化で増悪
・肩や頸部, 上腹部の放散痛
・数時間～数日間持続

・大動脈弁狭窄症
・僧帽弁逸脱症
・肥大型心筋症
→ 肥大心筋の酸素消費が増大 → 狭心症に類似した痛み

大動脈解離 → 外膜の感覚神経の末端が痛みを知覚 → 前胸部または肩甲骨, 腰部の突然引き裂かれるような激しい痛み

急性肺塞栓症 → 知覚線維が分布している壁側胸膜を刺激 →
・胸部の鋭い痛み
・呼吸や咳嗽で増悪
・随伴症状:呼吸困難, 発熱, 血痰, 失神, ショック

消化器疾患(食道) → 酸性の胃内容物の逆流により食道粘膜に炎症 → 交感神経幹と内臓性求心性神経線維が知覚 → 胸骨下部や心窩部に痛み

消化器疾患(胃) → 胃の痛覚過敏 →
・心窩部の灼熱感のある痛み
・随伴症状, 悪心・嘔吐, 出血, 胸やけなど

神経筋骨格系疾患 → 肋間神経の末梢が侵害刺激により痛覚を伝達 →
・表面の比較的限られた範囲の痛み
・圧痛

帯状疱疹 → 脊髄神経節の細胞内に潜在していた水痘帯状疱疹ウイルスの活性化 → その神経に沿って支配領域(皮膚分節)に広がる → 神経支配に一致した激しい痛み

感情的・精神的問題 → 胸痛, 動悸, 呼吸困難, 息切れ, 過呼吸, めまいなど

凡例: 誘因・原因 ➡ 病態生理・状態 症状 医学的処置 ➡ 看護ケア ┈➤ (疾患)から生じる全体像 分類,あるいは特殊な部分

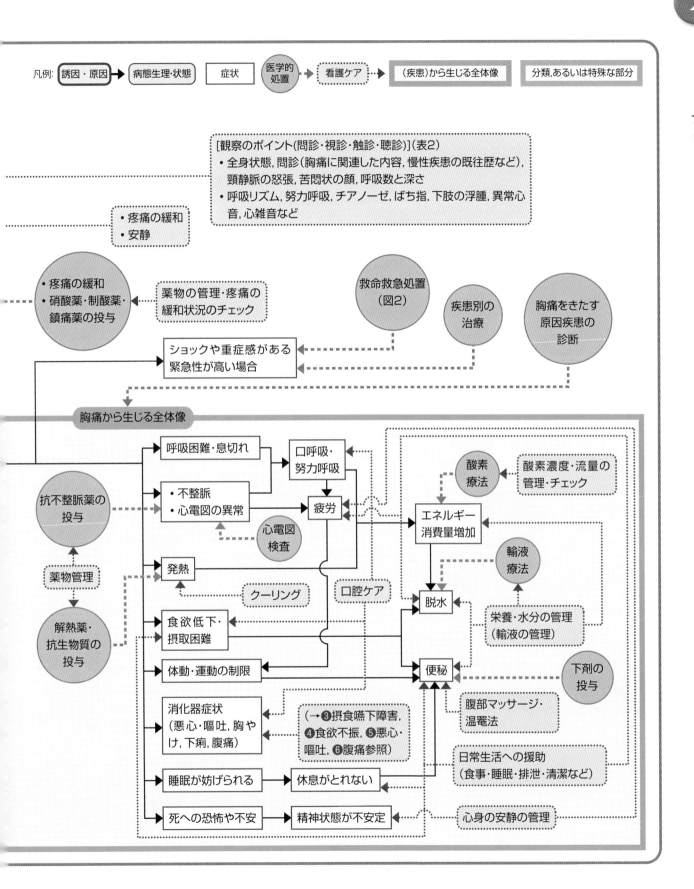

[観察のポイント(問診・視診・触診・聴診)](表2)
• 全身状態, 問診(胸痛に関連した内容, 慢性疾患の既往歴など),
頸静脈の怒張, 苦悶状の顔, 呼吸数と深さ
• 呼吸リズム, 努力呼吸, チアノーゼ, ばち指, 下肢の浮腫, 異常心音, 心雑音など

• 疼痛の緩和
• 安静

• 疼痛の緩和
• 硝酸薬・制酸薬・鎮痛薬の投与

薬物の管理・疼痛の緩和状況のチェック

救命救急処置(図2)

疾患別の治療

胸痛をきたす原因疾患の診断

ショックや重症感がある緊急性が高い場合

胸痛から生じる全体像

呼吸困難・息切れ

口呼吸・努力呼吸

酸素療法

酸素濃度・流量の管理・チェック

抗不整脈薬の投与

• 不整脈
• 心電図の異常

疲労

心電図検査

エネルギー消費量増加

輸液療法

薬物管理

発熱

クーリング

口腔ケア

脱水

栄養・水分の管理(輸液の管理)

解熱薬・抗生物質の投与

食欲低下・摂取困難

体動・運動の制限

便秘

下剤の投与

消化器症状(悪心・嘔吐, 胸やけ, 下痢, 腹痛)

(→❸摂食嚥下障害, ❹食欲不振, ❺悪心・嘔吐, ❻腹痛参照)

腹部マッサージ・温罨法

日常生活への援助(食事・睡眠・排泄・清潔など)

睡眠が妨げられる

休息がとれない

死への恐怖や不安

精神状態が不安定

心身の安静の管理

② 胸痛

Ⅰ 症状が生じる病態生理

1. 胸痛とは

胸痛（図 1）とは，胸部に感じられる疼痛の総称である。胸痛の種類には，不快感，圧迫感，絞扼感，灼熱感，鋭い痛み，うずくような痛みなどがあり，程度も軽症から激痛までさまざまである。

循環器疾患と非循環器疾患に分類され，なかには，急性心筋梗塞や大動脈解離，肺塞栓症のように本当に重大で緊急を要するものがあるため，注意を要する。**深部痛（内臓痛）**はある程度の広がりのある痛みだが，表面の圧痛などはない。狭い範囲での体表面に認める胸痛は**表在痛**であり，神経筋骨格系の痛みである。

図1 胸痛

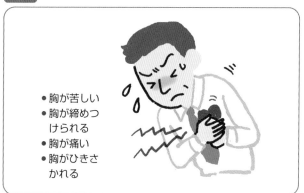

● 胸が苦しい
● 胸が締めつけられる
● 胸が痛い
● 胸がひきさかれる

2. 胸痛のメカニズム

胸痛の疾患ごとのメカニズムを以下に示すとともに，性状・発症・持続時間・特徴などの鑑別診断を表 1 に示す。

1）虚血性心疾患

虚血性心疾患とは，主に冠動脈の動脈硬化性病変により，心筋への酸素供給と需要のバランスが崩れ，心筋が低酸素状態となり，代謝老廃物が蓄積する疾患である。

臨床的には，その程度により，狭心症，労作性狭心症（安定狭心症），冠攣縮性狭心症（異型狭心症），不安定狭心症，心筋梗塞など多岐にわたる。

狭心症とは，胸部およびその周辺の不快感のことであり，古くからこの名称で呼ばれてきた。心臓での酸素需要が冠動脈を通じての酸素供給を上回るときに生じる。心筋が虚血となると，交感神経の求心性線維の感覚端末が活性化され，第 1〜第 5 胸神経節から視床へと伝達され，前胸部や胸骨部に圧迫感や絞扼性（しめつけられる感じ）の疼痛を感じるといわれている。頸部や下顎の痛みの症状は，延髄に心臓の迷走神経の求心性線維が連接しており，その後頸部脊髄視床路に下降しているためと考えられている。

1 労作性狭心症（安定狭心症）・冠攣縮性狭心症（異型狭心症）

労作性狭心症（安定狭心症）とは，冠動脈にアテローム性プラークによる狭窄が内径の約 70% 以上となり，一定以上の運動や精神的緊張により狭心症状である胸痛が起こるといわれている。冠動脈の内腔がアテローム性プラークの蓄積により狭くなり，運動時など心筋酸素消費量が増加しても，十分に血流を送ることができないため酸素供給が追いつかず，心筋虚血が起こり，狭心症状（胸痛）を伴う。この虚血と症状は，安静にするなど酸素の需要と供給のバランスが回復すると，狭心症状（胸痛）はおさまる。またニトログリセリンの舌下すると 1〜2 分で効果があらわれる[1]。

冠攣縮性狭心症（異型狭心症）は，明らかな動脈硬化性病変がなくとも局所的な冠動脈の強い攣縮により冠動脈の内腔の収縮・閉塞となり，酸素供給が減少して胸痛が起こる。安静時に起こることが多く，酸素需要の増加というよりも酸素供給の一過性の低下により虚血が生じる。

2 急性冠症候群（急性心筋梗塞，不安定狭心症）

急性冠症候群（Acute Coronary Syndrom：**ACS**）とは，冠動脈内腔に蓄積した動脈硬化性プラークの破裂とそれに伴い血小板凝集と血栓が生じ，冠動脈内腔が急送に狭窄・閉塞し，心筋虚血・壊死となり，患者の生命を脅かす病態である。急性冠症候群には急性心筋梗塞と不安定狭心症が含まれる。

急性心筋梗塞はもっとも重篤で，血栓により冠動脈が

表1 胸痛の鑑別診断

	疾患	性状	発症・持続時間	特徴
循環器疾患	労作性狭心症	圧迫感，絞扼感	労作時2〜10分	・胸骨裏面の痛み ・頸部，下顎，肩あるいは腕への放散痛 ・少し休むと治まる
	冠攣縮性狭心症		夜間や早朝など安静時	
	不安定狭心症		軽度の労作，または安静時数分〜20分 繰り返し起こる	
	急性心筋梗塞	圧迫感（激痛）	30分以上	・発汗，嘔吐，脱力感を伴うことが多い ・重篤感がある ・痛みの部位は労作性狭心症と同じ
	急性心膜炎	鋭い痛み	数時間〜数日	・感冒様の前駆症状がある ・呼吸や咳嗽，仰臥位で増強し，座位で軽減する
	大動脈弁狭窄症	労作性狭心症様	数〜十数分	・労作で出現し，安静で軽快する
	僧帽弁逸脱症	不定	不定	・狭心症に類似する
	肥大型心筋症	不定	数〜十数分	・典型的な狭心痛は少なく，不定愁訴が多い
	大動脈解離	激痛（ひきさかれるような痛み）	突然の発症 30分以上	・前胸部から背部への激痛 ・痛みは移動性の場合がある
	肺塞栓症	圧迫感	突然の発症 30分以上	・呼吸困難の合併がある
	肺高血圧症	圧迫感	不定	・労作で出現し，呼吸困難やめまい，失神を伴う
非循環器疾患	肺炎・胸膜炎	鋭い痛み	不定	・呼吸困難，咳，発熱，副雑音の聴取 ・吸気や咳で増悪する
	自然気胸	呼吸に伴う患側の鋭い痛み	突然の発症，不定	・若いやせ型の男性に好発 ・呼吸困難，乾性咳を認める
	胃食道逆流	胸奥で焼けるような不快感	10〜60分	・早朝や臥位で悪化し，制酸薬で軽快する
	食道痙攣	圧迫感，しめつけ，灼熱感	20〜30分	・狭心症にきわめて類似することもある
	消化性潰瘍	灼熱感	食後60〜90分	・心窩部，胸骨下の痛み ・食物または制酸薬で軽減する
	胆嚢疾患	うずくような痛み，または疝痛	遷延	・食後の痛み ・心窩部，右上腹部，ときに背部の痛み
	筋骨格系疾患	うずくような痛み	不定	・運動によって増悪，身体診察時の局所の圧迫で再現
	帯状疱疹	鋭い痛み，もしくは灼熱感	不定	・不快感部位の小水疱性発疹 ・皮膚分節に沿った分布での痛み
	感情的・精神的問題	不定 しばしばパニック，もしくは絶望感を伴う絞扼感と呼吸困難	不定	・状況因子が症状の誘因，パニックやうつ病などは慎重な病歴で推測可能である

完全に閉塞し，心筋虚血・心筋壊死を引き起こし，胸痛は30分以上続き，安静していても収まらない。発汗，嘔吐，脱力感を伴うことが多い。高齢者では気分不快や全身倦怠感のみのこともある。

不安定狭心症とは，心筋梗塞の前段階で，冠動脈は部分的な閉塞であり，軽度の労作でも胸痛の頻度が多くなり，ときには安静時にも胸痛を生じることがある。

2）急性心膜炎

横隔膜に接する部分が炎症し，横隔神経が刺激を受け，第3〜5頸髄神経のレベルに合流するので，首や肩に放散痛を生じることがある[1]。

3）大動脈弁狭窄症・僧帽弁逸脱症・肥大型心筋症

大動脈弁狭窄症，肥大型心筋症は，肥大心筋の酸素消費が増大するため胸痛を感じる。僧帽弁逸脱症における胸痛は筋骨格系の胸痛と似ているといわれる。

4）大動脈解離[2]

前胸部または肩甲骨，腰部の突然引き裂かれるような激しい痛みであり，この痛みは，解離が大動脈に沿って進むに伴い移動することが多い。外膜は丈夫な線維性の皮で壁構造の強度維持にはたらくとともに，感覚神経（圧覚や痛覚など）の末端があるため，痛みを感じる。

大動脈解離に伴う，または大動脈解離の結果以下のよ

うなメカニズムで重大な合併症を引き起こすことがある。

❶ 血管の外膜を貫通し，血管が破裂する。どの部分にも起こることがあるが，胸膜腔や心膜腔へ破れることが多く，心タンポナーデ，血胸（通常は左）を起こす。

❷ 血管壁内に血腫が広がり，血管腔が圧迫され，大動脈の主要な枝（頸動脈，冠動脈，内臓動脈，腎動脈）が閉塞する。冠動脈が閉塞されれば心筋梗塞，頸動脈が閉塞されれば脳卒中，四肢への動脈が閉塞すれば脈が触れなくなる。

❸ 大動脈の起始部に解離が広がって，大動脈弁の支持組織を破壊し，大動脈弁逆流を起こす。

5）急性肺塞栓症

胸膜痛であり，知覚線維が分布している壁側胸膜に痛みを感じる。呼吸や咳嗽で増悪する胸部の鋭い痛みであることが多い。突然に始まる胸痛で，安静時にも認める。多くは呼吸困難を伴い，発熱，血痰，失神も起こすことがある。

6）消化器疾患

食道には，交感神経の知覚枝が分布しており，胸骨下部や心窩部に痛みを感じる。胃食道逆流では，食後の胃液の逆流により生じ，胸やけも訴える。胃潰瘍は心窩部の痛みで，狭心症での痛みと似ている。

7）神経筋骨格系疾患

表面の比較的限られた範囲の痛みであり，圧痛を認めることがある。労作とは無関係のものが多く，運動や咳嗽で悪化する。

8）帯状疱疹

水痘・帯状疱疹ウイルスが脊髄神経節の細胞内に潜在していた場合，何らかの状況下で活性化すると，その神経に沿って支配領域（皮節）に広がり，皮膚の帯状の発疹，激しい痛みが生じる[3]。

9）感情的・精神的問題

胸痛，動悸，呼吸困難を訴えることが多い。器質的な心疾患は認められず，そのメカニズムは解明されていない。ストレスや過労などが原因である場合も多い。不安，緊張などの心理的要因により換気が亢進する過換気症候群で，胸痛や動悸を訴えることもある。

3. 胸痛の分類

▮ 強さと性質による分類：どのような痛みか？

激痛，鈍痛，絞扼感（しめつけられるような感じ），圧迫感，灼熱感（ヒリヒリ・ビリビリという，焼けているような感じ），鋭い痛み，うずくような痛み，不快感，など。

▮ 発生状況による分類：胸痛のきっかけはあるか？

● 発作性か，非発作性か。
● 安静時か，労作性（活動時）か。
● 不安や心配なことがあるか否か。

▮ 発生部位による分類：どこが痛むか？

● 前胸部（右，左，中央），胸骨下，側胸部，心窩部，肩，背部，肩甲骨間など。
● 表在痛（皮膚や筋肉の痛み）か，深部痛（内臓痛）か。

▮ 痛みの持続時間（急性，亜急性，慢性）や頻度による分類：どのくらいの間，胸が痛むか？　どのくらいの頻度で胸痛を感じるか？

● 持続する胸痛か否か。
● 反復する胸痛か否か。

▮ 症状が和らぐ方法

● 硝酸薬（ニトログリセリンなど）でおさまる胸痛か否か。
● 制酸薬で胸痛がおさまるか否か。
● 安静によって胸痛がおさまるか否か。

4. 胸痛に伴って生じる症状

主な随伴症状は，意識障害，ショック，発熱，冷汗，動悸，不整脈，頻脈，呼吸困難，息切れ，咳嗽，嗄声，チアノーゼ，喀血，胸水，浮腫，脱力感，悪心・嘔吐，胸やけ，下痢，腹痛，嚥下障害，吐血，死への恐怖や不安などである。

胸痛やその随伴症状によって，栄養摂取や睡眠などの日常生活行動の低下をまねくことがある。また，患者のみならず，家族も不安や恐怖を抱きやすい。

II 看護ケアとその根拠

1. 胸痛の観察ポイント（表2）

胸痛には重大で緊急を要するものがあるため，原因を

見極めることが大事である。鑑別する際に重要なのは，まず「**表在痛か深部痛（内臓痛）か？**」であり，深部痛（内臓痛）の場合は，次に急性心筋梗塞や大動脈解離，肺塞栓症の緊急性の高い疾患か否かを見極めていく。

ショックや重症感がある緊急性が高い場合には，**救命救急処置**が優先される。

基本的には，問診（主訴と胸痛に関連したこと，慢性疾患の既往歴，過去の健康問題，心理社会的状況，家族

表2 観察のポイント

	項目	観察のポイント
全身状態	意識レベル	意識レベルが低下していたら，ショックを疑う
	呼吸	呼吸困難，息切れ，咳嗽，喀痰
	脈拍	脈拍数・心拍数，不整脈の有無
	血圧	血圧の左右差，上肢・下肢血圧の差にも着目する
	体温	発熱
	精神状態	表情や言動など（感情的・精神的問題による胸痛との鑑別）
	胸痛の随伴症状	発熱，冷汗，動悸，不整脈，頻脈，呼吸困難，息切れ，咳嗽，嗄声，チアノーゼ，喀血，胸水，浮腫，脱力感，悪心・嘔吐，胸やけ，下痢，腹痛，嚥下障害，吐血，死への恐怖や不安など
問診	主訴	患者の表現を正確に書きとめることが大切
	胸痛に関連した内容	● どのような痛みか ● 痛みのきっかけはあるか ● 部位 ● 痛みの持続時間（急性，亜急性，慢性） ● 強さ ● 症状が和らぐ方法（ニトログリセリンの効果など） ● 過去の治療歴
	慢性疾患の既往歴	高血圧，冠動脈疾患，脂質異常症（高脂血症），糖尿病，心疾患，先天性疾患など
	過去の健康問題	● アレルギー ● アルコール・喫煙歴 ● 外傷歴 ● 主な病気（呼吸器感染症，呼吸器疾患，呼吸器系の外傷・手術歴，心血管疾患の手術や入院治療，リウマチ熱・不明熱，悪性腫瘍，腎疾患など） ● 精神衛生上の問題・受診歴など
	心理社会的状況	● 基本的生活習慣 ● 睡眠時間・運動習慣・趣味・余暇活動など ● 栄養摂取状況 ● 食事のパターン・食事内容（総エネルギー量，タンパク質・脂肪・塩分摂取状況） ● 価値観・信念 ● ストレスになっていることとその対処方法，人間関係（家族・職場・友人・地域） ● 教育歴 ● パーソナリティなど
	家族歴	家族の疾患（心疾患，脳梗塞，高血圧，糖尿病，先天性心疾患，突然死，結核，肺気腫，肺がん，アレルギーなど）
視診・触診	胸部	頸静脈の怒張，苦悶状の顔，呼吸数と深さ，呼吸リズム，努力呼吸，皮下気腫
	腹部	圧痛，肝腫大
	その他	チアノーゼ，ばち（状）指，下肢の浮腫
打診	胸部	濁音，鼓音
	腹部	鼓音
聴診	胸部	異常心音，心雑音，血管性雑音，異常呼吸音（減弱），副雑音（呼吸音の雑音）
	腹部	血管性雑音

歴)，視診・触診，打診，聴診を行う。胸痛のある患者の観察ポイントを表2に示す。

1）全身状態

意識レベル，バイタルサイン，精神状態や胸痛の随伴症状を把握する。意識レベルの低下や血圧低下がみられる場合には，ショック状態を起こしている可能性が高いため，緊急を要する。

2）問診

まずは患者の主訴を正確に書きとめることが大切である。そのうえで，胸痛に関連した内容の不足部分を質問にて補う。さらに，慢性疾患の既往歴，過去の健康問題，心理社会的状況，家族歴を把握していく。これらは，胸痛の鑑別診断を行う際の手がかりとなる。

本人から胸痛やその随伴症状のために聴取できない場合には，家族に聞いたり，症状がおさまったりしてから行う。

■胸痛に関連した内容

● どのような痛みか

激しい痛みは，狭心症，心筋梗塞，大動脈解離，肺塞栓症など，緊急性の高い疾患が多い。表面的な痛みは神経筋骨格系疾患，帯状疱疹などの可能性がある。

● 痛みのきっかけはあるか

突然の発症には，狭心症，心筋梗塞，大動脈解離，肺塞栓症，自然気胸など，緊急性の高い疾患が多い。

● 部位

局所的に痛む場合は，神経筋骨格系疾患が疑われ，胸部全体が痛む場合には，狭心症，心筋梗塞，大動脈解離，肺塞栓症などの可能性がある。

● 痛みの持続時間（急性，亜急性，慢性）

激痛が続く場合には心筋梗塞，大動脈解離，肺塞栓症の可能性が考えられ，安静にするとおさまる場合には狭心症，大動脈弁狭窄症などの可能性がある。

● 強さ

激しい痛みは，狭心症，心筋梗塞，大動脈解離，肺塞栓症など，緊急性の高い疾患が多い。鈍痛や重苦しい痛みは，逆流性食道炎などの可能性がある。

● 症状が和らぐ方法

硝酸薬舌下錠（ニトログリセリンなど）の効果がみられれば，主に狭心症が考えられるが，平滑筋を弛緩させる作用もあるため食道攣縮などの可能性もある。仰臥位のほうが楽な場合には消化器系疾患の可能性があり，特定の姿勢で痛みが和らぐ場合には筋骨格系疾患の可能性

がある。

● 過去の治療歴

高血圧症の既往がある人が突然の胸背部の激痛を訴えた場合，大動脈解離の可能性がある。胸部の鋭い痛みの前に，上気道炎など感冒様症状があった場合には，急性心内膜炎の可能性がある。

3）視診・触診による観察

頸静脈の怒張や下肢の浮腫があれば右心不全，苦悶状の顔であれば呼吸困難，呼吸数と深さの異常では呼吸器疾患，努力呼吸では呼吸不全が主に疑われる。皮下気腫は自然気胸でみられる場合がある。

腹部の圧痛，肝腫大が認められれば，腹部の疾患の可能性がある（→❻腹痛参照）。

ばち指は，数カ月にわたる低酸素血症を伴う肺疾患や心疾患などの際にみられる。

4）打診による観察

肺野で異常な濁音が聞かれる場合には胸水や膿胸が，鼓音の場合には気胸が疑われる[4]。

循環器系疾患における打診は現在では補助的なもので，臨床的な有用性は低いとされている[5]。腹部での鼓音は腹部の疾患の可能性がある（→❻腹痛参照）。

5）聴診による観察

異常心音で，Ⅲ音は左心不全や僧帽弁逆流，Ⅳ音では左室肥大や肥大型心筋症が疑われる。心雑音は主に弁膜症などで聴取される。

異常呼吸音の減弱は自然気胸や胸水貯留などで，低音性連続性副雑音（太い気管支の部分で，呼気で聞かれ，いびきみたいな音）は心不全などで，細かい断続性副雑音（捻髪音。下肺野部分で，吸気の終わりにパチパチという音）は肺炎初期などで，粗い断続性副雑音（水泡音。主に吸気で聞かれ，泡を立てるときに発するような音）は肺炎などで聞かれる（→p20参照）。

頸動脈や大腿動脈の触診可能な部位にて高振動性（高ピッチ）で持続性雑音が聞かれた場合は，アテローム硬化性病変が疑われる[6]。

6）検査所見による観察

検査は，随伴症状としてのショックの有無と胸痛の重症度により進め方が異なる。しかし，胸痛を起こす主な疾患には心疾患と呼吸器疾患が多いため，診断において，まず心電図と胸部X線撮影を実施することが多い（図

図2 診断確定に必要な緊急検査

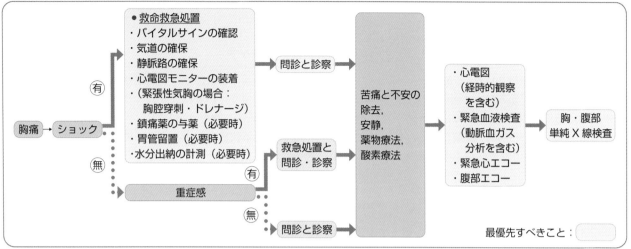

（文献 7，p68 より一部改変）

2)[7]。主な検査は以下の通りである。

- 心電図
- 血液検査：血液一般検査，血液生化学検査（クレアチニンキナーゼ：CK，クレアチンホスホキナーゼ：CPK，AST，ALT，LDH，アミラーゼ，Ca，Na，K，Cl，血糖など），動脈血ガス分析
- 超音波検査（心エコー，腹部エコー）
- X線検査（胸部，腹部）
- 心血管造影，冠動脈造影
- 胸部CT，MRI
- 呼吸器疾患の場合：気管支鏡検査，喀痰検査，胸腔穿刺・ドレナージ
- 心不全・ショックを伴う場合：スワン・ガンツカテーテル挿入による肺動脈圧，肺動脈楔入圧，右房圧の測定。また，熱希釈法（心拍出量計算用コンピューターに接続して実施）により心拍出量と心係数の測定など。

胸痛で特に緊急性の高い疾患（急性心筋梗塞，急性大動脈解離，肺塞栓症）における主な検査項目は以下の通りである。

- 急性心筋梗塞：心電図，血液検査（CK，CPK，CKMB（心筋に多いクレアチニンキナーゼのアイソザイム），LDH，AST，トロポニンT，トロポニンI，白血球，CRPなど），心エコー
- 急性大動脈解離：緊急CT検査，経食道エコー
- 肺塞栓症：動脈血ガス分析，酸素飽和度，肺シンチグラム，造影CT（胸部），肺動脈造影

2. 胸痛の看護の目標

❶胸痛の原因となった疾患が特定され，早期に適切な治療が受けられる。

❷胸痛とその随伴症状が軽減・消失する。

❸胸痛の出現による恐怖や死への予感など精神的な不安が軽減し，これまで通りの日常生活が送られるようになる。

3. 胸痛の看護ケア

胸痛には重大で緊急を要するものがあるため，原因を見極めることが大事であり，先に述べた「観察のポイント」を行い，急性心筋梗塞や大動脈解離，肺塞栓症の緊急性の高い疾患か否かを見極めて，必要な治療につなげていく。

また，ショックや重症感がある緊急性が高い場合にも救命救急処置が優先され，呼吸・循環の安定をはかっていく。

胸痛の原因となる疾患とともに，胸痛の随伴症状を軽減させる治療やケアも重要である（図2参照）。

患者は胸痛とともに検査・治療などによって身体的苦痛だけではなく，不安や恐怖などの精神的心理的な苦痛を抱いている。そのため，患者の訴えをよく聴き，心身の苦痛緩和をはかるようにする。

1）薬物療法の管理

胸痛の原因疾患に応じた薬物療法が必要となる。

激しい胸痛の発生時に，使用する硝酸薬には，舌下錠（ニトログリセリン錠，ニトロペン錠，ニトロール錠）と口腔内に噴霧する薬（ニトロールスプレー，ミオコールスプレー）があり，狭心症時には胸痛が消失する。ニトログリセリン錠とニトロペン錠は，舌下に含んで1分ほどで効き始め，効果は30分ほど続く。

ニトロール錠は，かみ砕いて舌下に含むと1〜2分で効き始め，効果は60分ほど続く。ニトロールスプレーとミオコールスプレーは，噴霧して1分ほどで効き始め，効果は60分ほど続く。最も多い副作用には頭痛がある。

心筋梗塞時には硝酸薬を服用しても消失しないため，麻薬（塩酸モルヒネなど）を静注にて用いられる。鎮痛作用のほか，患者の不安を軽減し，交感神経の緊張を和らげる効果もある。代表的な副作用は呼吸抑制があり，呼吸状態の観察を行う。

2）酸素療法

心筋梗塞では壊死の拡大や再梗塞を予防し，心筋を保護するためにも酸素を十分に供給できるように酸素療法を行う。呼吸器系疾患による胸痛は，呼吸の運動を抑制し，それによりさらに呼吸機能が低下し，呼吸困難の増悪につながるために，酸素を持続的に投与することがある。

3）心身の安静

突然の激しい胸の痛みは，恐怖や死の予感を感じさせやすく，精神的に不安に陥りやすい。まずは，患者が表出した感情を共感するとともに，疾患および処置やケアをわかりやすく説明することなどで，不安の軽減をはかる。不安や恐怖が強い場合には，鎮静薬を用いることがある。薬物のみに頼らず，絶えずそばに看護師や家族が付き添い，一人になる時間を極力減らすことも大切である。

また，胸痛の原因疾患の病状に応じた**安静**が必要である。特に循環器疾患では，心臓への負担を軽減することが重要である。急性心筋梗塞では心筋壊死，心筋の収縮力低下により，発作直後は心臓の負荷を減らすために絶対安静とする。大動脈解離やその破裂は，出血を増強させないように安静とする。安静の保持は，患者がその必要性と重要性を十分に理解し，実施してもらうことが大切である。患者の不安と恐怖を増強しないように留意する。

不安や恐怖を感じたり，安静を強いられたりすること

により，十分な睡眠を得られにくくなる。睡眠時の環境を整えること，心身の安静をはかっていくことが重要である。

4）口腔ケア

胸痛の随伴症状には呼吸困難や息切れがあり，口呼吸となりやすく，口腔内乾燥につながる。また消化器症状（悪心・嘔吐，胸やけなど）により口腔内が汚染される。これらは不快感を伴い，また口腔内の汚染が続くと感染を引き起こすこととなる。したがって，口腔内を清潔に保つことで，清涼感を得るとともに，感染防止に努める必要がある。

5）食事

循環器疾患の場合，食事摂取量や水分摂取量を制限されることが多い。しかし，胸痛が続いていたり，咳嗽や呼吸困難など呼吸器症状があったりする場合，食事摂取が困難になる。また不安や恐怖により食欲低下を起こしやすい。

そのため，食事・水分制限内で，摂取量が低下しないように，食事する環境を整え，患者の嗜好をとりいれていくことも検討していく。

6）排泄

食事・水分制限や安静により，消化管の運動機能の低下は便秘につながりやすいため，排便しやすくなるように食事の工夫や腹部マッサージなどを行う。

鎮痛として塩酸モルヒネなど麻薬を服用した場合は，腸の蠕動運動が抑制されやすいため，特に注意を要する。下剤を用いる場合もある。

7）運動

心臓への負担を減らすために安静を強いられる場合は，気道内分泌物貯留や呼吸抑制を防止するために，適宜体位変換を行ったり，深呼吸や咳嗽を促したりする。

また，清潔行動が制限されるため，保清（口腔内も含む）の援助を行っていく。さらに，活動と休息のバランスがとりにくかったり，苦痛を感じたりする可能性があるため，心身の安静をはかるようにする。

8）家族へのケア

患者だけではなく，家族も不安や恐怖を感じている。家族の表出した感情を共感するとともに，疾患および処置やケアをわかりやすく説明することなどで，不安の軽

減をはかる。

[岡本有子]

護，pp67-71，メディカ出版，1996.

《引用文献》
1) 佐藤徹・小川聡：症状．小川聡・井上博編，標準循環器病学，pp3-4，医学書院，2001.
2) Renati S, Creager MA：血管疾患．Lilly LS，川名正敏・川名陽子・他訳，ハーバード大学テキスト 心臓病の病態生理　第4版，pp378-379，メディカル・サイエンス・インターナショナル，2017.
3) Drake RL, Vogl AW, Mitchell AWM 原著，秋田恵一訳：背部．グレイ解剖学　原著第4版，p99，エルゼビア・ジャパン，2019.
4) 岡安大仁：呼吸器系のみかた．日野原重明編，フィジカルアセスメントーナースに必要な診断の知識と技術　第4版，p60，医学書院，2006.
5) 道場信孝：循環器系のみかた．前掲4，p86.
6) 道場信孝：循環器系のみかた．前掲4，p104.
7) 長尾建・椎名ひろみ：胸痛．上嶋権兵衛編，主要症候別内科救急と看

《参考文献》
● 高木永子監：胸痛．看護過程に沿った対症看護―病態生理と看護のポイント　第5版．pp708-725，学研メディカル秀潤社，2018.
● 植村由美子：胸痛．相馬朝江編，目でみる症状のメカニズムと看護，pp34-39，学研メディカル秀潤社，2005.
● 肥後太基監：主要症候．医療情報科学研究所編，病気がみえる vol.2 循環器　第5版，pp30-31，メディックメディア，2021.
● Wilder J, Sabatine MS, Lilly LS：虚血性心疾患．Lilly LS (ed)，川名正敏・他訳，ハーバード大学テキスト 心臓病の病態生理 第4版，pp378-379，メディカルサイエンスインターナショナル，2017.
● Morrow DA，木川和彦訳：胸部不快感．Kasper DL, et al (ed)，福井次矢，黒川清監，ハリソン内科学 第5版，pp99-102，メディカルサイエンスインターナショナル，2017.
● Drake RL, Vogl AW, Mitchell AWM 原著，秋田恵一訳：胸部．グレイ解剖学　原著第4版，pp116-205，エルゼビア・ジャパン，2019.
● 坂井建雄，河原克雅総編：カラー図解人体の正常構造と機能　改定第4版．日本医事新報社，2021.

NOTE

3 摂食嚥下障害

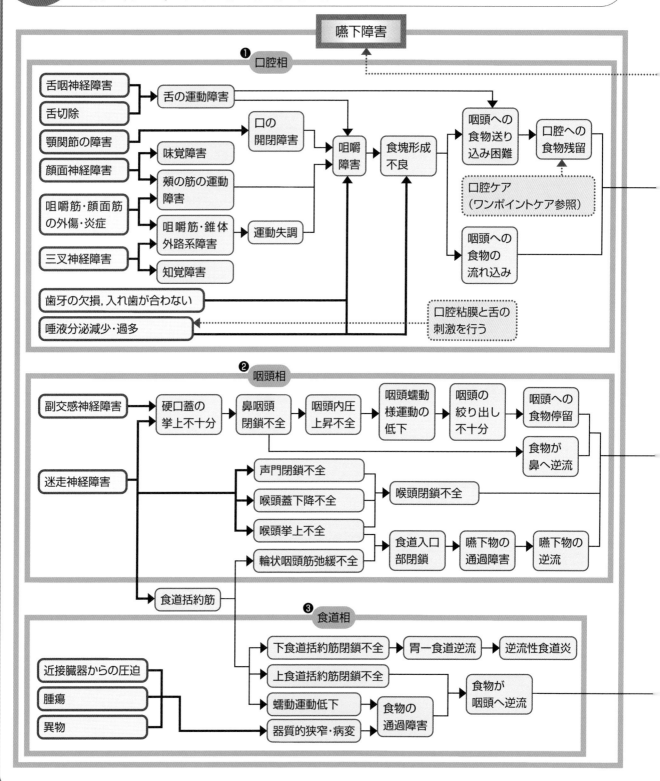

嚥下障害

❶ 口腔相

舌咽神経障害 → 舌の運動障害

舌切除

顎関節の障害 → 口の開閉障害

顔面神経障害 → 味覚障害

顔面神経障害 → 頬の筋の運動障害

咀嚼筋・顔面筋の外傷・炎症 → 咀嚼筋・錐体外路系障害 → 運動失調

三叉神経障害 → 知覚障害

歯牙の欠損, 入れ歯が合わない

唾液分泌減少・過多

口の開閉障害 → 咀嚼障害 → 食塊形成不良

咀嚼障害

食塊形成不良 → 咽頭への食物送り込み困難 → 口腔への食物残留

口腔ケア（ワンポイントケア参照）

咽頭への食物の流れ込み

口腔粘膜と舌の刺激を行う

❷ 咽頭相

副交感神経障害 → 硬口蓋の挙上不十分 → 鼻咽頭閉鎖不全 → 咽頭内圧上昇不全 → 咽頭蠕動様運動の低下 → 咽頭の絞り出し不十分 → 咽頭への食物停留

鼻咽頭閉鎖不全 → 食物が鼻へ逆流

迷走神経障害 → 声門閉鎖不全

喉頭蓋下降不全 → 喉頭閉鎖不全

喉頭挙上不全

輪状咽頭筋弛緩不全 → 食道入口部閉鎖 → 嚥下物の通過障害 → 嚥下物の逆流

食道括約筋

❸ 食道相

近接臓器からの圧迫

腫瘍

異物

下食道括約筋閉鎖不全 → 胃一食道逆流 → 逆流性食道炎

上食道括約筋閉鎖不全

蠕動運動低下 → 食物の通過障害

器質的狭窄・病変 → 食物の通過障害

食物が咽頭へ逆流

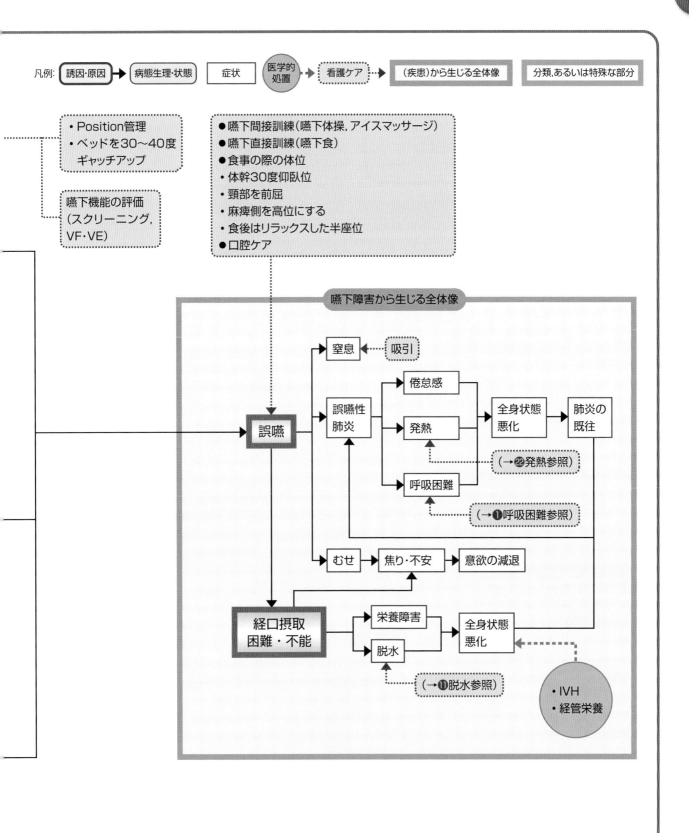

凡例: 誘因・原因 → 病態生理・状態 症状 医学的処置 ⇢ 看護ケア ⇢ (疾患)から生じる全体像 分類,あるいは特殊な部分

・Position管理
・ベッドを30〜40度ギャッチアップ

嚥下機能の評価（スクリーニング,VF・VE）

●嚥下間接訓練(嚥下体操,アイスマッサージ)
●嚥下直接訓練(嚥下食)
●食事の際の体位
・体幹30度仰臥位
・頸部を前屈
・麻痺側を高位にする
・食後はリラックスした半座位
●口腔ケア

嚥下障害から生じる全体像

窒息 ⇠ 吸引

誤嚥性肺炎 → 倦怠感 → 全身状態悪化 → 肺炎の既往
発熱
(→㉒発熱参照)
呼吸困難
(→❶呼吸困難参照)

誤嚥

むせ → 焦り・不安 → 意欲の減退

経口摂取困難・不能 → 栄養障害 → 全身状態悪化
脱水
(→⓫脱水参照)
・IVH
・経管栄養

3 摂食嚥下障害

I 症状が生じる病態生理

1. 摂食嚥下障害とは

　摂食嚥下障害とは,「食物が飲み込めなくなること」である (図1)。食欲低下, 意識障害, 嚥下運動障害, 心理的障害などが原因となって食物が口から食べられなくなる状態を, 広く摂食障害と呼んでおり, このうちの嚥下運動障害における摂食障害が「嚥下障害」である[1]。

　摂食嚥下は一般に, 先行期, 準備期, 口腔期, 咽頭期, 食道期に分けられる[2]。嚥下の過程は, 準備期～口腔期を第1期 (口腔相), 咽頭期を第2期 (咽頭相), 食道期を第3期 (食道相) とする考え方もある[3] (図2・3)。

図1 摂食嚥下障害

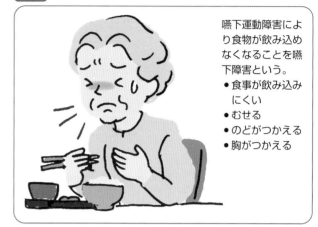

嚥下運動障害により食物が飲み込めなくなることを嚥下障害という。
● 食事が飲み込みにくい
● むせる
● のどがつかえる
● 胸がつかえる

2. 摂食嚥下障害のメカニズム

　摂食嚥下障害はその原因によって, ❶腫瘍やその手術後, 炎症などにより, 飲み込むときに使う舌やのどの構造そのものが障害されている器質的原因, ❷構造物の形

図2 嚥下に必要な3要素と摂食嚥下の流れ

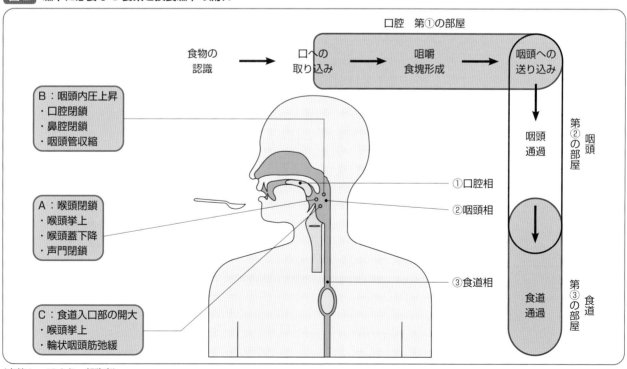

口腔　第①の部屋

食物の認識 → 口への取り込み → 咀嚼 食塊形成 → 咽頭への送り込み

B：咽頭内圧上昇
・口腔閉鎖
・鼻腔閉鎖
・咽頭管収縮

A：喉頭閉鎖
・喉頭挙上
・喉頭蓋下降
・声門閉鎖

C：食道入口部の開大
・喉頭挙上
・輪状咽頭筋弛緩

①口腔相
②咽頭相
③食道相

咽頭通過　第②の部屋　咽頭
食道通過　第③の部屋　食道

（文献4, p16より一部改変）

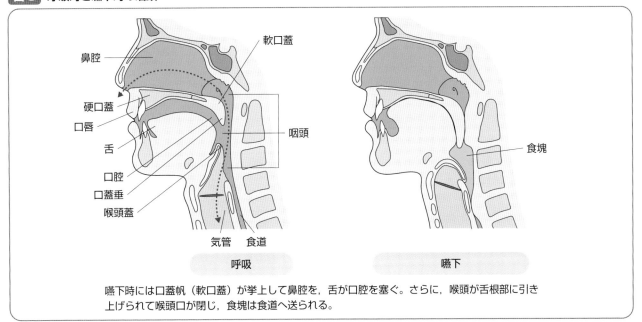

図3 呼吸時と嚥下時の咽頭

軟口蓋
鼻腔
硬口蓋
口唇
舌
口腔
口蓋垂
喉頭蓋
咽頭
気管　食道
食塊

呼吸　　　　　　　　嚥下

嚥下時には口蓋帆（軟口蓋）が挙上して鼻腔を，舌が口腔を塞ぐ。さらに，喉頭が舌根部に引き上げられて喉頭口が閉じ，食塊は食道へ送られる。

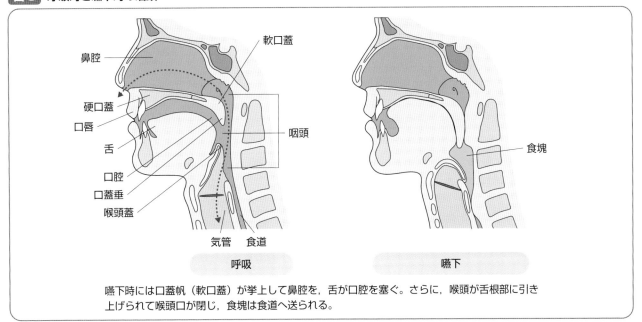

には問題がなくても，それを動かす神経・筋肉などに原因がある機能的原因に大きく分けられる（表1）。

1）口腔相❶ 2,6)

　食物が咀嚼されて食塊が形成され，咽頭に送り込まれるまでの過程である。咀嚼時は舌の先端が挙上し，食塊が硬口蓋に押しつけられる。食塊形成には舌が大きな役割を担っている。

　嚥下が始まると，舌の前部は収縮して引き下げられ，呼吸は反射的に抑制される。舌背が硬口蓋に押しつけられて舌根は挙上し，食塊は咽頭の上部に押しやられる。

■口腔期における障害

❶歯牙の欠損は歯による，切る，すりつぶすなどの機械的消化を妨げる。

❷麻痺や顎関節の障害などで口唇をうまく閉じることができなかったり，前歯がなかったりすると，食物を口の中に取り込むことができず，また咀嚼中に食物が口からこぼれてしまう。また，咀嚼の協調運動ができないと，うまく咀嚼ができない。

❸舌が麻痺していたり，手術で舌の一部を切除している場合などは，舌をうまく口蓋に押しつけることができず，食塊を咽頭へ送り込むことができない。

❹唾液の分泌が多すぎたり少なすぎたりすると，咀嚼や食塊形成がうまくいかない。

表1 摂食嚥下障害を起こす主な疾患

● 機能的障害
・脳血管障害：脳梗塞，脳出血
・神経変性疾患：パーキンソン病，筋萎縮性側索硬化症（ALS），脊髄小脳変性症
・筋疾患：筋ジストロフィー，重症筋無力症
・末梢神経障害：ギラン・バレー症候群，反回神経麻痺
・薬剤性：抗けいれん薬，抗精神病薬，抗コリン薬
・脳腫瘍
・加齢，オーラルフレイル，サルコペニア：口腔・摂食嚥下機能の低下，低栄養，誤嚥性肺炎

● 器質的障害
・嚥下関連器官の腫瘍・炎症：口腔・咽頭腫瘍，口内炎，咽頭炎，扁桃炎，食道炎
・嚥下関連器官の手術：口腔粘膜・舌・歯の手術，咽頭・食道・気管の手術，頭頸部手術
・その他（歯周病，食道憩室，外傷，食道狭窄，気管切開，変形性頸椎症，経管栄養）

● 精神心理的問題
認知症，高次脳機能障害，うつ病，神経性やせ症，ストレス，経管依存症（小児）

● 疾患以外
・薬剤性：抗けいれん薬，抗精神病薬，抗コリン薬（口腔乾燥，筋力低下，眠気など）
・義歯（なし・不適合）
・不適切な介護・看護（姿勢の不良，誤嚥，食事摂取減少など）

2）咽頭相 [2,6]

　食塊が咽頭を通り食道に達するまでの反射運動が起こる。咽頭へ送られた食塊の刺激が舌咽神経，三叉神経，一部迷走神経を介して嚥下中枢に達し，その後，遠心性の刺激が迷走神経を介して咽頭筋を収縮する（**嚥下反射**）。

　喉頭蓋や声門は閉じられ（**喉頭蓋・声門閉鎖**），食物が気道に入るのを防ぐ。また，軟口蓋が後方へ動いて（硬口蓋挙上），咽頭後壁と触れて閉鎖される鼻咽頭閉鎖が起こり，食物が鼻腔に流れないように保護される。鼻咽頭閉鎖により咽頭内圧が高まり，咽頭壁に蠕動様運動が生じる。同時に輪状咽頭筋（上食道括約筋）が弛緩して，食塊は食道へ送り込まれる。

■咽頭期における障害

● **鼻咽頭閉鎖の障害**

　食物が鼻へ逆流してしまう。また，咽頭内圧が高まらず，食物が食道にうまく送り込めない。

● **喉頭蓋・声門閉鎖の障害**

　食物が気管に入り誤嚥する。

● **輪状咽頭筋の弛緩が不十分**

　嚥下物が逆流し，気管に入り誤嚥する。

3）食道相 [3]

　食塊が食道から胃に達するまでをいう。上部食道括約筋（輪状括約筋）の収縮により食道入口部が密封され，食物が呼吸器系に逆流するのを防ぐ。食塊は重力と，下部食道括約筋の蠕動運動によって運ばれていく [2,6]（図4）[4]。

■食道期における障害

● **上部食道括約筋（輪状括約筋）の閉鎖が不完全**

　食物が咽頭に逆流して，誤嚥の原因となる [4]。

● **下部食道括約筋の閉鎖が不完全**

　胃－食道逆流が起こり，逆流性食道炎の原因となる。

---

3. 摂食嚥下障害に伴って生じる症状

1）誤嚥

　誤嚥とは，食物を気道内に吸引することである。気道に食物が侵入した際，「咳払い」「むせる」といった反射が起こる顕性誤嚥と反射が見られない不顕性誤嚥がある [7]。誤嚥によって肺炎が引き起こされたものが誤嚥性肺炎である。また，誤嚥により，窒息の危険性も起こる。

■誤嚥性肺炎 [4]

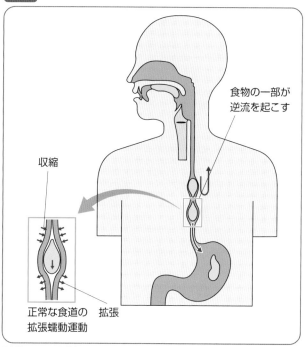

図4　食道逆流のメカニズム

食物の一部が逆流を起こす

収縮

正常な食道の拡張蠕動運動

拡張

（文献4，p90より）

　誤嚥して肺炎になるかどうかは，誤嚥する量や頻度，種類に大きく左右され，また全身状態や肺の防御機構，排泄機構との関連がある。誤嚥性肺炎の原因には食物の誤嚥以外に，❶咽頭や喉頭粘膜に細菌の巣（コロニー）ができており，細菌を含んだ分泌物を絶えず誤嚥していること，❷夜間睡眠中，少量の胃－食道逆流により胃の内容物を誤嚥していること，の2つの機序が考えられる。また，誤嚥性肺炎に関する最も大きな因子は「誤嚥性肺炎の既往歴」である。一度，誤嚥性肺炎にかかると，気道や肺胞の粘膜が傷ついて抵抗力がなくなり，誤嚥物を排泄しにくくなるためである。

2）栄養障害

　経口的に食物を摂取することが困難になるため，低栄養状態に陥りやすい。その結果，全身状態の悪化につながる（→ワンポイントケア「栄養状態の把握」参照）。

Ⅱ　看護ケアとその根拠

　摂食嚥下障害により身体に最も大きな影響を及ぼすの

は，**栄養障害**である。経口摂取は人体に必要な栄養を摂るのに理想的な方法であり，生きる意欲へもつながる人間にとって特別の意味をもつものである。そのため，嚥下障害に対する看護援助としては，まず経口摂取を念頭におく必要がある。

しかし，経口摂取には誤嚥による生命の危険性もあるということにも注意しなければならない。すなわち，誤嚥と誤嚥による合併症の危険性をより少ない状態で，経口摂取を進めていくというのが看護のポイントである。

1. 障害のある部位の把握と観察ポイント

嚥下運動のどの部分が，どの程度，どのような状態で障害されているかを正確に把握することは，看護援助や訓練をしていくうえで重要である。問診項目を**表3**に，その把握のための観察ポイントを**表4**に示す。

1）スクリーニング検査 [9, 10]

1 EAT-10

摂食嚥下障害のスクリーニングに用いる自己式質問紙。10項目を各5段階「0点：問題なし」～「4点：ひどく問題」で回答し，合計点数が3点以上の場合，摂食嚥下に問題を認める可能性が高いとする。

2 反復唾液嚥下テスト（repetitive saliva swallowing test：RSST）

摂食嚥下障害のスクリーニングとして最も用いられる方法。30秒間に何回嚥下できるか喉頭の挙上回数からみる検査で，30秒間での嚥下回数が3回未満で「嚥下障害の可能性あり」と判定する。簡便なテストで自分の唾液を嚥下するため，安全面で利点がある。

表3 摂食嚥下障害に関する問診項目

病歴	● 脳血管疾患の既往 ● 肺炎およびその他の呼吸器疾患の既往 ● 放射線治療，手術（頭頸部，食道）の既往 ● その他の基礎疾患
生活様式	● 食生活，食嗜好およびその変化 ● 飲み込みにくさ ● 食事中および睡眠中のむせの有無 ● 声のかすれの有無 ● 義歯の有無 ● 栄養状態（体重の変化など）

（文献8より）

3 改訂水飲みテスト（modified water swallowing test：MWST）

簡便で安全にできることから臨床でよく行われているスクリーニングで，嚥下運動とその際の嚥下の状態から，咽頭期の障害を評価する方法である（図5，→p43）。

2）機器を使った検査

1 嚥下造影検査（videofluoroscopic examination of swallowing：VF）

X線透視下で造影剤を含む食物を摂取してもらい，口腔内の咀嚼状況から食道通過までの一連の流れを観察する検査。誤嚥の有無や危険性の確認のほか，嚥下訓練の方法や適応の診断にも用いられる。

2 嚥下内視鏡検査（videoendoscopic examination of swallowing：VE）

内視鏡を鼻腔に入れて咽頭を直接見ながら検査食を摂取し，誤嚥の有無や食塊の残留状況などを評価する方法。検査器材の持ち運びができるので，ベッドサイドや在宅医療の場で検査が可能である。

2. 嚥下機能訓練

摂食嚥下障害の観察と訓練のポイントについて**表4**を参照してほしい。

嚥下機能訓練は大きく，間接訓練と直接訓練の2つに分けられる。間接訓練は食べ物を用いずに行う訓練であり，摂食・嚥下に関連する器官に対する基礎的な訓練で，関節可動域や筋力の訓練，感覚や反射を変化させる訓練，呼吸訓練，構音訓練などがある。一方，直接訓練は実際に食べ物を用いる訓練で摂食訓練とも呼ばれる。

1）間接訓練 [11]

1 咽頭アイスマッサージ（図6，→p43）

軟口蓋，舌根部，咽頭後壁などは嚥下反射誘発部位として知られている。この嚥下反射誘発部位に寒冷刺激を与えてから嚥下運動を行うと，嚥下反射が誘発されやすく，スムーズで強力な嚥下になることを利用した訓練法である。

2 嚥下体操（図7，→p44）

嚥下体操は全身や前頸筋群のリラックスや，舌，口唇，頬，声門，腹筋などの運動機能の向上・維持に役立つもので，毎食前に行うことにより摂食動作をスムーズにしたり，食事への意識づけを行うことができる。

表4 摂食嚥下障害の観察ポイントと訓練のまとめ

	観察ポイント	基礎訓練	摂食訓練
食物の認識障害	・意識レベルに問題はないか（ぼーっとしている，居眠りしているなど） ・食べ物に無反応（見ても口を開かない，唇にスプーンが触れないと開かない，触れても開かない）	・口周辺のマッサージ ・口腔清拭 ・冷たいスプーンやレモングリセリンを唇や舌に触れる ・生活にリズムをもたせ覚醒を促す（散歩，声かけなど）	・一般的には行わない
口への取り込み障害	・口の中に取り込めない ・食べ物が口からこぼれる ・よだれが多い ・下顎が上下に動くか ・唇を閉じられるか ・閉じ方に左右差はないか	・唇や頬のマッサージ ・唇や頬の体操（唇をとがらす，横に引く） ・寒冷刺激器を用いた口周辺のアイスマッサージ（唇の周り，下顎，耳下腺上の皮膚）	・下顎の挙上と唇の閉鎖を解除して取り込みを助ける ・30度仰臥位頸部前屈で重力を利用する
咀嚼と食塊形成障害	・固形物が食べにくい ・舌の突出後退が可能か ・舌で唇の周りをなめられるか ・舌を口の天井に押しつけられるか ・下顎が上下に動くか ・口がどのくらい開くか ・回旋運動ができるか ・歯はあるか，入れ歯は合っているか	・マッサージ（同上） ・舌の運動（突出後退，唇の周りをなめる，口の天井を奥へなめる） ・スルメなどを噛む	・30度仰臥位頸部前屈 ・健側に食べ物を入れる ・麻痺側の内頬に食べ物がたまるときは，頬を押す ・麻痺側の頬を噛んでしまうときは，紙コップを丸く切り抜いてつくったプロテクターを入れる
咽頭への送り込み障害	・舌で口の天井を押しつけられるか ・下顎が噛みしめられるか ・口の中に食物残留がある ・上を向いて飲み込む	・舌，下顎の運動（同上） ・下顎を噛みしめ舌を口の天井に押しつける練習	・30度仰臥位頸部前屈で重力を利用 ・食物を直接舌の奥へ入れる**
咽頭通過，食道への送り込み障害	・食べるとむせる ・食後に咳が出る ・のどに残留感がある ・水を飲んだ後に声が変わる	・のどのアイスマッサージの後，空嚥下*をする ・咳をする練習 ・口すぼめ呼吸 ・頸部の筋の緊張を取る	・30度仰臥位頸部前屈 ・少量から始め次第に量を増やす ・一口ごとに咳払いのあと空嚥下 ・ごく少量の水との交互嚥下 ・横向き嚥下とうなずき嚥下 ・息こらえ嚥下（大きく息を吸う➡息をこらえて食べ物を入れ嚥下➡息を吐く）
食道通過障害	・胸につかえる ・飲み込んだ物がのどに逆流してくる ・流動食しか入らない	・空嚥下 ・食道に管（胃管など）を入れて空気や水などを注入する	・全身をリラックスさせる ・体位を起こす ・粘度の少ない流動食 ・ゴクンを繰り返す

＊　：食物などなしで「ゴクン」とすること
＊＊：少量を入れること。大量に入れると咽頭をパックしてしまう危険あり
（文献4，p199より）

2）直接訓練[12]

　一連の摂食動作を通じて訓練を進めることで，嚥下器官の筋力強化や協調性の改善をはかり，総合的な機能向上を目的とする。その開始にあたって，誤嚥に対する十分な評価とリスク管理を行う。評価方法は嚥下造影検査（VF）や嚥下内視鏡検査（VE）が中心となり，これらにより誤嚥を起こさない安全な食物形態や姿勢を検討する。

3. 嚥下に適した食物の選択

　摂食嚥下障害のある患者に適した食品の条件として次のようなものがあげられる[13]。
①密度が均一である
②適度な粘度がありバラバラになりにくい（凝集性）
③口腔や咽頭を通過するときに変形しやすい
④べたつかず粘膜に付着しにくい

図5 改訂水飲みテスト

方法
①実施前に「あー」と発声してもらい声質を確認する。
②冷水3mL（小スプーン1杯程度）を口腔底に注ぎ，嚥下をしてもらう。
③嚥下がみられたら，さらに空嚥下を2回促す。

評価
1点：嚥下なし，むせる and/or 呼吸促拍
2点：嚥下あり，呼吸促拍（不顕性誤嚥の疑い）
3点：嚥下あり，呼吸良好，むせる and/or 湿性嗄声
4点：嚥下あり，呼吸良好，むせない
5点：4点に加え反復嚥下が30秒以内に2回可能

※評点が4点以上のときは最大3回まで行い，最も悪い点数とする。

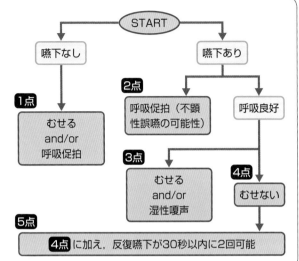

図6 咽頭アイスマッサージ

方法
● 凍らせたアイスマッサージ棒，氷水で湿らせたものや氷水で冷やした金属スプーンなどを用いる。
● 軟口蓋や舌根部を軽くなでるように刺激したあと，素早く棒を引き抜いてすぐに空嚥下させる。
● その後咽頭後壁も軽く刺激する。
● 強く刺激すると悪心・嘔吐を起こす可能性があるので注意し，嘔吐反射の強い場合は軽く触れるだけとする。

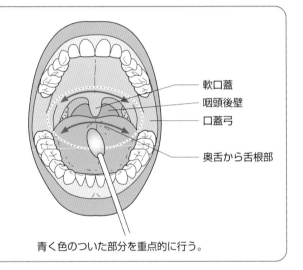

青く色のついた部分を重点的に行う。

1) 嚥下食ピラミッド

嚥下調整食の基準や分類として，嚥下調整食の実践を広く普及するために発展的に再構築された嚥下調整食学会分類である「嚥下食ピラミッド」[14]（図8，→p45）が参考になる。

2) トロミについて

トロミのつけ方のポイントは，❶必要最小限のトロミづけにする，❷いつも同じ粘度に仕上げる，❸トロミのつきにくい食品（果汁飲料，牛乳，みそ汁など）に注意する，❹仕上がるまでに時間がかかることを知ったうえで使用することである[15]。

増粘剤の特徴について**表5**（→p45）に示す。

図7 嚥下体操

[手順]

❶深呼吸

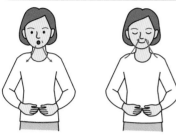

下腹部に手を当て，ゆっくり口から息を吐く→鼻から息を吸うという深呼吸を，腹式呼吸で行う。

❷首の運動

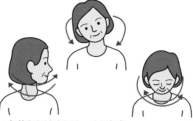

＊負荷をかけずにゆっくり行う
水平に左右をゆっくり向く，耳を肩につけるように首を左右にゆっくり傾ける，大きく首を左右に回す，という動作を行う。肩が上がらないように気をつけ，負荷をかけないようにゆっくりと大きな動きを心がける。

❸肩の運動

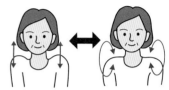

＊負荷をかけずにゆっくり行う
肩を水平にゆっくりもち上げ，ストンと落とす。肩をゆっくり前後に回す。可能な限り左右対称を意識し，ゆっくりと大きな動きを心がける。

❹口唇の運動

①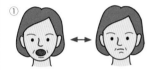

②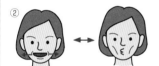

③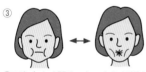

①口を大きく開き，しっかり口唇を意識して閉じる，という動作を繰り返す。
②口唇を横に引き，口唇を意識して中央に寄せ口をすぼめる，という動作を繰り返す。
③口唇をしっかり閉じ，両頬を膨らませ，吸いこんでへこませる。

❺舌の運動

①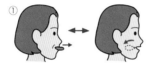

②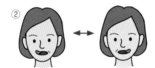

③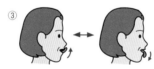

①舌をできるだけ前に出し，奥に引く動作を繰り返す。
②舌尖を左右の口角に交互につける動作を繰り返す。
③舌を可能な限り前に出し，上下の口唇に交互につける。

❻呼吸の練習

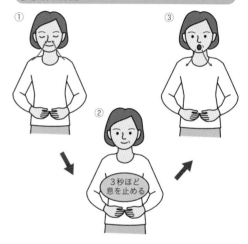

3秒ほど息を止める

口を閉じ鼻から大きく息を吸い，3秒ほど止め，力強くのどに力を入れ口から吐く。

❼発声練習

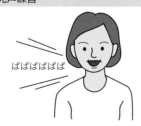

ぱぱぱぱぱぱ

姿勢を正し，口唇と舌の動きを意識しながら，「ぱぱぱぱ」「たたたたた」「かかかかか」「らららら」と発声する。各音ゆっくりと一息で行い，その後速度を上げて行う。明確な発音になっているか意識する。

❽深呼吸

①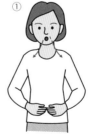

②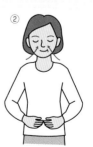

❶と同様。

（文献11，pp21-22 より）

図8 嚥下食ピラミッド

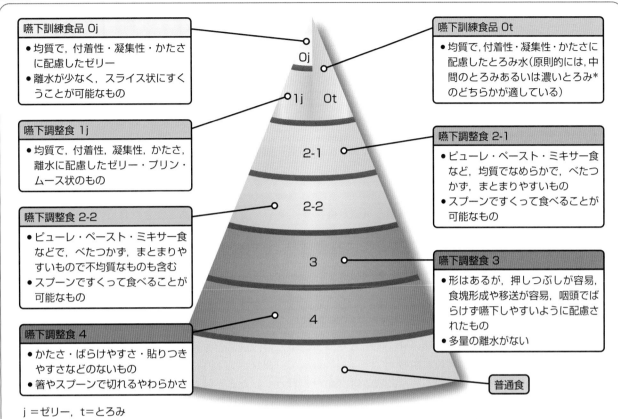

嚥下訓練食品 Oj
- 均質で，付着性・凝集性・かたさに配慮したゼリー
- 離水が少なく，スライス状にすくうことが可能なもの

嚥下訓練食品 Ot
- 均質で，付着性・凝集性・かたさに配慮したとろみ水（原則的には，中間のとろみあるいは濃いとろみ*のどちらかが適している）

嚥下調整食 1j
- 均質で，付着性，凝集性，かたさ，離水に配慮したゼリー・プリン・ムース状のもの

嚥下調整食 2-1
- ピューレ・ペースト・ミキサー食など，均質でなめらかで，べたつかず，まとまりやすいもの
- スプーンですくって食べることが可能なもの

嚥下調整食 2-2
- ピューレ・ペースト・ミキサー食などで，べたつかず，まとまりやすいもので不均質なものも含む
- スプーンですくって食べることが可能なもの

嚥下調整食 3
- 形はあるが，押しつぶしが容易，食塊形成や移送が容易，咽頭でばらけず嚥下しやすいように配慮されたもの
- 多量の離水がない

嚥下調整食 4
- かたさ・ばらけやすさ・貼りつきやすさなどのないもの
- 箸やスプーンで切れるやわらかさ

普通食

j＝ゼリー，t＝とろみ

*図は「嚥下調整食学会分類 2021」を改変したもので，図の理解にあたっては『日摂食嚥下リハ会誌 25(2)：135-149, 2021』または日本摂食嚥下リハ学会 HP ホームページ：
https://www.jsdr.or.jp/wp-content/uploads/file/doc/classification2021-manual.pdf
『嚥下調整食学会分類 2021』を必ずご参照ください。

（文献 15 をもとに作成）

表5 増粘剤とその特徴

種　類	特　徴	
でんぷん	・添加量を多くしないとトロミがつかない（キサンタンガム 3% と同じ硬さにするためには 4.5～5.0% 必要）。 ・味の変化があり，ベタつく。 ・添加量が多くなるため，高価になる。	・唾液により分解され，水状になることがある。 ・濃厚流動食に適している。 ・ミキサー食をムース状にするのに適している。 ・製品例：トロメリン®
グアーガム	・添加量が少なくてもトロミがつくが，トロミがつくまで時間がかかる（キサンタンガム 3% と同じ硬さにするためには 2.0～2.5% 必要）。 ・色の変化があり，豆臭さが多少ある。	・価格はキサンタンガムと同等。 ・牛乳やジュースでもトロミがつく。 ・製品例：ハイトロミール®，トロミアップ®
キサンタンガム	・べたつきの少ないトロミがつけられ，グアーガムより早くトロミがつく。 ・溶けにくくダマになりやすい。 ・色・味に変化が少ない。 ・価格はグアーガムと同等。	・水・お茶などの飲料に適しているが，果汁や濃厚流動食に対して添加効率が悪い。 ・近年，濃厚流動食用のトロミ剤が販売され始めた。 ・製品例：トロミパーフェクト®，トロミスマイル®，スルーキング®，ソフティア®，つるりんこ®

（文献 12，p31 より）

4. 食事摂取時のケア

1）姿勢調整（図9）[4]

1 体幹30度仰臥位（ファウラー位）をとる

▶食物の取り込みや送り込みに障害がある場合は垂直位では口からこぼれ出てしまいうまく食べられないが，30度仰臥位をとることで重力を利用でき，スムーズに取り込み，送り込みができる。また，仰臥位では解剖学的に気管が上になり食道が下になるため，誤嚥が起こりにくくなる。

2 頸部を前屈させる

▶頸部が後屈または伸展していると，咽頭と気道が直線になるため，気道が開いて誤嚥しやすくなる。頸部を軽く前屈すると咽頭と気道に角度がついて誤嚥しにくくなる。また，頸部を前屈すると頸部の前に集まっている嚥下筋がリラックスするため，嚥下に有効に利用され，嚥下反射が促進されやすくなる。

3 患側を高位にする

頭部を患側に回旋する，また麻痺側の肩に枕をあてがい，やや健側を下にした軽度側臥位にする。

▶患側が高位になるため，食塊が不随意に咽頭側に流れるのを防ぎ，誤嚥を防止する。

2）食器・食具の選択

上肢の機能や手指の機能，口腔への取り込み機能を考慮して，適切な食器・食具を選択する[12]。

3）食べ物の運び方

スプーンを引き抜くときに顎が上がらないよう，スプーンを口と水平になるようにして口へ運び，水平に引き抜くようにする。また食べ物を運ぶときに，副食→主食→水分（お茶もしくはスープ）→副食…というように摂食順序を工夫することで，口腔残留を起こしにくくなる[16]。

4）食後の体位

腹部を圧迫しないようにし，リラックスした半座位をとる。

▶胃-食道逆流があるときや食道の蠕動不全があるときに，食後30分程度この体位をとることで，逆流を予防することができ，誤嚥の防止につながる。

5. 口腔ケア （→ワンポイントケア「口腔ケア」参照）

嚥下障害により，食物残渣が口腔内に貯留しやすくなるため，清潔の保持が難しくなる。口腔内の状況によって，歯ブラシ以外にガーゼや綿棒を使用したり，含嗽を行う[17]。たとえ何も食べていなくても，口腔内は唾液や痰，ほこりに細菌などがついて汚れるので，口腔ケアは重要である[4]。

舌はガーゼや舌ブラシで舌苔を除去して清潔を保ち，マッサージを行う[17]。

▶食前の口腔ケアは，口腔内の粘膜を湿らせ，唾液の分泌を促進させ，食物が口腔内に付着して窒息するのを予防する[18]。唾液には，細菌の繁殖を抑えると

図9 誤嚥を予防する摂食時の体位

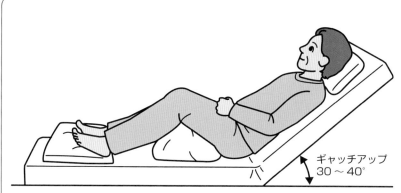

ギャッチアップ 30〜40°

足底部と膝下にクッションを当てると，身体がずり落ちない

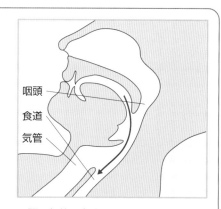

咽頭
食道
気管

咽頭と気管に角度がつき，食塊が食道に流れ込みやすくなる

いう自浄作用がある。

▶食後の口腔ケアは，口腔内に残った食物が誤嚥されるのを防ぐ効果がある[18]。舌が乾燥していたり舌苔がついていることで，味覚が鈍ったり舌の微妙な動きに影響を与えることがある。

▶マッサージにより，血流や舌下腺からの唾液分泌が促され，また刺激による舌の動き（脳神経の刺激）への訓練につながる[17]。

6. 睡眠中の体位

ベッドをギャッチアップした状態で寝る[4]。

▶体幹を少し起こした状態で寝ることで，夜間発生する誤嚥の危険性を減少させることができる。

[五十嵐歩]

《文献》
1）藤島一郎・小島千枝子：嚥下障害の発生するメカニズム．月刊ナーシング 17（6）：22-27，1997．
2）穴井めぐみ：嚥下障害．小田正枝編，アセスメント・看護計画がわかる症状別看護過程　第2版．pp131-144，照林社，2021．
3）後閑雅代：摂食・嚥下障害のある高齢者のケア．後閑容子，金原京子編，図でわかるエビデンスに基づく高齢者の看護ケア　第2版．pp115-134，中央法規，2019．
4）藤島一郎：口から食べる嚥下障害Q&A　第4版．中央法規出版，2011．
5）泉キヨ子，小山幸代編：看護実践のための根拠がわかる老年看護技術　第4版．p174，メヂカルフレンド社，2022．
6）山内豊明編：病態生理学　第2版．疾病の成り立ち　ナーシンググラフィカ．メディカ出版，2010．
7）三田洋希：Q3誤嚥はどんな種類に分けられるの？　ブレインナーシング 38（6）：781-783，2022．
8）藤島一郎編著：よくわかる嚥下障害　改訂第2版．永井書店，2005．
9）若林秀隆，栢下淳：摂食嚥下障害スクリーニング質問紙票EAT-10の日本語版作成と信頼性・妥当性の検証．静脈経腸栄養 29（3）：871-876，2014．
10）阿部典子：嚥下機能の評価．看護技術 57（9）：12-16，2011．
11）伊藤美希：看護師にできる嚥下機能訓練 2）間接訓練の実際．看護技術 57（9）：20-26，2011．
12）柿沼香里：直接訓練としての食事における看護 1）食前のケア．看護技術 57（9）：27-33，2011．
13）鎌倉やよい編：嚥下障害ナーシング―フィジカルアセスメントから嚥下訓練へ．p113，医学書院，2000．
14）日本摂食嚥下リハビリテーション学会　嚥下調整食委員会：日本摂食嚥下リハビリテーション学会分類2021．日摂食嚥下リハ会誌 25（2）：135-149，2021．
15）金谷節子：I 嚥下食の理解 Chapter2 嚥下食ピラミッド―難易度のレベル分け．金谷節子編著，ベッドサイドから在宅で使える嚥下食のすべて，pp23-26，医歯薬出版，2006．
16）杉山理恵：直接訓練としての食事における看護 2）食事中・食後のケア．看護技術 57（9）：34-38，2011．
17）奥宮暁子・他編：症状・苦痛の緩和技術．中央法規出版，1995．
18）Michael E.Groher，藤島一郎監訳：嚥下障害―その病態とリハビリテーション（原著第3版）．医歯薬出版，1998．

NOTE

口腔ケア

食べる・呼吸する・話す・表情をつくるといった口腔機能を維持するため，口腔ケアは不可欠であり，生活の質（Quality of Life：QOL）を確保するうえでも非常に重要である。

1989（平成元）年に厚生省（当時）と日本歯科医師会は「80歳になっても自分の歯を20本以上保とう」という8020運動を提唱した[1]。健康寿命の延伸と健康格差の縮小を目的とする健康日本21（第2次）においても，その目標値が掲げられ8020達成者は増加している[2]。また近年，口腔機能の虚弱を示す概念として「オーラルフレイル」が注目されており（図1），日常生活上で口腔機能が低下していないかを確認し，口腔内の些細な変化を軽視しないよう努めることが推奨されている[3]。そのため，病気や障害によりセルフケア能力が低下した者にとって，看護師による口腔ケアはより一層重要である。

1．口腔ケアの目的

口腔ケアの目的は，器質的口腔ケアと機能的口腔ケアに大別される。

器質的口腔ケアは，口腔清掃により口腔内の衛生状態を管理・保持することを指し，含嗽（うがい）・口腔清拭，歯磨き（ブラッシング），舌・口腔粘膜の清掃，義歯の清掃を含む。機能的口腔ケアは，口腔リハビリテーションにより口腔内の感覚を高め，摂食嚥下・構音（発音）機能の維持・改善を図ることを指す。

具体的には，リラクセーションや口腔・唾液腺マッサージ，発声訓練などが含まれる[4]。器質的口腔ケアと機能的口腔ケアを組み合わせて口腔機能を維持し，QOL向上を図ることが大切である。

2021年の介護報酬改定では，介護保険施設に求

図1 オーラルフレイルの概念図 2019年版

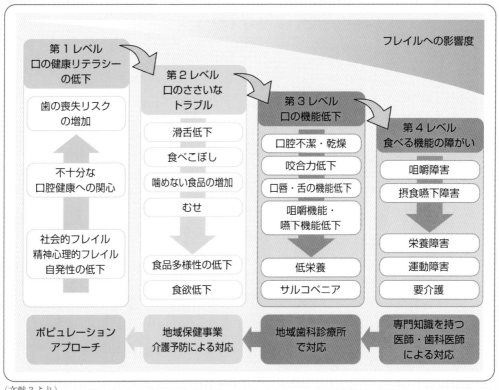

（文献3より）

められる「口腔ケア」は摂食支援などの要素を取り込んだ「口腔衛生等管理」に変更され，より機能的口腔ケアの重要性を示すと内容として規定された[5]。看護師は，口腔ケアが単に口腔内の清潔保持を目的とするものではないということを認識しておく必要がある。

2. 口腔ケアのアセスメント

口腔ケアに対するニーズは対象者により異なる。例えば，急性期の病棟では身体的リスクが高い入院患者を対象とするため，全身の医学的評価は欠かせない。一方，地域（施設・在宅）では慢性疾患を有する高齢者や障害者が主に対象となるため，本人を取り巻く生活の視点が重要となる。

対象者の病期や療養の場などによるニーズの違いを考慮して，アセスメントする必要がある[6]。

1 全身の評価

意識レベル，バイタルサイン，出血傾向・易感染状態[6]

2 口腔の評価

嚥下機能，自歯や動揺歯の状態，口腔内の状態（舌苔・乾燥・疼痛・腫脹・発赤・潰瘍の有無など），口腔衛生（歯垢・歯石・食物残渣の有無，痰や分泌物の有無など），義歯の状態[4]

3 口腔清掃の自立度

歯磨き（ブラッシング），義歯着脱，含嗽（うがい）の自立度を評価するBDR指標を示す（表1）[5]。含嗽（うがい）は，セルフケアが可能であるかを判断する上で重要なポイントである[6]。

3. 口腔ケアの方法

1 準備

対象者の意識レベルや覚醒状況，全身状態を確認し，必要物品を準備する。スタンダードプリコーション（標準予防策）に則り，手指衛生や個人防護具（マスク，ガウン，グローブなど）を装着する。

スタンダードプリコーション（標準予防策）とは，汗を除くすべての血液・体液，分泌物，排泄物，創傷のある皮膚・粘膜は伝播しうる感染性微生物を含んでいる可能性があるという原則に基づいて行われる標準的な予防策を指す[7]。

2 声掛け・口腔ケアの目的や方法の説明

口腔は敏感な器官である。いきなり口腔内に触れることは口腔ケアの拒否につながる可能性があるため，控えるべきである。

口腔ケアを行う際には，事前に対象者へ声をかけ，必要であれば肩や手に触れて緊張を和らげるようにする。また口腔ケアの目的や方法について，本人が理解できるように説明し，了承を得ることが大切である[8]。

3 体位の確保

誤嚥を予防するため，座位やギャッチアップにより身体を起こす[4]。体位に制限がある場合でも，枕やクッションなどを活用して可能な範囲で体位保持に努める[6]。

4 口腔内の観察

ペンライトなどで口腔内を明るくして観察する。開口が難しい場合には，K-point刺激法が開口に有用なこともある（図2）[6]。

表1　口腔清掃の自立度判定基準

項目	自立	一部解除	全介助
B：歯磨き Brushing	1．ほぼ自立	2．部分的には自分で磨く	3．自分では磨けない
D：義歯着脱 Denture wearing	1．自分で着脱	2．着脱のどちらかができる	3．自分では全く着脱しない
R：うがい mouse-rinsing	1．ぶくぶくうがいをする	2．水は口に含む程度はする	3．水を口に含むこともできない

（文献5，p33.より）

図2 K-point 刺激法

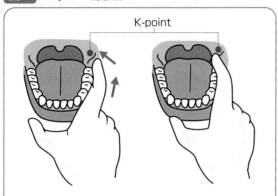

K-point

臼後三角のやや舌側後方に K-point と呼ばれる場所が
ある。歯列に沿って指を奥に入れると爪の部分が
K-point に触れ，刺激により開口反射が促される。

（文献6より）

5 口腔ケア

①保湿をして，口腔粘膜に付着している大きな汚れ
　を除去する（粘膜ケア）[4,6,8]。

②歯の状態に合わせて適切な歯の磨き方（ブラッシ
　ング法）を選択し（図3〜6），丁寧にブラッシン
　グして歯垢（プラーク）を取り除く[4,8,9]。

③歯間部の汚れはデンタルフロスや歯間ブラシを用
　いて取り除く[4,6,8]。

④舌苔を除去して含嗽（うがい）もしくは口腔内清
　拭により清掃・保湿する[4,6,8]。

⑤口腔ケアを終了したことを本人へ伝えて体位を整
　え，周囲の環境を整える[4,6,8]。

6 後片付け

　口腔ケアに使用した物品を洗浄し，歯ブラシなど
は乾燥させて保管する[4]。

［齋藤弓子］

図3 フォーンズ法

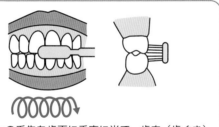

歯ブラシの毛先を歯面に垂直に当て，歯肉（歯ぐき）
も含めて連続して円を描くように磨く。

（文献9より）

図4 スクラッピング法

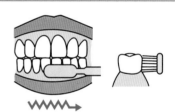

歯ブラシの毛先を歯面に垂直に当て，ごく小刻みに横
磨きをする。

（文献9より）

図5 ローリング法

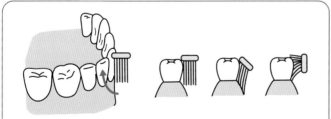

歯ブラシの毛の脇腹を歯と歯肉（歯ぐき）の上に強く当て，歯の
先の方に回転させ毛先で掃くように磨く。

（文献9より）

図6 バス法

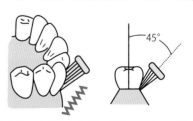

45°

歯ブラシの毛先を歯軸に対して45°に当
て，歯肉（歯ぐき）の溝内に入れ，わずかに
圧迫しながら横磨きで微振動を加える。

（文献9より）

《文献》

1) 安藤雄一：8020 運動とは. 厚生労働省 生活習慣病予防のための健康情報サイト　e-ヘルスネット. https://www.e-healthnet.mhlw.go.jp/information/teeth/h-01-003.html（2023 年 3 月 10 日閲覧）

2) 厚生労働省：健康日本 21（第 2 次）. https://www.mhlw.go.jp/stf/seisakunitsuite/bunya/kenkou_iryou/kenkou/kenkounippon21.html（2023 年 3 月 10 日閲覧）

3) 日本歯科医師会：歯科診療所におけるオーラルフレイル対応マニュアル 2019 年 版. pp10-16, 2019. https://www.jda.or.jp/dentist/oral_frail/pdf/manual_all.pdf（2023 年 3 月 10 日閲覧）

4) 医療情報科学研究所編：看護がみえる vol. 3 フィジカルアセスメント. pp126-139, メディックメディア, 2019.

5) 日本歯科衛生士会：施設における口腔健康管理推進マニュアル. p4, 2022. https://www.jdha.or.jp/pdf/outline/suishinmanual.pdf（2023 年 3 月 10 日閲覧）

6) 日本口腔ケア学会学術委員会編：口腔ケアガイド. pp12-17, 43-47, 文光堂, 2012.

7) 日本看護協会：職場での感染予防. https://www.nurse.or.jp/nursing/shuroanzen/safety/infection/index.html（2023 年 3 月 10 日閲覧）

8) 金澤紀子, 千羽富紀子：無理なく楽しむ在宅介護シリーズ 3 知っておきたい口腔の働きとケア. pp38-39, 医療経済研究・社会保険福祉協会, 2017.

9) 全日本ブラシ工業協同組合：デンタルケア 歯の磨き方. http://www.ajbia.or.jp/dentalcarebrush.html（2023 年 3 月 10 日閲覧）

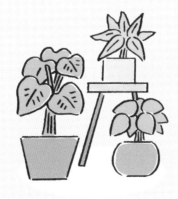

4 食欲不振

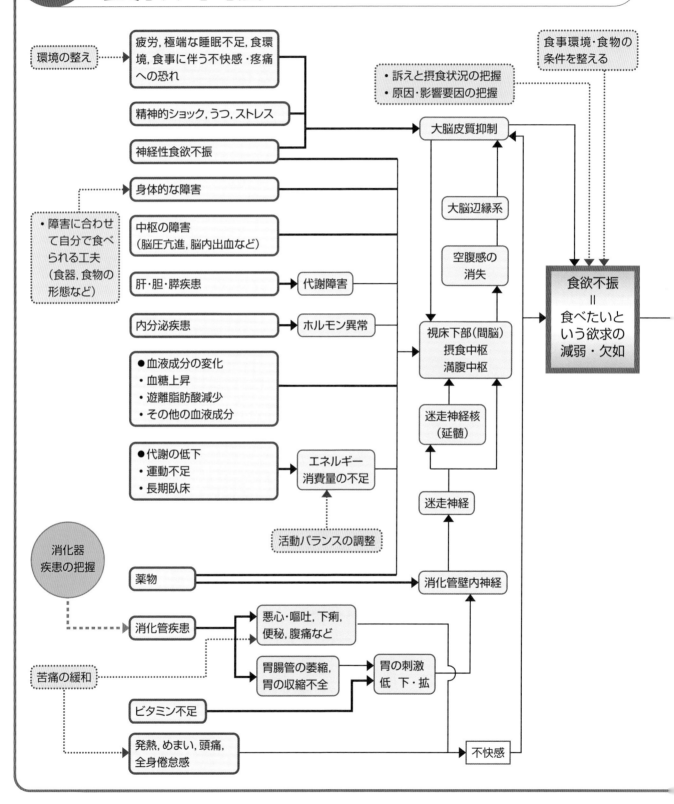

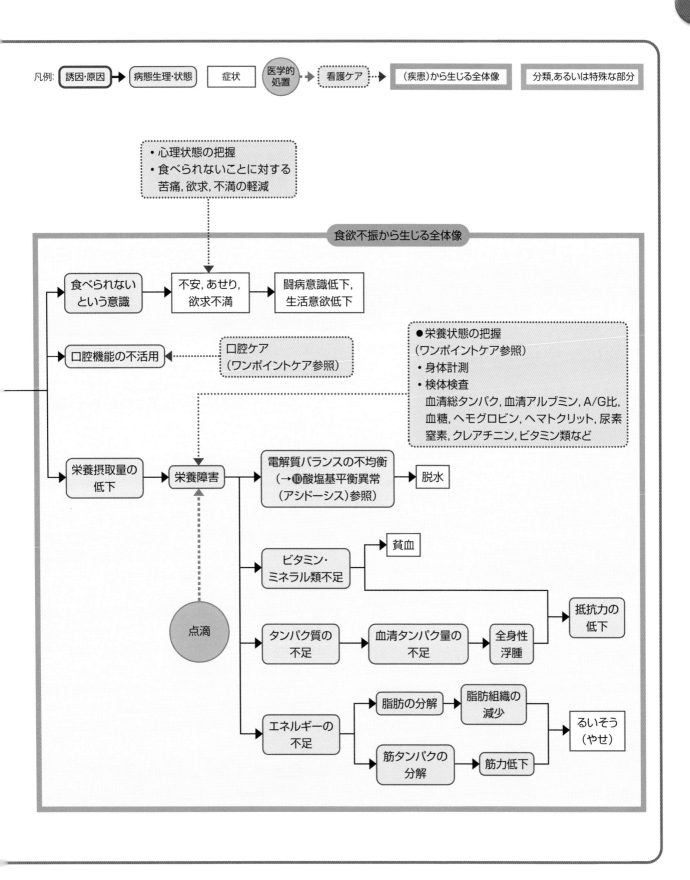

凡例:

| 誘因・原因 | → | 病態生理・状態 | | 症状 | | 医学的処置 | → | 看護ケア | ⋯▶ | (疾患)から生じる全体像 | | 分類,あるいは特殊な部分 |

• 心理状態の把握
• 食べられないことに対する苦痛,欲求,不満の軽減

食欲不振から生じる全体像

食べられないという意識 → 不安,あせり,欲求不満 → 闘病意識低下,生活意欲低下

口腔機能の不活用 ◀⋯ 口腔ケア（ワンポイントケア参照）

●栄養状態の把握
（ワンポイントケア参照）
• 身体計測
• 検体検査
血清総タンパク, 血清アルブミン, A/G比, 血糖, ヘモグロビン, ヘマトクリット, 尿素窒素, クレアチニン, ビタミン類など

栄養摂取量の低下 → 栄養障害 → 電解質バランスの不均衡（→❿酸塩基平衡異常（アシドーシス）参照） → 脱水

点滴

ビタミン・ミネラル類不足 → 貧血

タンパク質の不足 → 血清タンパク量の不足 → 全身性浮腫 → 抵抗力の低下

エネルギーの不足 → 脂肪の分解 → 脂肪組織の減少

筋タンパクの分解 → 筋力低下 → るいそう（やせ）

4 食欲不振

I 症状が生じる病態生理

1. 食欲不振とは

食欲不振とは，「食物を摂取したいという欲求が低下ないし消失し，健康時の飲食物の量・内容を摂取できない状態，あるいは摂取はできているものの，本人が摂取できていないと感じている状態」[1]である（図1）。病態学的には，血糖値の低下にもかかわらず食欲中枢が機能しないことによって引き起こされる必要な程度の空腹感の欠如である。

図1 食欲不振

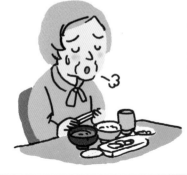

食物を食べたいという欲求が低下，消失してしまう状態を食欲不振という。
●いつもより食べられない
●食べたくない
●胸がいっぱいだ

2. 食欲のメカニズム（図2）

食欲に，最も関係の深い感覚である空腹感と満腹感に関連したものが視床下部の外側野に存在する摂食中枢と，腹内側核に存在する満腹中枢である。これらの中枢は，胃や血液成分，大脳皮質などからの刺激や情報によってはたらくと考えられている[2,3]。

1）胃からの情報

胃が空になると胃壁が収縮し，胃の中に食物が入ると胃壁は伸展する。この情報が迷走神経を通じて視床下部に作用し，空腹感・満腹感を感じる[4]。

2）血液成分の情報

血糖利用率の変動が食欲に影響するといわれている。これは，動脈内血糖と静脈内血糖の差が0付近になると空腹感が生じ，15mg/dL以上になると食欲減退が起きるというものである（糖定常説）。

また，空腹時に皮下などに蓄えられた脂肪が分解し血中遊離脂肪酸（FFA）が増加すると満腹中枢の神経活動を抑制し，摂食中枢がはたらいて摂食行動が生じる（脂肪定常説）[5]。

3）大脳皮質への刺激

食欲の発生には，空腹感だけでなく，大脳皮質レベルのコントロールも大きな要素をもっている。食物に関する視覚，嗅覚，味覚，触覚などの感覚器の情報や，悩みごと・心配ごと，過去に食べておいしくなかった経験などの情報が，大脳皮質を介して視床下部に伝えられる[4]。

3. 食欲不振の原因

食欲不振をきたす主な状態を表1に示す[6]。

食欲不振には，さまざまな要因が関連する。例えば，消化器疾患は，胃腸管の萎縮や胃の収縮不全が影響して胃の刺激が低下し迷走神経を介して満腹中枢を刺激することと，疾患の結果，起こった症状（悪心・嘔吐，全身倦怠感，下痢，腹痛など）による不快感が大脳皮質を刺激し，また薬剤の副作用などの要因により食欲不振が生じると考えられる。

神経性食欲不振症，うつ病やうつ状態による食欲不振は，大脳皮質の過剰な抑制がはたらいて食欲を低下させる。また神経性食欲不振症には二次的な視床下部の機能低下の関与が考えられている[7]。摂食動作に必要な身体機能の障害によって，食欲不振が起こることもある。

4. 食欲不振に伴って生じる症状
─栄養障害

食欲不振により食物摂取が困難な状況が続くと，栄養障害が起こってくる。エネルギー補給が不足し，体内が飢餓状態に陥ると，肝臓ではグリコーゲンの分解および

図2 食欲の調節メカニズム

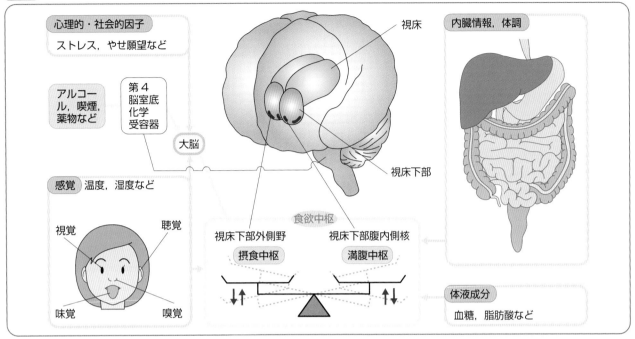

（文献 2，p85 より）

表1 食欲不振の原因・分類

	分類・原因	病態
中枢性食欲不振	大脳の器質的，機能的な疾患によるもの	脳の腫瘍や炎症・外傷などにより，頭蓋内圧亢進が生じ，その器質的変化が，食欲中枢へ機械的な刺激を与える
	環境温や体温の上昇によるもの	体温の上昇を防ごうとする体温調節中枢の刺激が，満腹中枢のはたらきを促進し，摂食中枢を抑制する
内臓性食欲不振	消化管疾患によるもの	疾患により胃壁の緊張低下，胃酸の低下，胃粘膜の浮腫などが起こり，それらの変化が迷走神経を介して食欲中枢に伝達され，摂食中枢を抑制する
	胆・肝・脾疾患によるもの	代謝障害，解毒機能低下による中毒物質の増量が，視床下部へ直接刺激をもたらしたり，胃粘膜に直接作用したりする
中毒性食欲不振	薬物や毒物によるもの	薬物や毒物の視床下部への直接刺激や胃粘膜への直接作用による。また発熱性の感染症においては，感染により産生された細菌の毒素などが血流によって食欲中枢を刺激する
欠乏性食欲不振	ビタミン欠乏症によるもの	ビタミン B 群の欠乏は消化機能の低下をまねき，舌炎，口内炎，貧血，代謝障害を起こし，二次的に食欲中枢を刺激する
	内分泌疾患によるホルモン不足など	甲状腺機能低下，副腎皮質機能低下（アジソン病）などの内分泌疾患は，それらのホルモン不足が直接または間接的に食欲中枢を刺激する
身体的因子（活動量によるもの）		運動不足ではエネルギーが消費されず，血糖値が下がらないために遊離脂肪酸が減少する。それらの変化は満腹中枢を刺激するため，摂食中枢が抑制される
心理的ストレス		不快な感情，心配ごと，悩み，怒り，悲しみなど心理的な問題や情動の変化などがあると，大脳皮質を介して食欲中枢を刺激する

（文献 6，p167 より）

糖新生が行われる。糖新生は，脂肪の分解，筋肉タンパクの分解などで成り立っている。その結果，脂肪組織の減少や筋肉の減少が起こり，体重減少をきたす（るいそう）[8]。

栄養状態不良の状態が続くと，特に血清タンパクが減少して，膠質浸透圧が下がるために組織内に水分が貯留し，全身性浮腫が起こる。また，腹水による腹部膨満，胸水による呼吸困難，浮腫による皮膚の障害などを引き起こすこともある。全身衰弱により抵抗力が低下し，感染を引き起こしやすくなる[9]（栄養状態の把握に関しては，→ワンポイントケア「栄養状態の把握」参照）。

Ⅱ 看護ケアとその根拠

1. 食欲不振の把握とアセスメント

① 訴えと摂食状況の把握

食欲不振は極めて主観的な訴えであり，実際の摂食量とは必ずしも一致しないことがある。患者の訴えを聞き，摂食状況を観察する必要がある。摂食状況は，食事の回数や食事摂取量（主食・副食の摂取割合，カロリー，栄養バランス），食事時間・間隔により把握する。

患者本人が食欲不振に対してどのように考えているかを把握することも重要である[9]。

② 原因・影響要因の把握

食欲不振への看護援助の方針を立てる際には，食欲不振の原因・影響要因の把握が必要となる。

食欲不振の原因となり得る疾患や薬剤の有無，発熱，悪心・嘔吐，下痢，便秘，腹痛，味覚障害など随伴症状の有無，摂食行動に関する身体運動障害の有無，活動量，食事環境，うつ，ストレス等の心理状態などの情報を得て，それらの情報から食欲不振の原因・影響要因をアセスメントする。

なお，摂取した栄養が十分に消費されて空腹感が生じるようにバランスがとれているかもチェックする。

患者本人が食べられないことに対して不安や焦りを抱いているとますます食欲不振を増強させてしまうおそれがあるので，食欲不振に対してどのように考えているのか，という心理的影響についても把握する。

③ 栄養状態の把握（→ワンポイントケア「栄養状態の把握」参照）

体重の変化や皮下脂肪厚，血清タンパクや血清脂質，電解質などの血液の栄養学的指標，口腔内や舌の観察で栄養障害の程度を把握する[9]。

2. 食事環境を整える

① 食事前の準備

テーブルの上を整理して台拭きで拭く，身支度を整えて，食事に適した安全な体位・姿勢を整える，食前の含嗽や手洗い，義歯の装着など，食事前の準備を行う。

▶生理面と心理面の両方から食事の受け入れ態勢を整えることで，自然に食事を摂ることができるようになると考えられる[10]。

② 食事前の口腔ケア（→ワンポイントケア「口腔ケア」参照）

▶口腔が清潔になり爽快感を得られ，また嗅覚や味覚を回復させる[9]。口腔ケアは唾液分泌を促すため，それによって胃液の分泌を誘発し，食欲が出るという効果も期待できる。

③ 楽しい環境での食事

落ち着いた気分で楽しく食事ができるようにする。家族や友人と好きなときに好きなものを食べることができるように，配慮することが大切である。

▶家族や親しい友人と一緒に雑談しながらの食事は楽しくて食欲が増す[9]。粘稠な唾液が多量に分泌されるとの実験報告もある。

3. 食物の条件を整える

食欲のないときでも食べやすいものの条件として，味覚，飲み込みやすさ，食物の触感，消化管への負担のなさがある[11]。味覚，視覚，嗅覚，温度，食感などの点を考慮し，また患者の嗜好にあわせて，食欲をそそるような食事を提供する[9,10]。

▶口から食物を摂取でき，おいしさを感じることができるということで，満足感を得ることができ，それが闘病意欲や生きる意欲にもつながりうる[10]。

4. 不快感・苦痛の緩和

食欲不振の原因が，不快感や苦痛によるものであれば，それに対する対症療法を行い，苦痛の緩和に努める[9]。また，アロマテラピー（→ワンポイントケア「アロマテラピー」参照）や音楽療法，マッサージなどによって精神的なリラックスを促すことの効果も期待できる[10]。

5. 食事動作の障害を補う

自分で身体を動かして食べることが困難なために食欲不振に陥っていることもある。その場合はそれぞれの障害に合わせて，自分で食べられる工夫をする。例えば，握りやすいスプーン，フォーク，ストローの使用，動きにくい食器の活用，またこぼれにくい食物，食べやすい大きさにするなどである[9]。

▶ 自分で食事を食べられるということが自信や意欲につながる。

6. 適度な活動

適度な活動により，適度のエネルギー消耗（有効利用）と，老廃物の体外への排出を促す。

▶ 摂取されたエネルギーが有効に利用され，全身の機能が活性化される。消化管リズムを整え，老廃物を排出させることで，消化管のはたらきを高め，次の食物の取り入れを促す。

7. 食べられないことに対する苦痛の軽減

必要な栄養素は他の方法でとることができるということを説明し，不安を軽減させる。また，少しでも食べられたら，そのことを励ますことが重要である。気分転換をはかるようなレクリエーションを行うなどの工夫を行う[9]。

▶ 「口から食べることができない」ということは，人間の基本的欲求である「食べる」という行為が満たされないということである。そのことから，身体の衰弱に結びつけて考え，不安に陥ることで闘病意欲・生活意欲を低下させてしまうこともある。また，「食べる」欲求が満たされないことから，欲求不満に陥る[9]。そうした不安や欲求不満が軽減されることは重要である。

［五十嵐歩］

《引用文献》
1）高木永子監：看護過程に沿った対症看護―病態生理と看護のポイント 第4版．学研メディカル秀潤社，2010．
2）川守田千秋：食欲不振．相馬朝江編，目でみる症状のメカニズムと看護，pp84-89，学研メディカル秀潤社，2005．
3）齋藤宣彦：改訂版 症状からみる病態生理の基本．照林社，p37，2009．
4）井出裕子：食欲不振．小田正枝編著，症状別 アセスメント・看護計画ガイド，pp119-130，照林社，2008．
5）宮腰由紀子・藤井宝恵：食事．小野寺綾子・陣田泰子編，新看護観察のキーポイントシリーズ 成人内科Ⅰ，pp107-120，中央法規出版，2011．
6）井手裕子：食欲不振．小田正枝編，アセスメント・看護計画がわかる症状別看護過程 第2版，pp165-176，照林社，2021．
7）日本嚥下障害臨床研究会監：嚥下障害の臨床―リハビリテーションの考え方と実際．医歯薬出版，1998．
8）高井一成：るいそう（やせ）．金井弘一編，病態生理Ⅰ 症候編，へるす出版，1996．
9）片平好重：食欲不振．奥宮暁子・他編，症状・苦痛の緩和技術，pp190-197，中央法規出版，1995．
10）佐藤郁子：食べられない患者のための看護技術．看護技術46(2)：79-91，2000．
11）菱沼典子：食欲を引き出す技術―記憶・習慣因子の効果 科学的分析．川島みどり・菱沼典子編，看護技術の科学と検証―日常ケアの根拠を明らかにする，pp39-44，日本看護協会出版会，1996．

NOTE

アロマテラピー

1. アロマテラピーとは？

アロマテラピーは，植物の香り（精油）を使って，心身の不調を癒し，健康維持に役立てる療法である。「芳香療法」とも呼ばれている。医療の現場では，代替・補完医療の1つという考えがベースになっている[1]。医療者として行う場合，メディカルアロマテラピーともいう。

現代増加しているストレスなどの原因に対しアプローチが可能であり，副作用の危険性が少ないのがアロマテラピーである。

2. 香りの伝わるメカニズム

精油は揮発性が高いので，空気中に漂う香りの成分が呼吸とともに鼻の嗅上皮へ到達し，香りの情報は嗅細胞で電気信号に変換され嗅神経を介して大脳へと伝わる[2,3]。

大脳に伝わった香りの情報が大脳辺縁系から視床下部の脳下垂体に伝わるため自律神経系，内分泌系，免疫系にも作用している[2]。脳下垂体に情報が伝わるとそれぞれの香りに対応した生理活性物質（ある特定の作用を生体に引き起こす物質）が分泌される[3]。例えば，ラベンダーの香りはセロトニン（生理活性物質）を分泌させるが，これは神経系を鎮静する作用があるのでリラックス効果がある[4]。

3. 精神面に作用する精油

表1に作用別の精油を示す。

4. トリートメントによる相乗効果

精油を植物油で薄めて作製したマッサージオイルを用いたマッサージがトリートメントである。一般的なマッサージの目的（❶血液・リンパ液の循環促進，❷身体の緊張の緩和，❸身体に滞った余分な水分・老廃物の除去）だけでなく，精油の効果も得られる[4]。精油は，細胞と細胞の間から皮膚の深部へ

表1　精神面に作用する精油

作用	オイル名
抗ストレス・心を鎮めたいとき	サンダルウッド，ゼラニウム，ネロリ，プチグレン，ラベンダー
不眠・眠りが浅いとき	ネロリ，プチグレン，マージョラム，マンダリン，ラベンダー
不安・心配・プレッシャー	イランイラン，ジャスミン，ベルガモット，プチグレン，ネロリ
精神疲労・消耗・無気力	オウシュウアカマツ，ジンジャー，ジュニパー，ティーツリー
ショック・落ち込み・憂鬱な気持ち	イランイラン，ネロリ，フランキンセンス，ベチバー，ローズ

表2　トリートメントに適した植物油（ベースオイル）

植物油の種類	作用
スイートアーモンド油	ビタミン，ミネラルなど栄養分に富み，ボディ用植物油として最適。特徴成分はオレイン酸。
ビーチカーネル油	きめが細かく使用感が軽いため，フェイス用植物油として最適。特徴成分はオレイン酸。
ホホバ油	浸透力に優れ酸化しにくく，保湿力にも富むので，全身用に使用できる。特徴成分はロウエステル。
小麦胚芽油	ビタミンEのはたらきにより酸化しにくく，血圧循環を促進して老化を防ぐ。特徴成分はビタミンE。
月見草油	ホルモンの分泌を調節し，消炎，鎮痛，抗アレルギー作用をもつ特殊なオイル。特徴成分はガンマ-リノレン酸。
ボリジ油	ホルモンの分泌を調節するとともに神経系にも作用し，抑うつを緩和させる。特徴成分はガンマ-リノレン酸。
セントジョーンズワート油	鎮痛，利尿作用があり，神経痛やリウマチ，打撲などの痛みを癒し，老廃物を取り去る。特徴成分は配糖体，フラボノイド。

図1 他者へのトリートメント

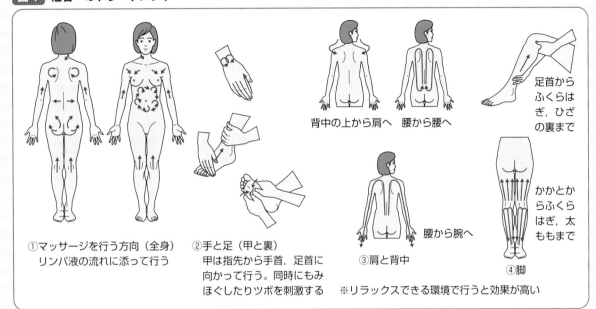

①マッサージを行う方向（全身）
リンパ液の流れに添って行う

②手と足（甲と裏）
甲は指先から手首，足首に
向かって行う。同時にもみ
ほぐしたりツボを刺激する

背中の上から肩へ　腰から腰へ

③肩と背中

腰から腕へ

足首から
ふくらは
ぎ，ひざ
の裏まで

かかとか
らふくら
はぎ，太
ももまで

④脚

※リラックスできる環境で行うと効果が高い

浸透し，毛細血管・リンパ管に入り全身の循環を促す[2,5]。また，香りによる嗅覚刺激とマッサージによる触覚刺激を同時に行うことで心身両方への効果が期待できる[2,3]。

1）植物油の選び方

精油を希釈する植物油（表2）も目的に応じて選ぶ。

2）適正濃度と希釈方法

- 希釈濃度は 1 ～ 1.5 ％を目安とする。
- 精油の 1 滴は 0.05mL と覚えておく。
  ▶植物油 50mL に対して 1 ％濃度のオイルをつくるには，0.5mL の精油が必要（滴数は 0.5mL ÷ 0.05mL ＝ 10 滴となる）である。

3）トリートメント方法

図 1 に他者に行うトリートメントを示した。

4）注意点

- オイル類は引火物なので取り扱いに注意する。

- オイル類は（日光，温度の高い状態を嫌うので）開封・未開封にかかわらず，冷暗所に保存する。開封後は 1 年以内をめどに使い切る。
- 初めて使う精油は 10 倍に希釈し，パッチテストをしてから使用する（アレルギー体質の方は特に慎重に行うこと）。

［高　紋子］

《文献》
1）柿原奈保子：わが国における Medical Aromatherapy の現状と将来展望．日看技会誌 13（3）：247-250，2014.
2）バーグ文子：アロマテラピー精油事典．pp18-19，成美堂出版，2016.
3）和田文緒：アロマテラピーの教科書．pp30-36，50-55，89-104，新星出版社，2008.
4）塩屋昭子監：アロマテラピー・バイブル．pp10-23，成美堂出版，2009.
5）木田順子：あたらしいアロマテラピー事典．pp152-163，高橋書店，2014.

5 悪心・嘔吐

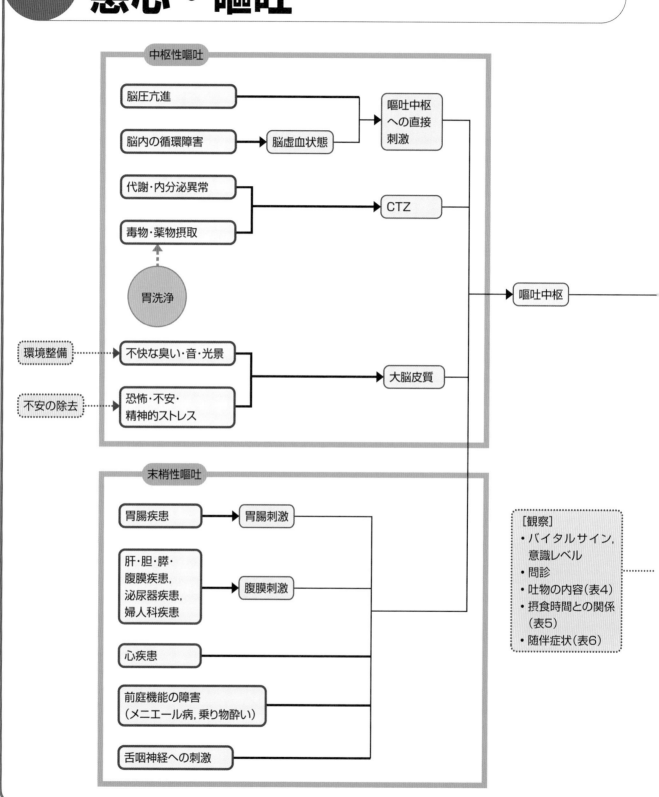

[観察]
- バイタルサイン,意識レベル
- 問診
- 吐物の内容（表4）
- 摂食時間との関係（表5）
- 随伴症状（表6）

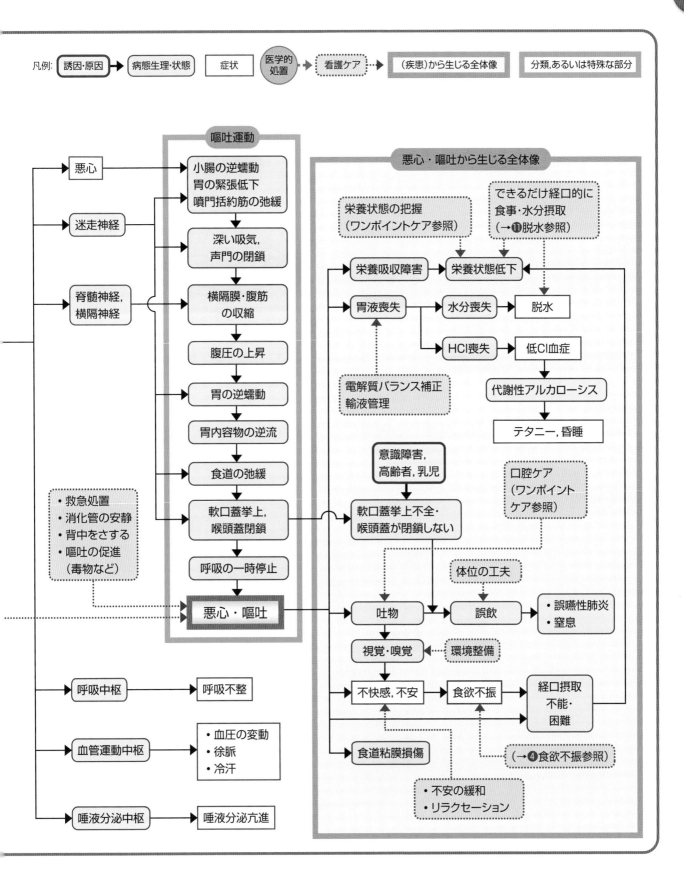

凡例: 誘因・原因 ➡ 病態生理・状態　症状　医学的処置 ⋯➡ 看護ケア ⋯➡ （疾患）から生じる全体像　分類,あるいは特殊な部分

嘔吐運動

悪心

迷走神経

脊髄神経,
横隔神経

小腸の逆蠕動
胃の緊張低下
噴門括約筋の弛緩

深い吸気,
声門の閉鎖

横隔膜・腹筋
の収縮

腹圧の上昇

胃の逆蠕動

胃内容物の逆流

食道の弛緩

軟口蓋挙上,
喉頭蓋閉鎖

呼吸の一時停止

・救急処置
・消化管の安静
・背中をさする
・嘔吐の促進
　（毒物など）

悪心・嘔吐

呼吸中枢 ➡ 呼吸不整

血管運動中枢 ➡ ・血圧の変動
・徐脈
・冷汗

唾液分泌中枢 ➡ 唾液分泌亢進

悪心・嘔吐から生じる全体像

栄養状態の把握
（ワンポイントケア参照）

できるだけ経口的に
食事・水分摂取
（→⓫脱水参照）

栄養吸収障害 ➡ 栄養状態低下

胃液喪失 ➡ 水分喪失 ➡ 脱水

➡ HCl喪失 ➡ 低Cl血症

電解質バランス補正
輸液管理

代謝性アルカローシス

テタニー,昏睡

意識障害,
高齢者,乳児

軟口蓋挙上不全・
喉頭蓋が閉鎖しない

口腔ケア
（ワンポイント
ケア参照）

体位の工夫

吐物 ➡ 誤飲 ➡ ・誤嚥性肺炎
・窒息

視覚・嗅覚 ⋯ 環境整備

不快感,不安 ➡ 食欲不振 ➡ 経口摂取
不能・
困難

食道粘膜損傷

（→❹食欲不振参照）

・不安の緩和
・リラクセーション

5 悪心・嘔吐

I 症状が生じる病態生理

1. 悪心・嘔吐とは

嘔吐とは，十二指腸を経て小腸に行くべき胃内容物が，逆流して口から排出される現象である（図1）。

悪心とは，嘔吐する前に今にも吐きそうになる切迫した現象で，心窩部から前胸部，咽頭にかけて不快感を生じることである[1]。嘔気ともいう。

2. 悪心・嘔吐のメカニズム

1）嘔吐運動

まず悪心があらわれ，同時に小腸の逆蠕動，胃の緊張低下，深い吸気運動，噴門括約筋の弛緩，声門の閉鎖，

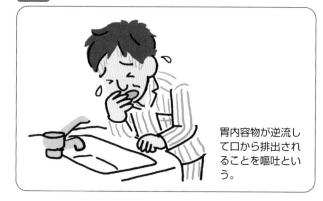

図1 悪心・嘔吐

胃内容物が逆流して口から排出されることを嘔吐という。

軟口蓋による後鼻孔の閉鎖，肋間筋・横隔膜・腹筋の収縮による腹圧上昇，胃の逆蠕動の順で，胃の内容物が食道，口腔を通って体外へ排出される（図2）[2]。

2）分類

嘔吐中枢への刺激には，5つの経路がある（表1，図3）。第1～3経路は末梢性嘔吐，第4～5経路は中枢

図2 嘔吐運動の仕組み

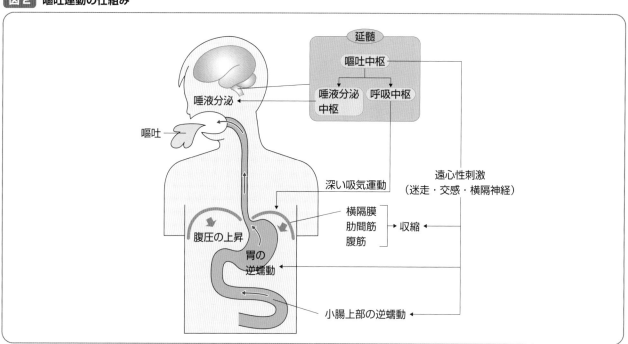

延髄
嘔吐中枢
唾液分泌中枢　呼吸中枢
唾液分泌
嘔吐
深い吸気運動
遠心性刺激
（迷走・交感・横隔神経）
横隔膜
肋間筋
腹筋
収縮
腹圧の上昇
胃の逆蠕動
小腸上部の逆蠕動

（文献2より）

表1	嘔吐中枢を刺激する経路
第1経路	消化管，肝など腹腔内臓神経末端からの刺激が，迷走神経・交感神経の求心路を経る
第2経路	口腔・咽頭粘膜刺激が，舌咽神経と三叉神経の求心路を経る
第3経路	前庭器官刺激が，前庭神経の求心路を経る
第4経路	頭蓋内圧亢進，血流障害，催吐物質による第4脳室最後野の化学受容体誘発体（CTZ：chemoreceptor triggerzone）の直接刺激
第5経路	大脳皮質からの情動的・精神的因子の刺激

（文献3をもとに筆者が作成）

性嘔吐に分類される[3]。

各分類に含まれる疾患や状態について，**表2**に示す。

3. 悪心・嘔吐に伴って生じる症状

1 栄養状態の低下，脱水

嘔吐により大量の胃液が喪失され，さらに，必要な栄養や水分が摂取できなくなるため生じる（栄養状態の把握方法については，ワンポイントケア「栄養状態の把握」参照）。

2 低クロール血症

胃液に含まれる塩酸（HCl）が失われると，低クロール血症をきたし，代償的に重炭酸塩が増加してアルカローシスをきたす。さらに重症になると，けいれんや昏睡が起こることもある[4]。

3 自律神経への影響

嘔吐中枢は延髄にあるため，嘔吐中枢が刺激されるとそれに近接する呼吸中枢，血管中枢，唾液分泌中枢も刺激され，随伴症状として呼吸促迫，血圧変動，徐脈・頻脈，冷汗，顔面蒼白，唾液分泌の増加などの自律神経症状が現れる[1]。

図3 悪心・嘔吐のメカニズム（嘔吐の求心路）

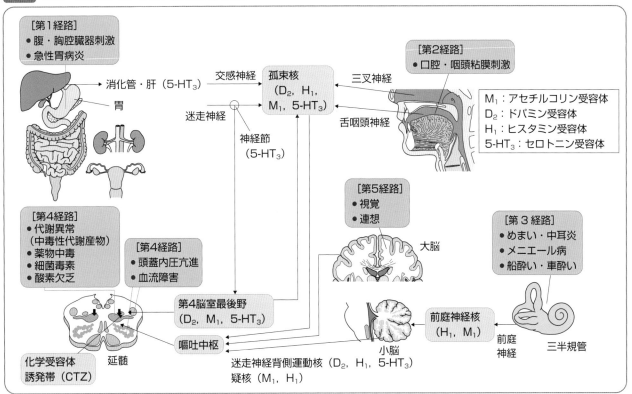

（文献3，p132より）

表2 嘔吐の分類

中枢性嘔吐	末梢性嘔吐
①嘔吐中枢への直接的刺激 ●脳圧亢進：髄膜炎，脳炎，脳出血，くも膜下出血，脳水腫，脳腫瘍 ●脳循環障害：脳梗塞，脳血栓，片頭痛 ②CTZを介する刺激（第4経路） ●薬物：アスピリン，ジギタリス，アミノフィリン，モルヒネ，覚醒剤，睡眠薬，アドレナリン，アルコール，抗がん剤など ●代謝・内分泌異常：尿毒症，肝不全，糖尿病性アシドーシス，副腎不全など ●細菌毒素：食中毒など ●酸素欠乏：CO中毒，高山病など ③大脳皮質を介する刺激（第5経路） ●精神的・心理的刺激：不快な臭い・音・光景，恐怖，不安，精神的ストレス，神経性嘔吐，ヒステリー，うつ病	①腹腔・腹腔内臓器からの刺激（第1経路） ●胃腸刺激（迷走神経反射）：急性・慢性胃炎，急性腸炎，胃・十二指腸潰瘍，胃がん，虫垂炎，小腸腫瘍，大腸がん，腸閉塞など ●腹膜刺激（内臓神経反射） 消化器疾患：腹膜炎，虫垂炎，急性肝炎，急性膵炎，胆嚢炎，胆石症など 泌尿器疾患：腎尿路結石など 婦人科疾患：子宮付属器炎，卵巣嚢腫茎捻転など ●心疾患：うっ血性心不全，狭心症，心筋梗塞など ②口腔・咽頭粘膜刺激（第2経路） ●舌根・咽頭を手指などで刺激したとき ③前庭神経刺激（第3経路） ●メニエール病，乗り物酔い

（文献2，3をもとに筆者が作成）

II 看護ケアとその根拠

1. 悪心・嘔吐の原因や症状の把握

悪心・嘔吐が起こる原因によって対処の仕方や緊急性が異なるため，まず悪心・嘔吐の状況やそれ以外の随伴症状の観察を行い，原因を把握する必要がある。

1 問診（表3）

悪心・嘔吐が落ち着き，患者が答えられるようになったら症状の起こり方やきっかけなどについてたずねる。

2 吐物の内容（表4）[4]

吐物の内容を観察することで，障害の性質をある程度推測することができる。

3 摂食時間と嘔吐との関係（表5）

食後から嘔吐までの時間から原因を推測できる。

4 随伴症状

悪心・嘔吐に伴う随伴症状と考えられる疾患を**表6**に示す。

表3 悪心・嘔吐のある患者さんに確認すべきこと

①症状の起こり方	④既往歴と生活歴
●いつからか ●発症は急激か，徐々か ●前駆症状はあるか（悪心を伴うときは中枢性以外に原因のあることが多い。突然の嘔吐は中枢性） ●体重の変化はどうか ●食事との関係はどうか	●過去に同様の症状，腹部手術，そのほかの悪心・嘔吐の原因となり得る病態の既往 ●ストレスなどの心理的なバックグラウンド
②きっかけ	**⑤嗜好品，薬物など**
●食品や飲酒との関係，内服薬との関係，化学物質との接触	●飲酒，常用薬，化学物質を取り扱う職業
③随伴症状	**⑥その他**
●特に発熱，悪寒，頭痛，めまい，視力障害，腹部症状など	●妊娠の可能性，いわゆるダイエットについての誤った知識

（文献5，p28より）

表4 吐物の性状・量と病態

吐物の性状・量	疑われる疾患・状態
大量の胃液	十二指腸潰瘍，ゾリンジャー・エリソン症候群
少量の粘液と胃液	慢性鼻炎，鼻咽頭炎，妊娠
大量の粘液と胃液	胃内容のうっ滞，胃炎，胃がん
大量の胆汁	大十二指腸乳頭部以下の閉塞（イレウス，腸重積など）
糞便臭	イレウス，腹膜炎

（文献4，p159より）

表5 食事時間と嘔吐

食事時間	疑われる疾患・状態
早朝空腹時	アルコール性胃炎，妊娠，尿毒症
食直後	胃炎，食道炎
食事の数時間後	消化性潰瘍，胃がん，幽門狭窄
夜間空腹時	十二指腸潰瘍

（文献4，p159より）

表6 悪心・嘔吐の随伴症状と考えられる疾患

随伴症状	考えられる疾患
頭痛，意識障害，四肢麻痺	• 頭蓋内圧亢進症
項部硬直，ケルニッヒ徴候	• 髄膜炎 • 脳炎
眩暈（めまい）	• メニエール病 • 乗物酔い
眼痛	• 眼精疲労 • 緑内障
甲状腺腫	• 甲状腺機能異常
心窩部痛，上腹部不快感	• 虚血性心疾患 • 胃炎
起座呼吸	• うっ血性心不全
食後膨満感	• 胃排出能異常
腹部膨満（ガスの貯留）	• イレウス
発熱と下痢	• 急性胃腸炎
嘔吐により改善する腹痛	• 消化性潰瘍
悪心が主で，嘔吐が少ない	• 腹腔内臓器や骨盤内臓器の捻転
黄疸	• 肝炎 • 胆道系の閉塞 • 妊娠悪阻
体重減少のない長期の嘔吐	• 精神的嘔吐
背部痛，腰部痛（叩打痛）	• 腎結石 • 尿路結石
月経の遅れ	• 妊娠

（文献6，p205より一部改変）

2. 嘔吐時の援助

1 救命救急処置への対応

　ショック症状や頭蓋内圧亢進症状がある場合は，全身状態のアセスメントと気道確保や循環管理等の救命救急処置を優先する。

2 体位

　腹部の緊張を緩め，膝を曲げ側臥位や腹臥位などの楽な体位をとらせる[1]。顔を横に向けるなどして，吐物が直接気道に入らない工夫を行う[2]。意識障害のある患者は，吸引を行い，速やかに口腔内の吐物を除去する[7]。

　▶乳児や高齢者，意識障害のある患者などでは，特に一連の嘔吐運動がうまくいかないために，吐物を誤嚥する可能性がある。誤嚥により誤嚥性肺炎や窒息を引き起こす可能性がある[2]。

3 嘔吐の促進

　▶大量の薬物や毒物，腐敗物，細菌に汚染されたものを摂取した場合には，直ちに体外に排出する必要があるため，嘔吐を促進することが必要である。必要時胃洗浄を行う。左側臥位は，毒物が十二指腸へ流入するのを遅らせる。ただし，嘔吐促進禁忌の場合（昏睡，けいれん，ショック時，強酸，強アルカリ，ベンジン，灯油などを飲んでいるときなど）もあるので注意する[8]。

3. 消化管の安静

1 食事の援助

　消化管粘膜が敏感になっているため，状態に合わせ刺激の少ない消化のよい食べ物を提供する[8]。イレウス，腫瘍などで消化管が閉塞している場合や，胃粘膜のびらんにより嘔吐を繰り返すときには，飲食は嘔吐を誘発する[4]ので，禁食とする。

2 胃部の冷罨法[8]

　氷のうやアイスノンを氷のうカバーやタオルで温度を調整したうえで貼用する。長時間貼用する場合には，循環障害が引き起こされる可能性があるため，その徴候に注意して観察を行う。

　▶胃部に寒冷刺激を与えることで，蠕動運動を抑制させ，また胃粘膜に分布する末梢神経への刺激を緩和させる。

4. 大脳皮質に関連した誘発要因の除去

1 不安の緩和

　声かけを行い精神的安定をはかったり，原因や誘因などを説明することで，不安を軽減させるような援助を行う[8]。心因性嘔吐では，不安や精神的なストレスが嘔吐の原因となっているため，こうした不安やストレスの除去・緩和も検討する。

▶嘔吐には，感情，視覚，聴覚，嗅覚，味覚など大脳皮質を介した刺激も深く関係している。嘔吐したことに対して，患者は精神的に著しく動揺するため，それを取り除くことで，嘔吐の誘発が軽減される。

2 環境整備[9]

嘔吐後は，吐物の入った容器や，吐物によって汚染された寝衣やリネン類を速やかに片づける。窓を開放するなど換気をはかり，不快な臭いがこもらないよう留意する。室内の照明を落とし，静かにし落ち着ける環境をつくって精神的な安静が得られるようにする。

▶吐物を見たり，臭いをかいだりすることによって不快な気分になり，嘔吐を誘発することがあるため，原因を除去することが必要である。

3 口腔ケア

嘔吐後は口腔ケアを行い，口腔内の吐物を速やかに除去し，口腔内に残らないようにする。含嗽の際には，顔が横向きになるような体位にし，可能であれば上体を起こす（ファウラー位）[8]。

▶嘔吐後，口腔に吐物が残っていることで口臭や不快感をおぼえ，大脳皮質が刺激されて，嘔吐が誘発されるため，口腔を清潔にする必要がある。さらに，口腔ケアにより爽快感が得られ，嘔吐を予防する[9]。

● 含嗽水の選択

含嗽水は，患者の状態や，好みに合ったものを用いる。含嗽水は温かいものよりも冷たいもののほうが悪心・嘔吐を誘発しにくいといわれている[9]（含嗽水の種類とその特徴については→ワンポイントケア「口腔ケア」参照）。

5. 栄養，水分・電解質バランスの整え

1 栄養補給

経口援助が可能であれば，やわらかく消化のよい食物

や悪心・嘔吐を誘発しにくい食物をすすめる[4]。においや刺激の強いものは避けて，患者の好みを考慮して食物を選択する。

経口摂取が不可能な場合（消化管の閉塞や嘔吐がひどい場合など）には，輸液によって栄養を補う[4]。

▶嘔吐により，消化管が疲労しているため，消化がよく刺激の少ないものがよい。また，嘔吐により食欲が減退しているので，少しでも食欲が出るような工夫を行う。

2 水分・電解質補給

経口摂取が可能であれば，少しずつ水分摂取を促す（水や経口補水液）。経口摂取が不可能な場合は，輸液により水分と電解質を補給する。

▶脱水や低クロール血症を予防する。

［五十嵐歩］

《文献》
1) 斉藤佳子・他：悪心・嘔吐. 小野寺綾子・陣田泰子編, 新看護観察のキーポイントシリーズ 成人内科Ⅲ, pp255-259, 中央法規出版, 2011.
2) 鈴木伸明：悪心・嘔吐. 金井弘一編, 病態生理Ⅰ 症候編, pp1-5, へるす出版, 1996.
3) 藤田紋佳・他：悪心・嘔吐. 小田正枝編著, 症状別アセスメント・看護計画ガイド, pp131-142, 照林社, 2008.
4) 明石惠子：嘔気・嘔吐. 山内豊明編, 病態生理学 第6版, ナーシンググラフィカ 疾病の成り立ちと回復の促進1, p159, メディカ出版, 2022.
5) 齋藤宣彦：改訂版 症状からみる病態生理の基本. 照林社, 2009.
6) 箭野育子：症状・苦痛のアセスメントと看護《上》. p205, 中央法規出版, 2002.
7) 本田里香, 堂園道子：悪心・嘔吐. 関口恵子・他編, 根拠がわかる症状別看護過程 改訂第3版, pp206-215, 南江堂, 2016.
8) 蒔田紋佳・他：悪心・嘔吐. 小田正枝編, アセスメント・看護計画がわかる症状別看護過程 第2版, pp177-188, 照林社, 2021.
9) 滝内隆子・大島弓子：悪心・嘔吐がある患者のための看護技術. 看護技術46(2)：38-47, 2000.

ワンポイント ケア アルカローシス

1. アルカローシスとは

血液の水素イオン濃度（pH）は，もともとやややアルカリ性に傾いている。これは，細胞代謝の最終産物（CO_2，乳酸など）を排泄しやすいためである。何らかの原因で，CO_2 や胃酸が多く排泄されると，血液はアルカリ性に傾き，恒常性を維持するための反応が現れる。

アルカローシスとは単純に pH > 7.45 ではない。血液 pH が正常よりもアルカリ性に傾いている状態は，アルカレミア（Alkalemia）と呼び，アルカローシスとは，**血液がアルカリ性になる病態**を表している。例えば，過換気症候群で CO_2 が多量に排泄される呼吸性アルカローシスがあると，通常はアルカレミアを呈するが，糖尿病性ケトアシドーシスを併発している場合，実際の血液の pH は酸性になっていることもある。つまり，血液がアルカリ性かどうかではなく，アルカレミアを呈する物質の産生が増加している状態ということだ（臨床的には酸性物質の排泄が増えていることが多い）。

2. アルカローシスの分類[1]

呼吸性アルカローシス：基本は CO_2 が低下する。過換気症候群で起こる。

代謝性アルカローシス：基本は HCO_3^- が増加する。嘔吐や重曹（メイロン®），利尿剤（ラシックス®）投与などで起こる。

3. 呼吸性アルカローシスに対する看護

一番身近な呼吸性アルカローシスは過換気症候群によるものだろう。たいていは心因性のものであるが，糖尿病性ケトアシドーシスなどの代償として過換気になることや，肺の機能不全による過換気症候群もあり，後者は死に至ることがあるので，鑑別する必要がある。

過換気症候群とは，突然，呼吸の回数が多くなり，息苦しく，動悸がして胸がしめつけられるよう

で，同時に頭痛や吐き気，口の周りや手足のしびれ，ひどいときには全身がしびれたり，けいれんを起こしたりするような発作が現れる[2]。強い不安を伴うため，過換気が助長され，悪循環に至ることもある。

- 症状の観察
- 音・光刺激の少ない環境の整備と安全の確保
- 不安を軽減するように側に付き添い，声かけ，タッチングする
- 腹式呼吸法の介助，上部胸郭圧迫法および必要時鎮静剤投与の介助
- 長期的なストレス軽減への援助（→㉓ストレス参照）

などのケアを行う。

紙袋による再吸法はその無効性と有害性が指摘されている[3]。

4. 代謝性アルカローシスに対する看護

臨床上多いのは，嘔吐による電解質の喪失によるものである。原疾患に対する看護を行う。重症例は頭痛，けいれん，不整脈が起こりうる[4]。嘔吐に関しては，

- 症状の観察
- 環境の整備
- 罨法
- 食事の援助
- 輸液用法の介助

などがあげられ[5]，患者の体力の消耗を最小限にするようなケアを行う（→❺悪心・嘔吐参照）。［伊藤章子］

《文献》
1) 飯野靖彦：一目でわかる血液ガス. p25, メディカルサイエンス・インターナショナル, 2000.
2) 杉本次郎：過換気症候群. http://www4.ocn.ne.jp/~sugimoto/kakanki.html（2010年12月13日閲覧）
3) Kern B：Hyperventilation Syndrome Treatment & Management. emedicine. medscape.com. Update：Dec7. 2010. http://emedicine.medscape.com/article/807277-treatment（2010年12月13日閲覧）
4) James L Lewis III：代謝性アルカローシス. MSD マニュアル プロフェッショナル版. https://www.msdmanuals.com/ja-jp（2022年8月12日閲覧）
5) 高木永子監：看護過程に沿った対症看護—病態生理と看護のポイント. p11, 学習研究社, 1985.

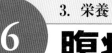

6 腹痛

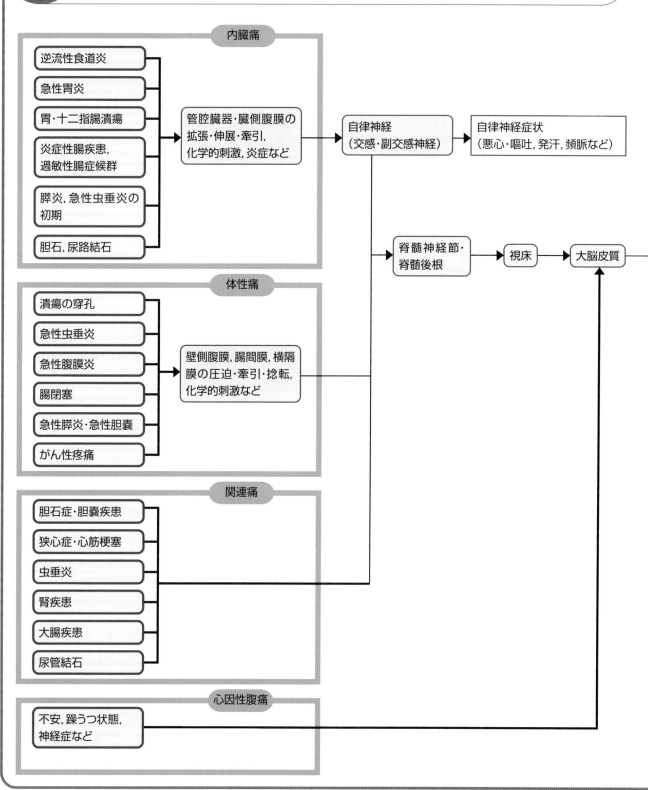

内臓痛

| 逆流性食道炎 |
| 急性胃炎 |
| 胃・十二指腸潰瘍 |
| 炎症性腸疾患, 過敏性腸症候群 |
| 膵炎, 急性虫垂炎の初期 |
| 胆石, 尿路結石 |

→ 管腔臓器・臓側腹膜の拡張・伸展・牽引, 化学的刺激, 炎症など

→ 自律神経 （交感・副交感神経）

→ 自律神経症状 （悪心・嘔吐, 発汗, 頻脈など）

体性痛

| 潰瘍の穿孔 |
| 急性虫垂炎 |
| 急性腹膜炎 |
| 腸閉塞 |
| 急性膵炎・急性胆嚢 |
| がん性疼痛 |

→ 壁側腹膜, 腸間膜, 横隔膜の圧迫・牽引・捻転, 化学的刺激など

→ 脊髄神経節・脊髄後根 → 視床 → 大脳皮質

関連痛

| 胆石症・胆嚢疾患 |
| 狭心症・心筋梗塞 |
| 虫垂炎 |
| 腎疾患 |
| 大腸疾患 |
| 尿管結石 |

心因性腹痛

| 不安, 躁うつ状態, 神経症など |

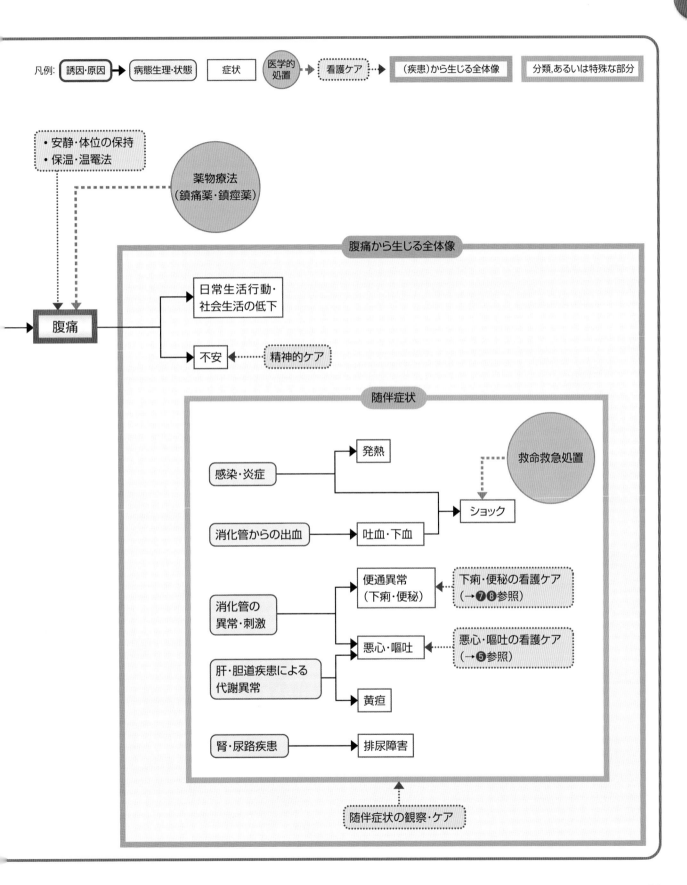

凡例: 誘因・原因 → 病態生理・状態　症状　医学的処置 → 看護ケア … (疾患)から生じる全体像　分類,あるいは特殊な部分

・安静・体位の保持
・保温・温罨法

薬物療法
(鎮痛薬・鎮痙薬)

腹痛

腹痛から生じる全体像

日常生活行動・
社会生活の低下

不安 ← 精神的ケア

随伴症状

感染・炎症 → 発熱

救命救急処置

消化管からの出血 → 吐血・下血 → ショック

消化管の
異常・刺激 → 便通異常
(下痢・便秘) ← 下痢・便秘の看護ケア
(→❼❽参照)

→ 悪心・嘔吐 ← 悪心・嘔吐の看護ケア
(→❺参照)

肝・胆道疾患による
代謝異常 → 黄疸

腎・尿路疾患 → 排尿障害

随伴症状の観察・ケア

6 腹痛

I 症状が生じる病態生理

1. 腹痛とは

腹痛（図1）とは，心窩部から恥骨上部までの腹部全体あるいは限局した痛みをいう[1]。一過性で疼痛が消失する軽度のものから，緊急手術を必要とする重篤なものまであり，その原因は多岐にわたる[2]。

図1 腹痛

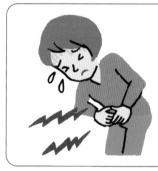

心窩部から恥骨上部までの痛みを腹痛という。
- お腹が痛い
- お腹が刺し込むように痛い
- お腹に鈍い痛みがある
- お腹がごろごろ鳴って痛い

2. 腹痛のメカニズム[1~4]

腹痛は，管腔臓器から起こる内臓痛，腹膜などの体壁の刺激で起こる体性痛に大別され，さらに関連痛（放散痛）の3要素が複雑に組み合わさり，さまざまな痛みが出現する（図2）。そのほかに心因性の腹痛がある。

1）内臓痛

内臓痛は，管腔臓器・臓側腹膜の拡張・伸展・牽引や温度・化学的変化，炎症などの刺激によって生じる。刺激は自律神経（主に交感神経）を通って脊髄神経節を介し脊髄後根に入り，脊髄視床路を上行して視床に達し，さらに大脳皮質の後中心回に存在する感覚領域に達して内臓痛を発生させる。痛みの部位は明瞭ではなく，腹部の正中線付近に感じることが多い。

痛みは周期的，間欠的なのが特徴で，体動により痛みが軽減することもある。悪心・嘔吐，発汗，頻脈などの自律神経症状を伴うことが多い。

特に激しい内臓痛を疝痛といい，平滑筋のけいれん収縮によるものと考えられる。代表的な疾患は，腸間膜血管閉塞，各種炎症，胆石，尿路結石，腸閉塞などである。

2）体性痛

体性痛は，腹膜痛とも呼ばれる。体壁内面から発生する痛みで，壁側腹膜，腸間膜，横隔膜などに分布する感覚神経が，圧迫，牽引，捻転などの機械的刺激や管腔臓器の穿孔などで漏出した消化液などの化学的刺激を受け，その刺激が脳・脊髄神経求心路を通って伝達される。

原因となる部位に限局した疼痛を感じ，持続性であることが多く，体動で痛みが増強するのが特徴である。特に腹部を伸展させると痛みが増強するため，常に身体を丸くした体位をとる。触診により筋性防御や反跳痛も認められる。

- **反跳痛（ブルンベルグ徴候）**：腹部を圧迫してから急に手を離したときに痛みを訴える腹膜刺激症状のことをいう

3）関連痛（放散痛）

関連痛は，疼痛を感じる知覚神経線維の刺激が，脊髄

図2 腹痛のメカニズム

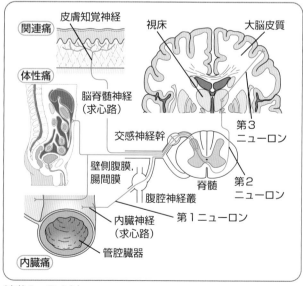

（文献2，p66より）

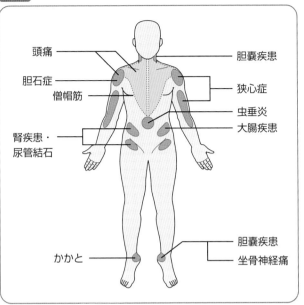

図3 関連痛（放散痛）を起こす主な疾患・臓器と疼痛部位

頭痛
胆石症
僧帽筋
腎疾患・
尿管結石
かかと

胆嚢疾患
狭心症
虫垂炎
大腸疾患
胆嚢疾患
坐骨神経痛

（文献3, p74 より）

後根内で隣接する脊髄知覚神経線維に及ぶため，その支配領域の皮膚部分に感じる疼痛である。

関連痛のうち，病巣から離れた部位に放散して広がる痛みを放散痛という。例えば，虫垂炎初期では心窩部に，尿管結石では鼠径部に放散痛が生じる（図3）。

4）心因性の腹痛

器質的な障害がみられないにもかかわらず，腹痛を訴えることがある。不安，躁うつ状態，神経症などによる大脳皮質から脳幹網様体を介した自律神経中枢が刺激され交感神経のはたらきが高まり緊張したときに生ずるものと考えられている。

3. 腹痛の原因

腹痛は，腹腔内臓器疾患のほかに，心筋梗塞などの胸部疾患，泌尿器科疾患，婦人科疾患，あるいは全身疾患の症状として現れることがある[3]。腹痛が生じる部位と主な疾患を図4に示す。

4. 腹痛に伴って生じる症状[1]

腹痛が持続することで，患者は不安を抱いたり，日常生活活動（ADL）・社会生活に制限が生じたりする。また，腹痛に伴って生じる随伴症状を以下に示す。これら

の観察は，腹痛の鑑別診断において重要である。

1 発熱

炎症性の病変では発熱を伴う。

2 悪心・嘔吐

胃炎，胃がん，幽門狭窄，胃捻転症，虫垂炎，十二指腸潰瘍，胆嚢穿孔などに伴いやすい。

3 便通異常（下痢・便秘）

感染性腸疾患では下痢が生じやすく，腸狭窄・閉塞，腸腫瘍では便秘が生じやすい。過敏性腸症候群では，下痢と便秘が交互に生じることが多い。

4 吐血・下血

吐血は上部消化管の出血にみられ，下血は消化管のいずれの部位の出血でも生じる。

5 排尿障害

頻尿・排尿困難などの排尿障害を伴う場合は，腎・尿管・膀胱などの病変が考えられる。

II 看護ケアとその根拠

1. 腹痛の観察ポイント[1,3]

1）痛みの部位

● 腹部全体か限局性か
▶ 限局性の場合，その部位により病変臓器や病態の見当をつけることができる（図4）。

2）痛みの程度と性質[6,7]

● 痛みの種類や段階により痛みの性質が異なる（表1）。
● **鈍痛**とは鈍く重苦しい痛みであり，**疝痛**はキリキリとさしこむ強い痛みを周期的に繰り返す。**自発痛**はじっとしていても生じる痛みで，**圧痛**は圧迫すると感じる痛み，**叩打痛**は通常なら痛くない程度に叩いて感じる痛みである。

3）痛みの時期と経過

● いつから痛み出したか，持続性か間欠性か
● 痛みの出現と飲食物（脂肪分，飲酒など）と関連はないか
● 食後，空腹時，夜間のいずれかに痛みの増幅・軽減があるか（表2）

図4 部位からみた腹痛と代表的な疾患

図4 部位からみた腹痛と代表的な疾患

胆石発作，急性胆嚢炎，総胆管結石，十二指腸潰瘍，胃潰瘍，虫垂炎，憩室炎，腸炎，肝腫瘍，急性肝炎，肝膿瘍，膵炎，腎梗塞，腎結石，フィッツ・ヒュー・カーディス症候群，大動脈解離，上腸間膜動脈解離，横隔膜膿瘍，肺炎

急性・慢性胃炎，胃・十二指腸潰瘍，胃がん，胆石発作，急性虫垂炎初期，膵炎，腸閉塞，胆嚢炎，肝腫瘍，肝炎，肝膿瘍，狭心症，心筋梗塞，大動脈解離，上腸間膜動脈解離，上腸間膜動脈閉塞

尿路結石，腎盂腎炎，上行結腸憩室炎，急性虫垂炎，憩室炎，腸炎，卵巣嚢腫茎捻転，ヘルニア嵌頓，クローン病，大腸がん，異所性妊娠，卵巣出血，骨盤腹膜炎，付属器炎，付属器膿瘍

胃潰瘍，肺炎，食道破裂，食道炎，脾梗塞，脾破裂，脾腫，脾動脈破裂，憩室炎，虚血性腸炎，腸閉塞，腎結石，腎盂腎炎，腎梗塞，大動脈解離，上腸間膜動脈解離，横隔膜膿瘍，肺炎

①心窩部
②右季肋部
③左季肋部
④臍部
⑤右下腹部
⑥左下腹部
⑦下腹部

胃炎，臍炎，虫垂炎（初期），腸閉塞，大動脈瘤破裂

尿閉，膀胱炎，尿路結石，便秘，腸炎，月経痛，子宮筋腫，S状結腸軸捻転，卵巣嚢腫茎捻転，異所性妊娠，卵巣出血，骨盤腹膜炎，付属器炎，付属器膿瘍

尿路結石，腎盂腎炎，憩室炎，虚血性大腸炎，大腸がん，便秘，ヘルニア嵌頓，卵巣嚢腫茎捻転，異所性妊娠，卵巣出血，骨盤腹膜炎，付属器炎，付属器膿瘍

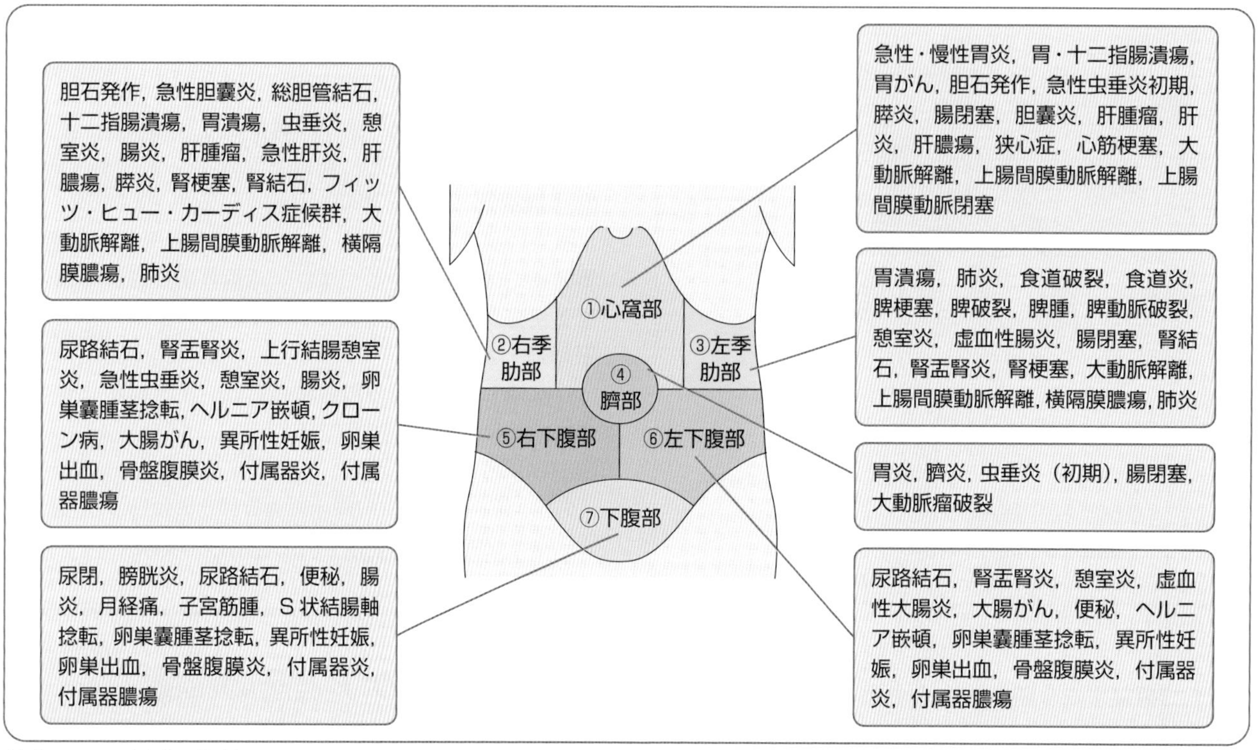

（文献5，p651をもとに作成）

表1 痛みの性質と考えられる疾患

痛みの性質	考えられる疾患
突然の激痛	胃腸穿孔，腸閉塞（絞扼性），胆石症，尿路結石症，急性膵臓炎，虫垂炎，子宮外妊娠など
痛みが慢性に反復	胃がん，胃・十二指腸潰瘍，結核性腹膜炎，慢性膵炎，慢性胆嚢炎など
発作的な疝痛	胆石症，尿路結石症
鈍痛	腹膜炎
圧痛	炎症（炎症の最も激しい部位と一致して認められ，炎症の拡大に伴い，腹部全体に広がっていく）
周期性	腸閉塞（単純性）
腹部全体→臍周囲や回盲部に限局	虫垂炎

（文献2，p67より）

表2 腹痛と食事との関係

疾患	痛みが生じる時期
胃潰瘍	食事摂取後
十二指腸潰瘍	空腹時，特に夜間。摂食によって軽快することが多い
胃がん	食事とは無関係のことが多い

（文献2，p67より）

● 排便・排尿状況（間隔，性状，残便・残尿感など）
● 月経との関係や妊娠の可能性

4）随伴症状

● 吐血・下血，黄疸，発熱，悪心・嘔吐，便通異常（下痢・便秘），排尿障害などの症状の有無

5）既往歴

● 胃・十二指腸潰瘍の既往があれば消化管穿孔，腹部手

術の既往があれば腸閉塞を疑う。

6）診察・検査の結果

■1 **診察**（表3）：問診，視診，触診，打診，直腸診，バイタルサインなど

- 腹部の診察によって疼痛が誘発された場合その後の所見がとりにくくなるため，腹壁と腸管への刺激が少ない順（視診→聴診→打診→触診）に行う。また，痛みのある部位は最後に診察するようにする。

■2 **検査**：血液検査，尿検査，便検査，胸部・腹部単純X線，超音波（エコー），CT，MRI，腹腔鏡，心電図など

- 診察・検査の結果から，腹痛の原因を同定する（表4）。

2. 腹痛の看護ケア

1）救急救命処置への対応 [1]

- 腹痛の原因が急性腹症の場合は，直ちに全身症状の把握と救急救命処置の開始が必要である。
- ショック徴候（血圧低下，顔面蒼白，冷汗，四肢冷汗，頻脈）や意識レベルの低下などの観察と同時に，その治療処置への対応に努める。

2）安静・体位の保持 [1,3]

- 痛みの強さや原因疾患に応じた安静が必要となる。特

に消化管や腹腔内の出血がある場合は，止血のための安静が重要である。

- 体性痛では腹部の伸展によって痛みが増強するため，

表4 検査所見

検査の種類	所見
血液検査	• 腹腔内臓器や腹膜に炎症がある場合は，白血球増多やCRPの上昇 • ヘモグロビン（Hb）値の低下から貧血傾向がわかり，消化管出血の可能性を推測できる • 血小板の減少は，急性腹症を疑う • 膵胆道系を疑わせる場合は，ビリルビン値やアミラーゼ値の上昇
尿検査	• 泌尿器系疾患による腹痛に有用である • 尿路結石の場合は潜血反応がみられる
便検査	• 消化管出血による腹痛に有用である
単純X線検査	• 横隔膜下に腹腔内遊離ガス像（free air）の存在が確認できれば，消化管穿孔の診断となる
腹部超音波（エコー）検査	• 実質臓器の異常の診断や腹水の有無などの診断に有用である
腹部CT検査	• 腹腔内の異常をかなりの精度で客観的に評価できる

表3 腹部の診察

	ポイント	異常所見
視診	• 腹部全体の輪郭，色調，所見（平坦，陥没，肥満，黄疸）	• 全体的な腹部膨満：イレウス，腹水の存在などの疑い
	• 発疹，手術痕，静脈怒張の有無	• 静脈怒張：門脈圧亢進の疑い
	• 臍周辺や側腹部の皮下出血の有無	• 腹腔内大量出血や急性膵炎の疑い
	• 腹部大動脈瘤の拍動，腸蠕動	
聴診	• 腸蠕動音の聴取	• 腸蠕動音亢進：下痢，腸閉塞など • 腸蠕動音消失：麻痺性腸閉塞，腹膜炎 • 金属音聴取：閉塞性腸閉塞
	• 血管雑音の聴取	• 腹部大動脈の雑音：腹部大動脈瘤，大動脈狭窄など • 腎動脈の雑音：腎動脈狭窄など • 大腿動脈の雑音：閉塞性動脈硬化症など
	• 振水音の聴取	• 腸閉塞
打診	• 腹部の各領域を系統的に打診する • ガスの分布，腹水貯留の有無と程度，腫瘤の有無 • 肝臓・腎臓などの大きさ，叩打痛の有無	• 鼓音：鼓腸（イレウス），濁音（腹水） • 肝辺縁：下降（肝腫大），上昇（肝萎縮〈肝硬変症，劇症肝炎〉） • 脾濁音界：拡大（脾腫）
触診	• 腫瘤などの有無 • 圧痛，筋性防御，反跳痛（ブルンベルグ徴候）の有無	

背筋を伸ばした姿勢が困難になりやすい。身体を圧迫しないように寝衣をゆるめ，枕やギャッチベッドなどを使用して患者が好む体位を工夫する。

3）保温・温罨法 [1,3]

● 室温，寝衣・寝具類に注意し，全身の保温を行う。
● 局所の温罨法も腹痛の緩和に効果的であるが，虫垂炎や腹膜炎などの局所の急性炎症の場合には炎症を悪化させるので，温罨法は禁忌である。
> ▶熱刺激は血管を拡張して血液循環を促進するため，平滑筋を弛緩させる効果があり，痛みや腹部膨満を緩和する

4）薬物療法 [1]

● 鎮痛薬，鎮痙薬がよく用いられる。
● 腹痛の原因は非常に多様であり，むやみに強力な鎮痛・鎮静をはかると，腹腔内に起こっている重大な危険症状を隠蔽し診断を誤ってしまうことがあるため注意を要する。

5）随伴症状の緩和

悪心・嘔吐，食欲不振，下痢，便秘などの随伴症状がある場合には，対症療法により各症状の緩和をはかる（→各項目参照）。

6）精神的なケア

● 患者・家族に対する声かけや環境の調整など，緊張や不安の緩和をはかるような精神的支援を行う。
● マッサージやタッチングなども精神的不安の軽減に有効である。
> ▶消化器は自律神経系の支配を受けており，精神的緊張や不安は消化液の分泌異常や消化管の蠕動運動の亢進（あるいは抑制）を引き起こし，腹痛の悪化につながる。

[五十嵐歩]

《文献》
1）高木永子監：腹痛．看護過程に沿った対症看護—病態生理と看護のポイント　第4版，pp643-658，学研メディカル秀潤社，2010.
2）五十嵐歩：消化器系①．阿部俊子編，改訂版 病態関連図が書ける観察・アセスメントガイド，pp59-80，照林社，2009.
3）川守田千秋：腹痛．相馬朝江編，目でみる症状のメカニズムと看護，pp72-77，学研メディカル秀潤社，2005.
4）大西和子：消化器系疾患をもつ人への看護．中央法規出版，1998.
5）小田剛史・他：腹痛．井上智子・他編，緊急度・重症度からみた症状別看護過程＋病態関連図　第3版，pp650-655，医学書院，2019.
6）齋藤宣彦：症状からみる病態生理の基本．照林社，2005.
7）瀬川文徳・浅野美代：症状・徴候に強くなる 腹痛．ナーシングカレッジ14(11)：18-21，2010.
8）阿部範子・志賀くに子：腹痛．月刊ナーシング30(7)：28-34，2010.

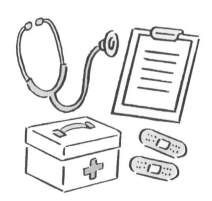

NOTE

7 便秘

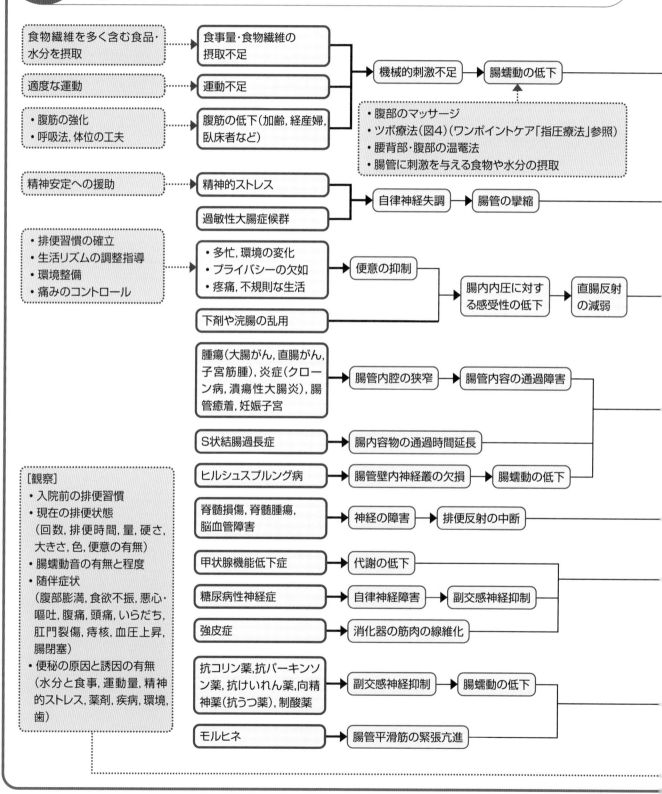

食物繊維を多く含む食品・水分を摂取 ┄┄▶ 食事量・食物繊維の摂取不足 ━━▶ 機械的刺激不足 ━▶ 腸蠕動の低下

適度な運動 ┄┄▶ 運動不足

・腹筋の強化
・呼吸法, 体位の工夫 ┄┄▶ 腹筋の低下(加齢, 経産婦, 臥床者など)

・腹部のマッサージ
・ツボ療法(図4)(ワンポイントケア「指圧療法」参照)
・腰背部・腹部の温罨法
・腸管に刺激を与える食物や水分の摂取

精神安定への援助 ┄┄▶ 精神的ストレス ━━▶ 自律神経失調 ━▶ 腸管の攣縮

過敏性大腸症候群

・排便習慣の確立
・生活リズムの調整指導
・環境整備
・痛みのコントロール ┄┄▶
・多忙, 環境の変化
・プライバシーの欠如
・疼痛, 不規則な生活 ━━▶ 便意の抑制 ━▶ 腸内内圧に対する感受性の低下 ━▶ 直腸反射の減弱

下剤や浣腸の乱用

腫瘍(大腸がん, 直腸がん, 子宮筋腫), 炎症(クローン病, 潰瘍性大腸炎), 腸管癒着, 妊娠子宮 ━━▶ 腸管内腔の狭窄 ━▶ 腸管内容の通過障害

S状結腸過長症 ━━▶ 腸内容物の通過時間延長

ヒルシュスプルング病 ━━▶ 腸管壁内神経叢の欠損 ━▶ 腸蠕動の低下

脊髄損傷, 脊髄腫瘍, 脳血管障害 ━━▶ 神経の障害 ━▶ 排便反射の中断

甲状腺機能低下症 ━━▶ 代謝の低下

糖尿病性神経症 ━━▶ 自律神経障害 ━▶ 副交感神経抑制

強皮症 ━━▶ 消化器の筋肉の線維化

[観察]
・入院前の排便習慣
・現在の排便状態
 (回数, 排便時間, 量, 硬さ, 大きさ, 色, 便意の有無)
・腸蠕動音の有無と程度
・随伴症状
 (腹部膨満, 食欲不振, 悪心・嘔吐, 腹痛, 頭痛, いらだち, 肛門裂傷, 痔核, 血圧上昇, 腸閉塞)
・便秘の原因と誘因の有無
 (水分と食事, 運動量, 精神的ストレス, 薬剤, 疾病, 環境, 歯)

抗コリン薬, 抗パーキンソン薬, 抗けいれん薬, 向精神薬(抗うつ薬), 制酸薬 ━━▶ 副交感神経抑制 ━▶ 腸蠕動の低下

モルヒネ ━━▶ 腸管平滑筋の緊張亢進

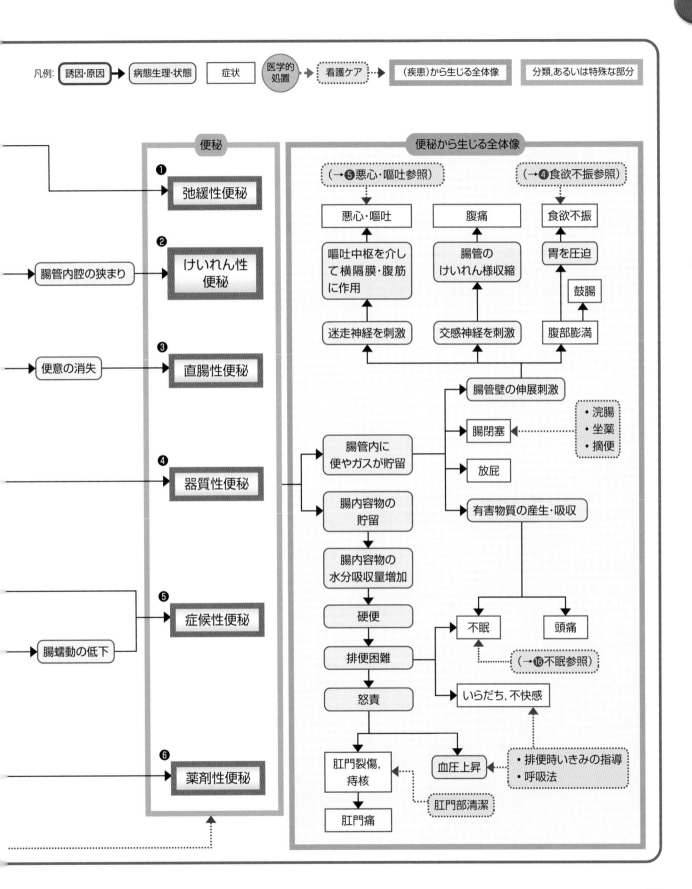

凡例: 誘因・原因 → 病態生理・状態 症状 医学的処置 ⤳ 看護ケア ⋯▸ （疾患）から生じる全体像 分類,あるいは特殊な部分

便秘

❶ 弛緩性便秘

❷ けいれん性便秘

❸ 直腸性便秘

❹ 器質性便秘

❺ 症候性便秘

❻ 薬剤性便秘

腸管内腔の狭まり

便意の消失

腸蠕動の低下

便秘から生じる全体像

（→❺悪心・嘔吐参照）

（→❹食欲不振参照）

悪心・嘔吐　腹痛　食欲不振

嘔吐中枢を介して横隔膜・腹筋に作用　腸管のけいれん様収縮　胃を圧迫

鼓腸

迷走神経を刺激　交感神経を刺激　腹部膨満

腸管壁の伸展刺激

腸管内に便やガスが貯留

腸閉塞　・浣腸　・坐薬　・摘便

放屁

腸内容物の貯留

有害物質の産生・吸収

腸内容物の水分吸収量増加

硬便

不眠　頭痛

排便困難

（→⓰不眠参照）

怒責　いらだち,不快感

肛門裂傷,痔核　血圧上昇　・排便時いきみの指導　・呼吸法

肛門部清潔

肛門痛

❼ 便秘　4 排泄

7 便秘

1. 便秘とは

　便秘とは，便量や排便回数が減少し，排出されるべき便が排出できない状態である。

　たとえ毎日排便があったとしても少量で不快感を伴うときには便秘といえる。

　2017年に発刊された慢性便秘症診療ガイドラインでは，「本来体外に排出すべき糞便を十分量かつ快適に排出できない状態」と定義している[1]。

2. 便秘のメカニズム

　普通，成人では1日に1〜2回の排便があるが，個人差が大きく2〜3日に1回でも不快感を感じなく正常である人もいる。というのは，食事を摂取してから排便までは24〜72時間かかるとされているためである。また，正常便では半固形状態でやわらかいが，便秘になると大腸での水分の吸収が多く硬便となる。

1）排便のメカニズム（図1）

　胃に食物が入ると大腸の動きが盛んになり（胃・結腸反射），小腸から大腸に腸内容物が送られる。この反射は食後，特に朝食後に強く起こる。

　その腸内容物が直腸まで送り込まれると，直腸内圧が上昇し，通常直腸内圧が30〜40mmHgに達し直腸壁が伸展すると，直腸内壁に分布する骨盤神経（副交感神経）を介して，排便中枢である仙髄に伝達され，さらに脊髄から脳幹を経て大脳に伝わり便意を生じる。

　そして，排便中枢である仙髄を介して直腸の収縮が起こり，大脳からの刺激によって内肛門括約筋と外肛門括約筋の弛緩が起こり排便が行われる。

図1 排便のメカニズム

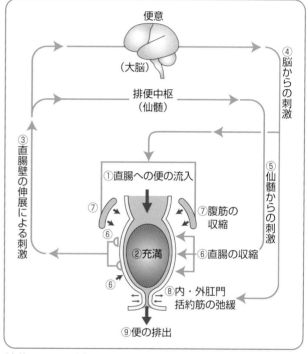

（文献 2，p179 より）

表1 便秘の分類

1）機能性便秘	2）器質性便秘
① 弛緩性便秘	3）症候性便秘
② けいれん性便秘	4）薬剤性便秘
③ 直腸性便秘	

（文献 3 より一部改変）

3. 便秘の分類（表1，図2）および原因

1）機能性便秘

　このタイプの便秘が最も多く，慢性便秘と呼ばれるものが多い。症状・原因により次の3つに分類される。

1 弛緩性便秘❶

　食事量・食物繊維の摂取不足（入れ歯が合わなかったり歯の数が少なかったりして食事量が減ることもある），運動不足，加齢・経産婦・臥床者によくみられる腹筋力の低下などが原因となる。これらにより，腸管への機械

図2 便秘の型

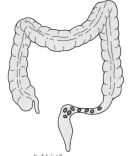
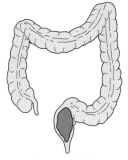
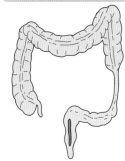

①弛緩性便秘	②けいれん性便秘	③直腸性便秘（習慣性便秘）	④器質性便秘
硬い便	<ruby>兎糞状<rt>と ふんじょう</rt></ruby>の硬い便	太くて硬い便	鉛筆状の細い便
大腸の運動と緊張の低下による便の輸送の遅延，大腸内の水分の過吸収で起こる。	副交感神経の過緊張による直腸の痙攣性収縮（狭窄）で起こる。	便意が起きても，排便をがまんすることが繰り返されて起こる。	大腸がん，大腸の癒着などによる大腸の狭窄，閉塞が原因となる。

（文献4より）

的刺激が不足し，腸蠕動の低下をきたす。その結果，腸の内容物が大腸に貯留し必要以上に水分が吸収され，少量の硬い便が形成される。

❷ けいれん性便秘❷

精神的ストレスや過敏性大腸症候群に代表される便秘で，自律神経失調により下部大腸（横行結腸より肛門側の結腸）が過度にけいれん性の収縮をするために，腸管内腔が狭まり大腸内容物の輸送に時間がかかる。便は硬く少量で，時に兎糞状を呈する。

❸ 直腸性便秘❸

多忙，環境の変化，プライバシーの欠如，疼痛，不規則な生活などにより便意が繰り返し抑制されたり，下剤や浣腸の乱用をしたりすることによって起こる。これは直腸内圧に対する感受性が低下し，直腸内圧を介して起こる直腸反射が減弱し，直腸内に便がたまっても便意を生じなくなるためである。その結果，便が大腸に貯留する時間が長くなり，水分が吸収され硬便となる。

2）器質性便秘❹

原因は，❶腸管内の狭窄：大腸がん，直腸がん，子宮筋腫などの腫瘍，クローン病や潰瘍性大腸炎などの炎症疾患，開腹手術後の腸管癒着，妊娠子宮など，❷腸内容物の通過時間延長：S状結腸過長症（S状結腸が長すぎて腸管の移動に時間を要するためその間に水分が吸収され硬便となる），❸腸蠕動の低下：ヒルシュスプルング病（先天的に一部の腸管壁内のマイスナー神経叢とアウエルバッハ神経叢が欠如しているために腸蠕動が低下し，その上部に便やガスがたまり，巨大結腸を呈する）など

である。

3）症候性便秘❺

脊髄損傷，脊髄腫瘍，脳血管疾患は，排便反射に関する神経の障害をきたす。甲状腺機能低下症は代謝が低下し，腸粘膜の萎縮や腸蠕動の低下をもたらす。糖尿病性神経症は自律神経障害により副交感神経を抑制し蠕動の低下が生じる。強皮症は消化器の筋肉の線維化によって腸蠕動が低下する。

ただし，糖尿病や強皮症などは腸蠕動を低下させ便秘を生じるが，腸蠕動の低下により腸の内容物が停滞し細菌が増殖するために下痢が生じることもある（→❽下痢参照）。

4）薬剤性便秘❻

主なものとしては，抗コリン薬，抗パーキンソン病薬，抗けいれん薬，向精神薬（抗うつ薬など），制酸薬，麻薬（モルヒネなど），抗がん薬があげられる。

抗コリン薬（抗ムスカリン薬）は副交感神経のシナプスで伝達されるアセチルコリン（神経伝達物質）の作用を遮断する作用があるため，副交感神経が抑制され，腸蠕動の低下をきたす。

同じような作用として，抗パーキンソン病薬，抗けいれん薬，向精神薬（抗うつ薬）などがある。副交感神経を抑制することによって胃液や腸液の分泌を減少させる制酸薬も，同様の作用で便秘を起こす。麻薬は腸管の収縮を強めるため腸蠕動が抑制される。

また，多くの抗がん薬の副作用として便秘があげられ

るが，そのなかでビンカアルカロイド系抗がん薬はタンパクのチュブリン管結合を阻止し腸虚血が起こることが原因とされている。

4. 便秘に伴って生じる症状 （図3）

① 腹部膨満・食欲不振
腸管内に便やガスが貯留することで腸管壁の伸展が起こる。

② 悪心・嘔吐
迷走神経を刺激し嘔吐中枢を介して横隔膜や腹筋に作用することで生じる。

③ 腹痛
交感神経を刺激して腸管の痙攣様収縮を起こす。

④ 頭痛・不眠
腸内容物の腐敗・発酵によって生じるヒスタミンやフェノール，クレゾールなどの有害物質が血中に吸収され，中枢神経を刺激する。

⑤ 肛門裂傷・痔核・血圧上昇
硬便となり激しい怒責をすることで生じる。

⑥ いらだち・不快感
排便困難により生じる。

図3 便秘に伴って生じる症状

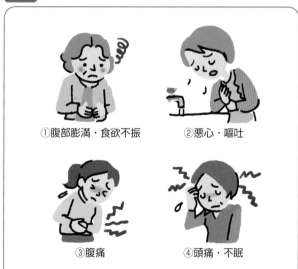

① 腹部膨満・食欲不振   ② 悪心・嘔吐
③ 腹痛   ④ 頭痛・不眠

II 看護ケアとその根拠

1. 便秘の観察ポイント

① 入院前の排便習慣
② 現在の排便状態：回数，排便時間，量，硬さ，大きさ，色，便意の有無
③ 腸蠕動音の有無と程度
④ 随伴症状：腹部膨満，食欲不振，悪心・嘔吐，腹痛，頭痛，いらだち，肛門裂傷・痔核，血圧上昇，腸閉塞
⑤ 便秘の原因と誘因の有無：水分と食事，運動量，精神的ストレス，薬剤，疾病，環境，歯

便秘に伴って生じる症状については前述したが，それらを理解したうえで，今後起こる可能性を予測し，早期から観察していくことで，早期発見したり，重症化を防いだりすることができる。それから，便秘を誘発する因子や原因を把握することで，便秘の種類がわかり適切な看護ケアを行うことができる。

2. 便秘の看護ケア

1）食事内容の指導

① 水分を多く摂る
▶腸管に化学的・物理的刺激を与えることによって，腸蠕動は亢進する。特に早朝空腹時に冷水や牛乳を飲むと効果的である。炭酸飲料はガスを発生させ整腸作用を促進させるのでよいとされている。
▶「脱水傾向にある対象への水分摂取の促進は必要だが，すでに十分な水分を摂取し脱水傾向にない対象に対して水分摂取を促しても便秘症の改善効果は乏しい」という報告もある[5]。患者が脱水傾向にあるかアセスメントしたうえで水分摂取を促す必要がある。

② 弛緩性便秘の食事
食物繊維を多く含む食品（豆類・果物・野菜・海藻類），腸管に化学的刺激を与える食品（甘味の強い食品：蜂蜜，酸味の強い食品：レモン・みかん・ヨーグルト），腸管に物理的刺激を与える食品（冷たいまたは熱い水・牛乳・食品）を摂るようにする。
▶食物繊維は消化されないので腸内容物を増加させ，腸粘膜に機械的刺激を与えて腸蠕動を促進させる。

3 けいれん性便秘の食事

刺激性のある食品は控えめにし，食物繊維をやや多めに摂る。

▶腸の緊張が亢進し，攣縮を起こしている状態なので，腸に刺激を与えるものは控えるようにする。また，以前，食物繊維は腸管に刺激を与えるため避けるようにしていたが，腸内容物の減少が腸の攣縮を亢進させることがわかり，便量をある程度確保するために食物繊維を摂るようになった。

4 決まった時間にゆっくりと食事を摂るようにする

▶不規則な食生活は，排便のメカニズムで説明した，胃・結腸反射が低下するため，決まった時間に食事を摂ることが望ましい。そして，ゆっくりと摂取することで胃・結腸反射が誘発されやすい。なお，食事1時間前には起床し，内臓が十分に覚醒するようにすることも大切である。

2）排便リズムの確立

1 一定時刻に便意がなくても排便を試みる

一定時刻に排便を試み，条件反射による排便習慣を確立することが大切である。

▶胃・結腸反射は朝食後30〜40分後にもっとも活発になるといわれているので，その時間を見計らって排便を試みるようにする。また，入院前の排便習慣，職業，生活のリズムをふまえてその人に合った時間を設定することも大切である。

2 排便を抑制しない

忙しくてもきちんと排便をしたり，排便をしやすいように環境の整備（病室内ポータブルトイレの場合，カーテンを閉める，音楽をかけて音が気にならないようにする，臭いがこもらないように換気をする）をしたり，痛みのコントロールを行ったりする。このようにして，便意を感じたら，遠慮や我慢をせずにすぐに排便ができるようにすることが大切となる。

▶多忙，環境の変化，プライバシーの欠如，疼痛などにより便意を抑制すると，直腸内圧に対する感受性が低下し直腸反射の減弱が生じるため，腸内容物の通過遅延，大腸での水分吸収増加，硬便の順で変化が起こる。

3 下剤や浣腸の乱用は避け，自然排便ができるようにする

▶下剤や浣腸を乱用すると，直腸反射の減弱が生じ，自然な排便リズムがくずれてしまうため，それを避ける必要がある。

3）腸蠕動の促進への援助

1 適度な運動

▶消化管を刺激し，腸蠕動を促す。また，運動は心身ともに爽快感を与え，精神的ストレスに伴う痙攣性便秘に対しても有効的な方法である。

2 腹部のマッサージ

腹部全体に臍を中心に「の」の字を書くようにマッサージを行う。このマッサージの方向は，腸内容物の輸送方向と一致しており，上行結腸，横行結腸，下行結腸の順になっている。

マッサージをする際には，患者の呼吸に合わせて行い，呼気時に圧迫し，吸気時に力を緩めるようにすると，リラックスした状態ででき，効果が得られやすい。禁忌としては開腹手術後の患者，腸の炎症・腫瘍などによる腸閉塞がある場合である。

▶大腸への物理的な刺激を加え，腸管の動きを促す。

3 ツボ療法（図4）（→ワンポイントケア「指圧療法」参照）

▶ツボ療法に関しては，特定のツボに適度な刺激を与えることによって関連する内臓機能の正常化がはかれるといった作用がある[6]。

4 腰背部・腹部の温罨法

腰背部と腹部（ヤコビー線：L3とL4の間）を中心に温罨法を行う。温度は皮膚接触面温度が43〜45℃になるようにし，患者が熱くないか必ず確かめながら行うようにする。10分ほど続け，終了したら皮膚に発赤や熱傷がないか観察する。禁忌は消化管の穿孔・閉塞・炎症がある場合，腰背部の接触面部に炎症がある場合などである。

▶温熱刺激により排便反射に関与する神経を刺激し，腸蠕動を活発にする効果がある。

4）腹圧を高めるような援助

1 腹筋を鍛える
2 深呼吸の指導
3 体位の指導

▶腹筋を鍛えることにより，排便時に腹圧を高めることが容易になる。また，深呼吸を行い，呼気時にゆっくりと腹圧をかけ，上半身を前屈させる体位をとり腹圧を高めることによっても排便を促進することができる。

5）精神安定への援助

患者が感じているストレスの原因を知り，それを患者自身が対処できるようにはたらきかけることが必要となる。

図4 便秘に有効なツボ

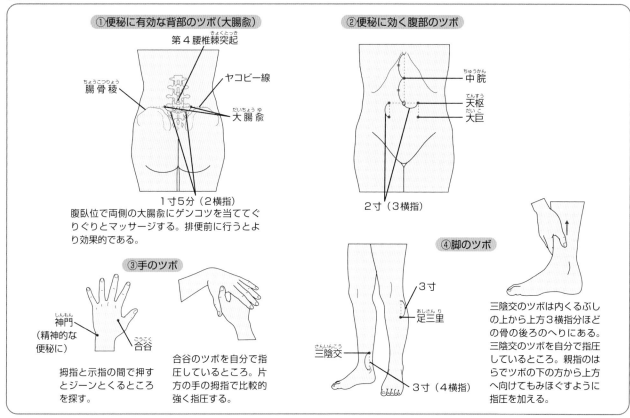

①便秘に有効な背部のツボ（大腸兪）

第4腰椎棘突起

ヤコビー線

腸骨稜

大腸兪

1寸5分（2横指）
腹臥位で両側の大腸兪にゲンコツを当ててぐりぐりとマッサージする。排便前に行うとより効果的である。

②便秘に効く腹部のツボ

中脘

天枢

大巨

2寸（3横指）

③手のツボ

神門
（精神的な便秘に）

合谷

拇指と示指の間で押すとジーンとくるところを探す。

合谷のツボを自分で指圧しているところ。片方の手の拇指で比較的強く指圧する。

④脚のツボ

3寸

足三里

三陰交

3寸（4横指）

三陰交のツボは内くるぶしの上から上方3横指分ほどの骨の後ろのへりにある。三陰交のツボを自分で指圧しているところ。親指のはらでツボの下の方から上方へ向けてもみほぐすように指圧を加える。

（文献6より一部改変）

▶不安や緊張などの精神的ストレスは，自律神経の不均衡をまねき，副交感神経が抑制され，交感神経が優位になることによって腸蠕動が阻害されけいれん性便秘が生じる。そのような場合には，長く吐く息にあわせて，肛門をゆるめてリラックスさせるように促すことも有効である。

6）浣腸・坐薬・摘便

　浣腸，坐薬，摘便は，硬便により排便困難となり，肛門裂傷や痔核を生じる場合，血圧上昇，頭蓋内圧亢進によって脳出血などを起こす危険性のある場合や，腸閉塞が疑われる場合に行われる。ただし，浣腸は急激な血圧低下をまねく可能性があるため，病状によって注意が必要である。また，過度な不快感を生じ，他の方法では改善しない場合にも行われる。

[中野渡明日香]

《引用文献》
1）日本消化器病学会関連研究会　慢性便秘の診断・治療研究会編：慢性便秘症診療ガイドライン2017．p2，南江堂，2017．

2）松枝啓：便通異常．黒川清ほか編，EBM 現代内科学，pp179-180，金芳堂，1997．
3）佐原力三郎ほか：最近便が出ていません．看護実践の科学 増刊号：62-65，1995．
4）大久保昭行監：健康の地図帳．講談社，1997．
5）吉良いずみ：便秘ケアとしての水分摂取のエビデンスに関する統合的文献レビュー．日本看護技術学会誌12（2）：33-42，2013．
6）河井啓三：便秘に効く体操・マッサージ・つぼ刺激．看護学雑誌62（9）：830-832，1998．

《参考文献》
● 金子史代：便秘患者のアセスメントと援助の実際．月刊ナーシング16（7）：66-77，1996．
● 奥宮暁子他編：症状・苦痛の緩和技術．pp176-183，中央法規出版，1995．
● 中村孝司他：胃腸病の食事療法．pp15-18，pp92-93，医歯薬出版，1992．
● 佐々木真紀子ほか：下痢・便秘の患者のための看護技術．看護技術46（2）：53-59，2000．
● 前田耕太郎編：徹底ガイド 排便ケアQ&A．pp22-23，総合医学社，2006．
● 眞部紀明・他：診療ガイドライン at a glance 慢性便秘症診療ガイドライン2017．日内会誌109（2）：254-259，2020．

ワンポイントケア 指圧療法①

1. 指圧療法とは

指圧療法とは，体表の反応点を押すことで，その反射作用を利用して，生体に備わっている自然治癒力を促進する手技療法である[1]。

東洋医学では，体内をエネルギーなどが循環する道筋のことを「経絡」と呼ぶ。それぞれの経路は臓腑の機能に対応しており，ツボは，経絡において特に反応が強い場所に存在している[1,2]。

2. ツボ指圧の方法（表1）

表1　ツボ指圧の方法

ツボの探し方	・インターネットや成書で場所を確認し，触ってみる。 ・きもちがいい，痛い，しこりがある，ザラザラしている等の反応がある場所である。
指圧の方法	①ツボを垂直に押せる姿勢をとり，リラックスさせる。 ②ツボに手指を広くあて，垂直に押す。体幹部は特に息を吐くときに圧を加える。加える圧は，3～5kgが適当で，相手や自分にとってもっとも快い圧加減にする。 ③3～5秒押したら，3～5秒かけてゆっくり圧を戻す（図）。 ④1つのツボに3～10回繰り返す。
ポイント	・皮膚に垂直に，同じ圧力を持続させ，意識を集中する。 ・圧を抜くときに，皮膚に血流が回復するイメージをもつ。 ・痛みを我慢させるのは逆効果。

（文献1，3をもとに作成）

図　指圧のイメージ図

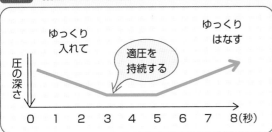

1 方法

服の上から，母指や手掌を用いて，皮膚面に垂直な圧をかける。その加減により，生体の機能を亢進もしくは，抑制して，生体の異常を調える。

2 注意点 [1,3]

❶高熱状態（37度以上）のときは行わない
　➡かえって熱を上げることになる
❷食後30分以内に行わない
　➡胃の血液がツボのほうへ分散し，消化不良を起こす
❸局所10分以内，全身30分以内で行う
❹骨粗鬆症，外傷，皮膚異常がないか確認し，あれば行わない

3 ツボ指圧による効果の医学的根拠（表2）[1]

表2　ツボ指圧の医学的根拠

皮膚内臓反射	・患部のツボを直接押すことで，内臓等のはたらきを調整する。
上脊髄反射	・手足のツボを刺激すると，刺激が脳幹に伝わり，自律神経を介し，消化器系や循環器系など身体全体の機能を調節する。
軸索反射	・ツボ周辺に神経や血管が集まっている。 ・ツボを刺激すると，サブスタンスP（血管を拡張させる作用がある）やCGRP（血管を拡張し，血液循環をよくする）という物質が神経から放出されて，組織間の水分や栄養の移動・交換を円滑にする。 ・ツボへの刺激がリンパ球の活性化と数を増やし，血液の循環がよくなり，免疫力が上がり，人間の自然治癒能力・防御力を上げていくと考えられる。

［伊藤章子］

《引用文献》
1) 東洋療法学校協会編：あん摩マッサージ指圧理論　改訂新版. 医道の日本社，1988.
2) 芹澤勝助編著：図解よくわかるツボ健康百科. 主婦と生活社，1997.
3) 佐々木邦男監：自分で治せる5分間ツボ療法. 成美堂出版，1992.
《参考文献》
● 芹澤勝助：ツボ療法大図鑑　新版. リヨン社，1995.

指圧療法②

ツボ名とその症状に対する効果(図)

● **不眠に効くツボ**

①百会 ③完骨 ⑦鳩尾 ⑨巨闕 ⑩不容 ⑫期門 ⑬肓兪 ⑮大巨 ⑯関元 ⑰内関 ⑲合谷 ㉓天柱 ㉕肩井 ㉘肝兪 ㉜腎兪 ㊴太谿 ㊷湧泉

● **食欲不振に効くツボ**

⑥気舎 ⑦鳩尾 ⑪中脘 ⑫期門 ⑬肓兪 ⑭天枢 ⑮大巨 ⑱神門 ㉘肝兪 ㉙脾兪 ㉚胃兪 ㊲足の三里 ㊵衝陽

● **悪心・嘔吐に効くツボ**

⑤天容 ⑥気舎 ⑨巨闕 ⑩不容 ⑪中脘 ⑫期門 ⑭天枢 ⑱神門 ㉔大椎 ㉗心兪 ㉙脾兪 ㉚胃兪 ㊲足の三里 ㊴太谿 ㊶厲兌

● **乗り物酔いに効くツボ**

①百会 ④翳風 ⑰内関 ⑲合谷 ㉑風池 ㉓天柱 ㉘肝兪

● **便秘に効くツボ**

⑪中脘 ⑭天枢 ⑮大巨 ⑱神門 ⑲合谷 ㉙脾兪 ㉛三焦兪 ㉝大腸兪 ㉞小腸兪 ㉟曲池 ㊱手の三里 ㊲足の三里 ㊳三陰交 ㊴太谿

● **首・肩こりに効くツボ**

①百会 ④翳風 ⑥気舎 ㉑風池 ㉒天髎 ㉓天柱 ㉔大椎 ㉕肩井 ㉖肺兪

● **高血圧に効くツボ**

①百会 ⑫期門 ⑯関元 ⑲合谷 ㉓天柱 ㉗心兪 ㉜腎兪 ㉟曲池 ㊳三陰交 ㊷湧泉

● **腰痛に効くツボ**

⑮大巨 ㉜腎兪 ㉝大腸兪 ㊲足の三里 ㊳三陰交 ㊷湧泉

● **頭痛・頭重に効くツボ**

①百会 ②通天 ③完骨 ⑤天容 ⑥気舎 ⑦鳩尾 ㉑風池 ㉒天髎 ㉓天柱 ㉔大椎 ㉕肩井 ㉖肺兪 ㉗心兪 ㉛三焦兪 ㉟曲池

● **めまいに効くツボ**

①百会 ③完骨 ④翳風 ⑪中脘 ⑬肓兪 ㉑風池 ㉓天柱 ㉕肩井 ㉗心兪 ㉘肝兪 ㉜腎兪 ㊴太谿

● **風邪に効くツボ**

⑧中府 ⑳風府 ㉑風池 ㉖肺兪

● **倦怠感に効くツボ**

⑭天枢 ⑰内関 ⑱神門 ⑲合谷 ㉓天柱 ㉖肺兪 ㉛三焦兪 ㊲足の三里 ㊷湧泉

● **むくみに効くツボ**

㉓天柱 ㊲足の三里 ㊳三陰交 ㊷湧泉

● **息切れ・呼吸困難に効くツボ**

⑧中府 ㉖肺兪 ㉟曲池

● **耳なりに効くツボ**

④翳風 ⑬肓兪 ㉑風池 ㉓天柱 ㉜腎兪 ㊴太谿

※触って気持ちいいところを丁寧に押す。

[伊藤章子]

図 ツボ名とその位置

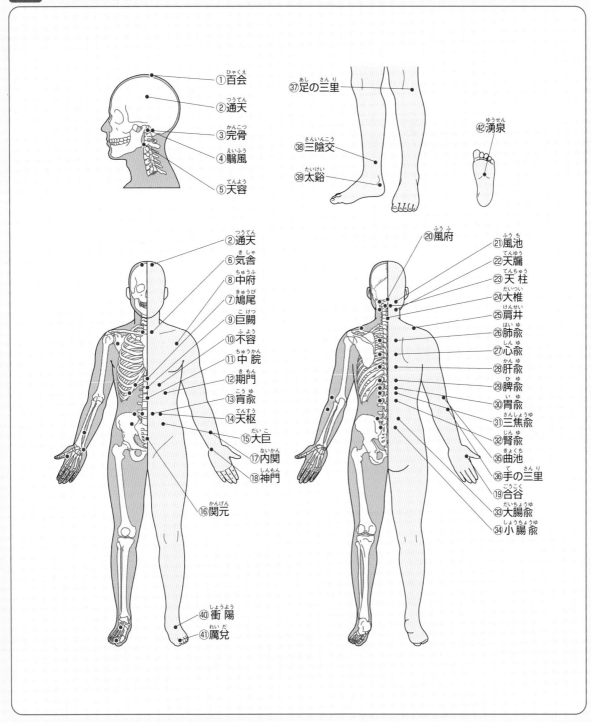

① 百会（ひゃくえ）
② 通天（つうてん）
③ 完骨（かんこつ）
④ 翳風（えいふう）
⑤ 天容（てんよう）

㊲ 足の三里（あし さんり）
㊳ 三陰交（さんいんこう）
㊴ 太谿（たいけい）
㊷ 湧泉（ゆうせん）

② 通天（つうてん）
⑥ 気舎（きしゃ）
⑧ 中府（ちゅうふ）
⑦ 鳩尾（きゅうび）
⑨ 巨闕（こけつ）
⑩ 不容（ふよう）
⑪ 中脘（ちゅうかん）
⑫ 期門（きもん）
⑬ 肓兪（こうゆ）
⑭ 天枢（てんすう）
⑮ 大巨（だいこ）
⑰ 内関（ないかん）
⑱ 神門（しんもん）
⑯ 関元（かんげん）
㊵ 衝陽（しょうよう）
㊶ 厲兌（れいだ）

⑳ 風府（ふうふ）
㉑ 風池（ふうち）
㉒ 天牖（てんゆう）
㉓ 天柱（てんちゅう）
㉔ 大椎（だいつい）
㉕ 肩井（けんせい）
㉖ 肺兪（はいゆ）
㉗ 心兪（しんゆ）
㉘ 肝兪（かんゆ）
㉙ 脾兪（ひゆ）
㉚ 胃兪（いゆ）
㉛ 三焦兪（さんしょうゆ）
㉜ 腎兪（じんゆ）
㉟ 曲池（きょくち）
㊱ 手の三里（て さんり）
⑲ 合谷（ごうこく）
㉝ 大腸兪（だいちょうゆ）
㉞ 小腸兪（しょうちょうゆ）

8 下痢

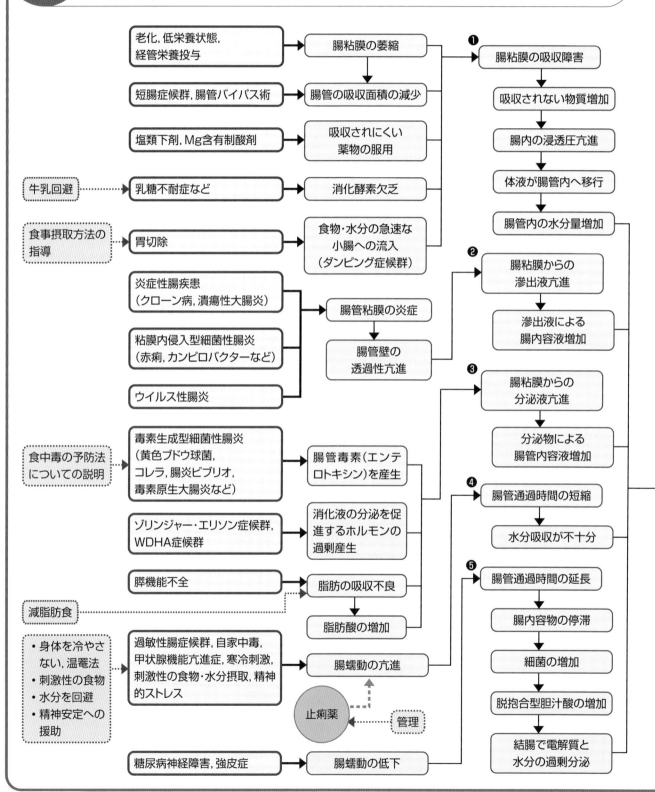

老化, 低栄養状態, 経管栄養投与 → 腸粘膜の萎縮

短腸症候群, 腸管バイパス術 → 腸管の吸収面積の減少

塩類下剤, Mg含有制酸剤 → 吸収されにくい薬物の服用

牛乳回避 ┄┄ 乳糖不耐症など → 消化酵素欠乏

食事摂取方法の指導 ┄┄ 胃切除 → 食物・水分の急速な小腸への流入（ダンピング症候群）

炎症性腸疾患（クローン病, 潰瘍性大腸炎）
粘膜内侵入型細菌性腸炎（赤痢, カンピロバクターなど）
ウイルス性腸炎
→ 腸管粘膜の炎症 → 腸管壁の透過性亢進

食中毒の予防法についての説明 ┄┄ 毒素生成型細菌性腸炎（黄色ブドウ球菌, コレラ, 腸炎ビブリオ, 毒素原生大腸炎など） → 腸管毒素（エンテロトキシン）を産生

ゾリンジャー・エリソン症候群, WDHA症候群 → 消化液の分泌を促進するホルモンの過剰産生

膵機能不全 → 脂肪の吸収不良

減脂肪食 ┄┄

脂肪酸の増加

・身体を冷やさない, 温罨法
・刺激性の食物
・水分を回避
・精神安定への援助

過敏性腸症候群, 自家中毒, 甲状腺機能亢進症, 寒冷刺激, 刺激性の食物・水分摂取, 精神的ストレス → 腸蠕動の亢進

止痢薬 ┄┄ 管理

糖尿病神経障害, 強皮症 → 腸蠕動の低下

❶ 腸粘膜の吸収障害 → 吸収されない物質増加 → 腸内の浸透圧亢進 → 体液が腸管内へ移行 → 腸管内の水分量増加

❷ 腸粘膜からの滲出液亢進 → 滲出液による腸内容液増加

❸ 腸粘膜からの分泌液亢進 → 分泌物による腸管内容液増加

❹ 腸管通過時間の短縮 → 水分吸収が不十分

❺ 腸管通過時間の延長 → 腸内容物の停滞 → 細菌の増加 → 脱抱合型胆汁酸の増加 → 結腸で電解質と水分の過剰分泌

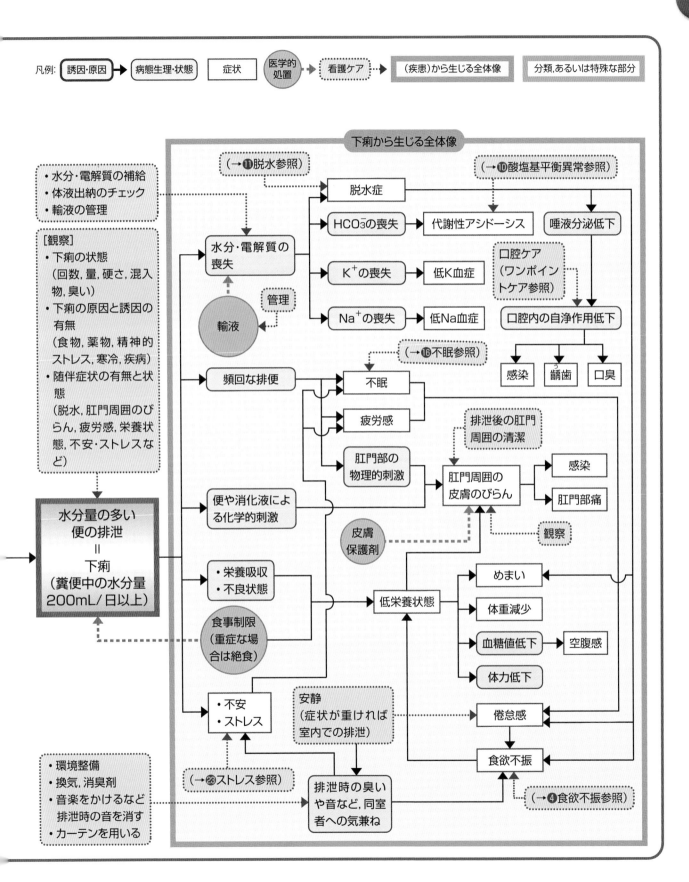

凡例: 誘因·原因 → 病態生理·状態　症状　医学的処置 ⤑ 看護ケア ⤑ （疾患）から生じる全体像　分類,あるいは特殊な部分

下痢から生じる全体像

（→⓫脱水参照）

（→➓酸塩基平衡異常参照）

- 水分·電解質の補給
- 体液出納のチェック
- 輸液の管理

脱水症

水分·電解質の喪失 → HCO₃⁻の喪失 → 代謝性アシドーシス

唾液分泌低下

K⁺の喪失 → 低K血症

口腔ケア
（ワンポイントケア参照）

Na⁺の喪失 → 低Na血症

口腔内の自浄作用低下

輸液　管理

感染　齲歯　口臭

[観察]
- 下痢の状態
 （回数, 量, 硬さ, 混入物, 臭い）
- 下痢の原因と誘因の有無
 （食物, 薬物, 精神的ストレス, 寒冷, 疾病）
- 随伴症状の有無と状態
 （脱水, 肛門周囲のびらん, 疲労感, 栄養状態, 不安·ストレスなど）

頻回な排便

（→⓰不眠参照）

不眠

疲労感

肛門部の物理的刺激

排泄後の肛門周囲の清潔

肛門周囲の皮膚のびらん → 感染

肛門部痛

便や消化液による化学的刺激

皮膚保護剤

観察

水分量の多い便の排泄
＝
下痢
（糞便中の水分量200mL/日以上）

- 栄養吸収
- 不良状態

低栄養状態

めまい

体重減少

血糖値低下 → 空腹感

体力低下

食事制限
（重症な場合は絶食）

- 不安
- ストレス

安静
（症状が重ければ室内での排泄）

倦怠感

食欲不振

- 環境整備
- 換気, 消臭剤
- 音楽をかけるなど排泄時の音を消す
- カーテンを用いる

（→㉓ストレス参照）

排泄時の臭いや音など, 同室者への気兼ね

（→❹食欲不振参照）

❽下痢　4 排泄

8 下痢

I 症状が生じる病態生理

1. 下痢とは

「下痢は，1日の糞便中の水分量が 200mL 以上（または，糞便の重量が 200g/ 日以上）」[1] と定義されている。

つまり，糞便中に水分量が増加し，正常な固形状態ではなくなり，水様ないし泥状となった状態であり，通常排便回数は増加する。

成人の1日に消化管に入ってくる水分の量は，合計9000mL となる。一方，水分の吸収は，小腸で 7700mL，大腸で 1200mL となり合計 8900mL 吸収される。その残りの約 100mL が糞便中に含まれるとされる（表1）。

2. 下痢のメカニズム

下痢はその発生機序により次の5つに分類される（表2・3）。

1）腸粘膜の吸収障害（浸透圧性下痢）❶

原因として，

❶ 老化や低栄養状態，または経管栄養の長期投与により腸粘膜の萎縮が起こる場合や短腸症候群や腸管バイパ

ス術によって腸管の吸収面積が減少する場合

❷ 塩類下剤やマグネシウム含有の制酸剤など本来腸管から吸収されにくい薬物の服用

❸ 乳糖不耐症など消化酵素の欠乏

表1 1日の消化管における水分の出入り

入ってくる水の量		出ていく水の量	
食物	800mL	小腸からの吸収	7700mL
飲料水	1500mL	大腸からの吸収	1200mL
唾液	1000mL	糞便	100mL
胃液	2000mL		
胆汁	500mL		
膵液	700mL		
腸液	2500mL		
計	9000mL	計	9000mL

（文献 2，p107 より）

表2 下痢の分類

①腸粘膜の吸収障害：浸透圧性下痢

②腸粘膜からの滲出液亢進：滲出性下痢

③腸粘膜からの分泌液亢進：分泌性下痢

④腸管通過時間の短縮：腸蠕動亢進による下痢

⑤腸管通過時間の延長：腸蠕動低下による下痢

（文献 1 より一部改変）

表3 下痢の原因

便性状や症状の特徴	考えられる原因
● 急激に起こり，腹痛，発熱を伴う	細菌感染による腸炎，潰瘍性大腸炎の電撃型など
● 水のような便（水様便）。吐きけや腹痛を伴う	急性胃炎，腸炎など
● 粘液や血液が混じった粘血便で，下痢と便秘を繰り返す。下腹部痛がある	潰瘍性大腸炎，大腸がんなど
● 便意が頻繁にあり，下痢を繰り返す。腹痛を伴う	過敏性腸症候群（下痢型）など
● 若年者に多く，慢性的。中等度の発熱，腹痛，体重減少がある	クローン病など
● 脂肪便。体重減少，むくみ，貧血，皮下出血がある	吸収不良症候群など
● 水様性下痢で始まり，そのうち血性の下痢となる	細菌性赤痢，アメーバ赤痢，腸管出血性大腸菌による下痢など
● 無臭性の米のとぎ汁状の便。大量の下痢による急速な脱水症状（低血圧，頻脈，皮膚乾燥皺など）	コレラなど

（文献 3，p63 より）

❹胃切除により消化される前に食物や水分が急速に小腸に流入（ダンピング症候群）

などがあげられる。

これらの何らかの原因で腸粘膜からの吸収が障害されると，未消化な物質が腸内に増加する。その結果，腸内の浸透圧が亢進し腸壁から体液が腸管内に移動することにより，腸管内の水分量が増加して下痢が生じる。

2）腸粘膜からの滲出液亢進（滲出性下痢）❷

クローン病や潰瘍性大腸炎などの炎症性腸疾患，赤痢やカンピロバクターなどの粘膜内進入型の細菌性腸炎，ウイルス性腸炎などにより，腸管粘膜に炎症が生じることによって起こる。

炎症は血管が拡張して充血状態を起こす。そうすると，毛細血管は血液を満たし押し広げられることになり，毛細血管の内皮細胞と内皮細胞のつなぎ目が離れ，隙間が大きくなる。そのため，腸管粘膜が炎症を起こすと，腸管壁透過性が亢進し，毛細血管の隙間から血漿タンパクや血球成分が漏れ出す（滲出）。これらの滲出液が腸管内に増加することによって，大腸での水分吸収が間に合わず，糞便中の水分量が増加し，下痢となる。

3）腸粘膜からの分泌液亢進（分泌性下痢）❸

黄色ブドウ球菌，コレラ，腸炎ビブリオ，毒素原性大腸菌，ウエルシュ菌，サルモネラなどは毒素生成型細菌性腸炎といい，その名のとおり，毒素をもつ。毒素のなかでも腸管毒素（エンテロトキシン）を産生し，腸管にはたらきかけ腸粘膜からの分泌を促進する。

消化液の分泌を促進するホルモンを過剰産生するものとして，ゾリンジャー・エリソン症候群とWDHA症候群（水様下痢低カリウム血症無胃酸症症候群）があげられる。前者はガストリンを産生し胃液分泌を促進し，後者はVIP（血管作動性腸管ポリペプチド）を産生し腸液分泌を亢進する。

また，膵機能不全（慢性膵炎，膵切除術後）により膵液の分泌が不十分になる。その結果，膵液によって主に消化を担われている脂肪の吸収不良が起こる。そのため腸管内の脂肪が増え，その脂肪が分解されることによって生じる脂肪酸も増加する。その脂肪酸の刺激で，腸粘膜からの分泌が亢進し，腸管内に分泌物が増加することによって，大腸での水分吸収が相対的に低下し糞便中の水分量が増加する。

4）腸管通過時間の短縮（腸蠕動亢進による下痢）❹

過敏性腸症候群，甲状腺機能亢進症，寒冷刺激，刺激性の食物・水分，精神的ストレスによる副交感神経優位などにより，腸蠕動の亢進が起きて生じる。

腸蠕動が亢進すると，腸内容物が腸管を通過する時間が短くなり，大腸での水分吸収が十分になされないうちに排便されるため，水分を多く含んだ糞便となる。

5）腸管通過時間の延長（腸蠕動低下による下痢）❺

糖尿病神経障害によって副交感神経が抑制されたり，膠原病の1つである強皮症によって消化器の筋肉の線維化が起こったりすると，腸蠕動が低下し，腸管通過時間が延長する。

腸管通過時間が延長すると，腸内容物が停滞し，細菌が増加する。その腸内細菌が胆汁酸にはたらきかけ，脱水酸化反応が起こると，一次胆汁酸から二次胆汁酸となる。これによって，腸上皮細胞の cyclic AMP 値を高め電解質と水分の過剰分泌をきたし，下痢となる。

3. 下痢から生じる症状

1 水分や電解質の喪失

激しくなると，脱水症，代謝性アシドーシス，低カリウム（K）血症，低ナトリウム（Na）血症が生じる。

2 肛門周囲の皮膚のびらん

頻回の排便と拭きとりによる物理的刺激や，便や消化液の化学的刺激による。腸から十分に栄養が吸収されないこと，症状によっては絶食をしなければならないことから生じる低栄養状態も影響を及ぼしている。

3 倦怠感

頻回の排便・脱力感によって軽度の疲労を感じたり，低栄養状態で体力が低下していたりすることによる。

4 不安・ストレス

長期間の下痢による栄養低下の心配や，室内での排便による同室者への気兼ね，頻回の排便による行動の抑制などにより生じる。

II 看護ケアとその根拠

1. 下痢の観察ポイント

1 下痢の状態 (図1)

回数，量，硬さ，混入物，臭い

2 下痢の原因と誘因の有無

食物，薬物，精神的ストレス，寒冷，疾病

3 随伴症状の有無と状態

水分・電解質異常[*1]，肛門周囲の皮膚のびらん，低栄養状態[*2]，全身倦怠感，食欲不振，不安，ストレス，不眠

赤痢など滲出性下痢の場合は血液や膿の混入がみられる。また，下痢の原因と誘発するものを把握することにより，その原因にそって適切で焦点のあった看護ケアを行うことができる。随伴症状は，その起こるメカニズムについて前述したが，常にそれらが起こる危険性を理解し，早期発見，早期対処ができるように心がける。

＊1：水分・電解質異常

- 脱水：BUN15mg/dL 以上，ケトン体陽性，尿比重 1.025 以上

- 低カリウム（K）血症：K2.0mEq/L 以下
- 低ナトリウム（Na）血症：Na135mEq/L 以下

＊2：低栄養状態

- 血漿タンパク 6.0g/dL 以下，アルブミン 2.5g/dL 以下

2. 下痢の看護ケア

1）安静

体動により腸管の蠕動運動も亢進するため，腸蠕動の鎮静をはかるために安静を保つことが大切になる。

1 心身を安静にする

不安・恐怖などのストレスを除去する。頻回の下痢によって体力を消耗している患者は，床上排泄やポータブルトイレの使用となることがある。その場合には，他の患者や看護師への遠慮がかえってストレスを増強してしまうことがある。そのため，排泄には消音（音楽や水の流れる音などをながす），換気（消臭），カーテンを用いてプライバシーを確保するなど工夫していく必要がある。

▶精神的ストレスは自律神経失調となり副交感神経を刺激し腸蠕動を亢進させてしまう。

2 腹圧を加えないようにする

図1 ブリストル便形状スケール

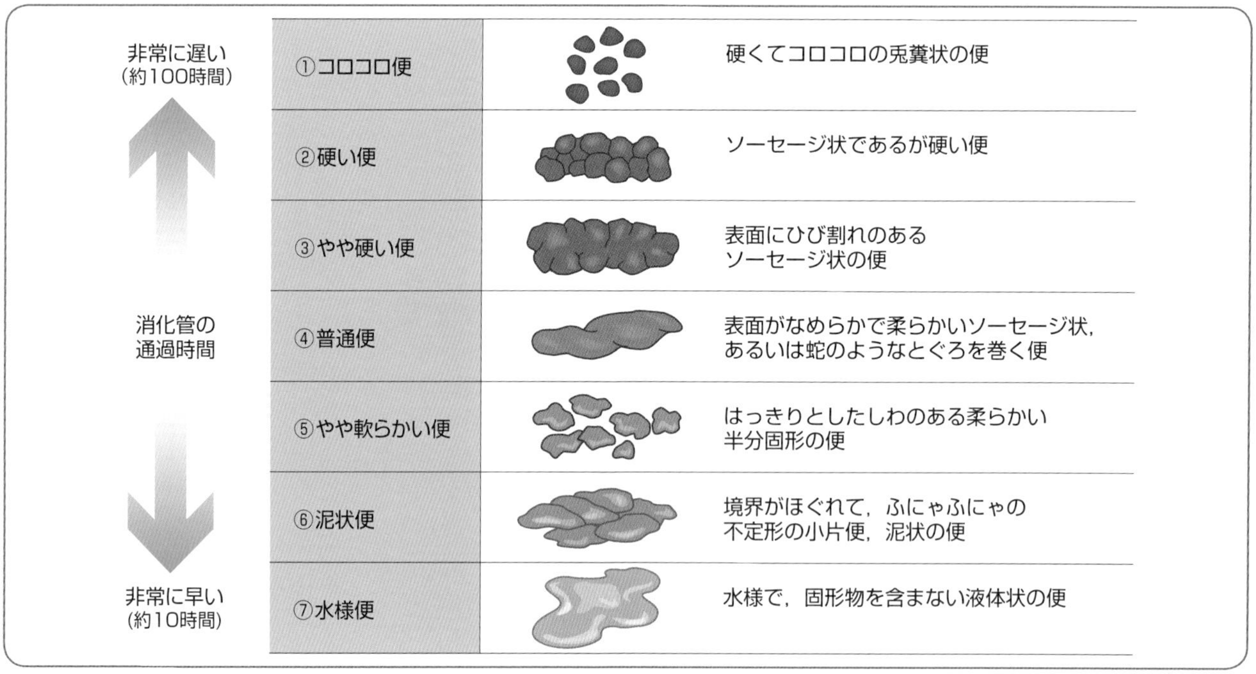

消化管の通過時間			
非常に遅い（約100時間） ↑	①コロコロ便		硬くてコロコロの兎糞状の便
	②硬い便		ソーセージ状であるが硬い便
	③やや硬い便		表面にひび割れのあるソーセージ状の便
消化管の通過時間	④普通便		表面がなめらかで柔らかいソーセージ状，あるいは蛇のようなとぐろを巻く便
	⑤やや軟らかい便		はっきりとしたしわのある柔らかい半分固形の便
	⑥泥状便		境界がほぐれて，ふにゃふにゃの不定形の小片便，泥状の便
非常に早い（約10時間） ↓	⑦水様便		水様で，固形物を含まない液体状の便

▶腹圧，腹部の圧迫，マッサージなどは腹部を直接刺激することとなるので避ける。

2）腹部の保温

身体を冷やさないように衣服を調節する。湯たんぽ，温枕，使い捨てカイロ，電気毛布などを使用する。温罨法時には温熱による皮膚の火傷をしないように注意する。入浴も保温効果があるが，体力を消耗させるので，疲労感が強い患者は避けるようにする。炎症所見のある場合は，炎症を増悪させるおそれがあるため，温罨法は行わない。

▶腹部が冷えると腸管を刺激して，腸蠕動を亢進させてしまう。温熱は鎮静作用があるほか，腹部を温めることによって消化管の循環血液量を増加させ，消化吸収を促す効果も期待できる。

3）食事

食事は腸蠕動を亢進させるため，便の性状などを観察しながら消化吸収に無理のない食材と調理法を選ぶ。症状が激しい場合は絶食とし，その後流動食，半流動食，粥食，軟食の順に進めていく。

1 消化のよい食品の摂取

▶脂肪や多量の糖質は消化・吸収障害を起こしやすいので，炭水化物を中心とした食事とする。食物繊維（不溶性）は食物残渣となり機械的刺激によって腸蠕動を亢進させるため避ける。

2 水分・電解質の補給

下痢によって，水分や電解質は喪失するため，脱水症予防の必要がある。水分は下痢の状態，回数に注意しながら，少量ずつ補給していく。水分の内容は，スポーツドリンクや水・塩・砂糖を混ぜたものがよいが，意識障害などで経口摂取できない場合は輸液療法を行う。

3 禁忌

冷たいもの，コリン・ヒスタミンを多く含む食品（なす，きのこ類，ほうれん草，そば），酸味のある食品，炭酸飲料，乳製品，生の魚介類（カニ，エビ，イカなど）。

▶コリンやヒスタミンは副交感神経を刺激して腸蠕動を亢進させる。酸味のある食品，炭酸飲料，乳製品は吸収障害や腸蠕動の亢進をきたす。生の魚介類はサルモネラ菌，連鎖球菌などの菌が繁殖していることがあり，下痢を誘発する可能性がある。

4 ダンピング症候群の場合は，少量・頻回食にする

できるだけ1回の食事量を減らし，食事の回数を増やすようにし，食後30分は起座位になって休むとよい。

▶ダンピング症候群は，胃切除により幽門が欠如し，食塊が胃に貯留せずに小腸へ急速に流入するために起こる。

5 乳糖不耐症では牛乳を回避する

▶乳糖不耐症では乳糖を消化するラクターゼという消化酵素が欠如しているために起こるので，牛乳を回避すれば下痢は生じない。

6 膵機能不全では減脂肪食とする

▶膵機能不全の場合は，膵液を分泌するのが困難なため，膵液によって主に消化されている脂肪の消化困難によって下痢が発生するものである。

7 経管栄養投与の場合

栄養剤は人肌温度に温め，投与速度をゆっくりとする。また，栄養剤は開封後すぐに使用し，容器の消毒も徹底するなど，衛生面に注意する。それでも症状が改善しなければ栄養剤内容の変更について検討をしていく。

▶原因としては，投与速度，細菌感染，そして栄養剤の浸透圧や成分があげられる。長期の絶食により，腸粘膜の萎縮が起こり，消化吸収能力が低下しているため，下痢が起こりやすい。

▶近年，半固形化栄養剤は下痢への効果があると知られている。噴門，幽門，そして瘻孔部の通過性を低下させることで，下痢だけではなく，胃食道逆流の減少，食後高血糖の改善，そして瘻孔からの栄養剤リークの改善も期待できるとされている[6]。

4）清潔

1 肛門周囲の清潔

排便後は肛門周囲の清浄化を図るために洗浄器付き便座を用いて洗浄したり，乾燥させたりする。発赤や軽度のびらん（Grade 1～2）がある場合は，皮膚保護剤の散布を行い，重症のびらんや潰瘍（Grade 3～4）の場合は皮膚保護剤や創傷被覆剤を貼付する（表4）。

▶便や消化液による化学的刺激や頻回の排便による肛門部の物理的刺激によって，肛門周囲の皮膚のびらんが起こりやすくなっており，感染の原因となる。また，頻回の拭きとりによって皮脂膜が失われる可能性があるので，湿ガーゼでおさえるように汚れを落とし，保護クリームなどで油分を補うようにする。

2 口腔の清潔

▶下痢が続き，脱水症や絶食により唾液の分泌が減少すると，口腔内の自浄作用が低下し，感染しやすくなったり，虫歯が発生しやすくなる。また，口臭による不快感も強くなるため，口腔の清潔を行うよう

表4 肛門周囲皮膚障害の重症度分類（原田分類）

Grade 0	皮膚障害なし
Grade 1	紅斑があり，瘙痒感や疼痛を伴うもの
Grade 2	紅斑，浸軟，軽度のびらんを認め，疼痛を伴うもの
Grade 3	多発性びらんを認め，出血，熱感や疼痛が持続するもの
Grade 4	難治性*のびらん，潰瘍で出血や灼熱感，激痛を伴うもの

＊4週間以上持続

（文献4より）

にする。

5）薬物療法，輸液療法の管理

　下痢に対して止痢剤が用いられることがあるが，止痢剤の過剰投与は便秘を起こすため，排便状態を観察しながら投与量を考えていく。

　水分・電解質異常や低栄養状態に対して輸液療法を行う場合，水分出納と栄養状態をチェックしながら管理する。特に小児や高齢者は水分・電解質異常を生じやすいので注意して観察する。本人の訴えのない場合でも，水分出納の管理をおこたらないようにする。

6）食中毒の予防（表5）

　生の魚介類にみられる腸炎ビブリオ，卵の殻についているサルモネラ，鼻腔・口腔粘膜や傷口にみられる黄色ブドウ球菌などさまざまな食中毒を起こす菌が存在し，下痢を発症させる。

　▶特に食中毒が原因となって下痢を発症した人に対しては，食中毒の予防策を理解してもらい，今後繰り返さないようにする必要がある。

[中野渡明日香]

表5 食中毒の予防策の3原則

①清潔
　調理者と調理用具の清潔に心がけ，手指に傷やおできがある場合は黄色ブドウ球菌がいるため，ゴム手袋を使用し，調理器具は熱湯や煮沸消毒を行い，十分に乾燥させる。

②迅速
　食品を買ってきたらできるだけ早く調理するようにする。生ものは特に注意する。

③加熱と冷却
　一般的に細菌は熱に弱いため，調理する際には食品はできる限り加熱するようにする。冷却しても細菌は死なないが，冷却することにより細菌の増殖は防ぐことができるので，5℃以下に冷却する。

（文献5より）

《引用文献》
1）松枝啓：便通異常．黒川清ほか編，EBM 現代内科学，pp175-178，金芳堂，1997．
2）佐々木誠一，佐藤健次編：コメディカルの基礎生理学．p107，廣川書店，1996．
3）大久保昭行監：健康の地図帳．p63，講談社，1997．
4）原田俊子：回腸肛門吻合術後肛門周囲皮膚障害に対する重症度分類の試みとスキンケアの実際．日本ストーマリハビリテーション学会誌 6（1）：85，1990．
5）厚生省生活衛生局食品保健課編：食中毒予防読本（改訂版）．社会保険出版社．
6）蟹江治郎・他：栄養投与の工夫—固形化栄養の知識．消化器内視鏡 20（1）：65-70，2008．

《参考文献》
● 山田洋子：下痢患者のアセスメントと援助の実際．月刊ナーシング 16（7）：72-77，1996．
● 金井弘一編：病態生理Ⅰ 症候編．pp25-28，へるす出版，1996．
● 山岸節子編：自分で描ける病態関連図．pp10-13，照林社，2000．
● 内野治人編著：病態生理よりみた内科学（改訂2版）．p109，金芳堂，1992．
● 安田智美・他：下痢改善のための援助技術．看護技術 41（12）：37-41，1995．
● 道又元裕：ケアの根拠—看護の疑問に答える151のエビデンス．p73，日本看護協会出版会，2008．
● 小岡亜希子・他：療養病床において経管栄養を受ける高齢者の排便の実態と下痢に関する要因．老年看護学 20（2）：83-91，2016．

NOTE

9 尿失禁

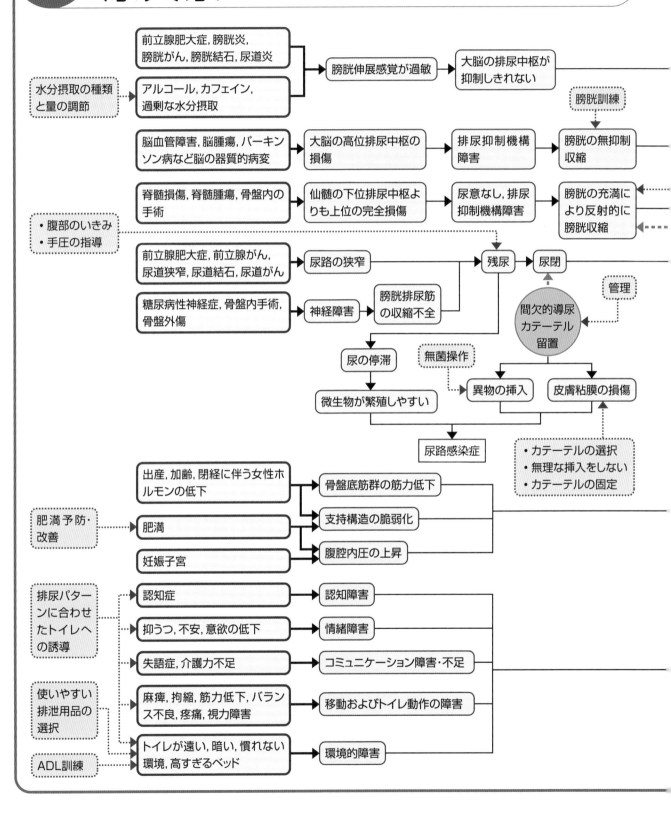

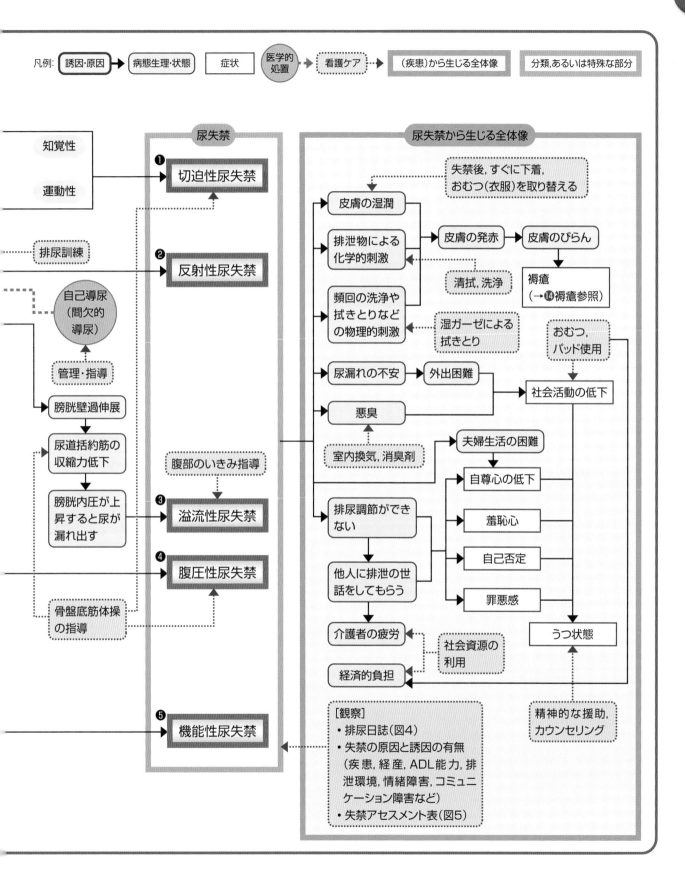

凡例: 誘因・原因 → 病態生理・状態 症状 医学的処置 ⇢ 看護ケア ⇢ （疾患）から生じる全体像 分類，あるいは特殊な部分

尿失禁

知覚性

運動性

❶ 切迫性尿失禁

排尿訓練

❷ 反射性尿失禁

自己導尿（間欠的導尿）

管理・指導

膀胱壁過伸展

尿道括約筋の収縮力低下

膀胱内圧が上昇すると尿が漏れ出す

腹部のいきみ指導

❸ 溢流性尿失禁

❹ 腹圧性尿失禁

骨盤底筋体操の指導

❺ 機能性尿失禁

尿失禁から生じる全体像

失禁後，すぐに下着，おむつ（衣服）を取り替える

皮膚の湿潤

排泄物による化学的刺激 → 皮膚の発赤 → 皮膚のびらん

清拭，洗浄

褥瘡（→⑭褥瘡参照）

頻回の洗浄や拭きとりなどの物理的刺激

湿ガーゼによる拭きとり

おむつ，パッド使用

尿漏れの不安 → 外出困難

悪臭

社会活動の低下

室内換気，消臭剤

夫婦生活の困難

排尿調節ができない

自尊心の低下

羞恥心

他人に排泄の世話をしてもらう

自己否定

罪悪感

介護者の疲労

社会資源の利用

うつ状態

経済的負担

[観察]
・排尿日誌（図4）
・失禁の原因と誘因の有無（疾患，経産，ADL能力，排泄環境，情緒障害，コミュニケーション障害など）
・失禁アセスメント表（図5）

精神的な援助，カウンセリング

❾ 尿失禁 ４ 排泄

95

9 尿失禁

I 症状が生じる病態生理

1. 尿失禁とは

　国際禁制学会では，「尿失禁は不随意，あるいは無意識な漏れが，衛生的，または社会的に問題となった状態」と1988年に定義された。しかし2002年に定義は変更され，「いかなる不随意な尿漏れの訴えをも尿失禁という」となった。問題となった場合に尿失禁となる表現が削除された。

　尿失禁の種類としては，切迫性尿失禁，反射性尿失禁，溢流性尿失禁，腹圧性尿失禁，機能性尿失禁が主なものである。原因としては，排尿に関する神経の損傷や排尿筋の障害，そしてトイレが遠すぎて間に合わないといった環境の問題など多岐にわたる。

2. 尿失禁の起こるメカニズム

1) 排尿のメカニズム（図1）

　排尿のメカニズムは「蓄尿」と「尿排出」の2つに大きく分かれる。

1 「蓄尿」のメカニズム

❶膀胱に尿が充満する。

❷膀胱壁の伸展受容体からの刺激が，骨盤神経（副交感神経）を介して大脳にある高位排尿中枢に伝達される。

❸一般に膀胱容量が150〜300mLに達すると初めて尿意を感じるが，まだ膀胱の収縮は抑えられている。

❹大脳の高位排尿中枢からの排尿抑制指令により，脳幹にある上位排尿中枢が抑制される。その結果，下腹神経（交感神経）を介して内尿道括約筋を収縮させ，下位排尿中枢から骨盤神経を介して膀胱を弛緩させ，陰部神経（体性神経）を介して外尿道括約筋を収縮させる。

❺以上により，膀胱が弛緩し尿道が収縮しているため，尿は漏れることなく「蓄尿」することができる。

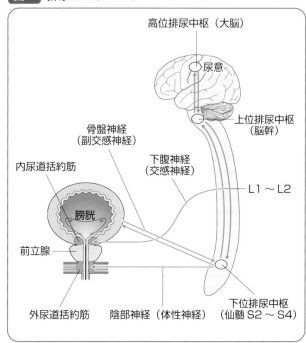

図1 排尿のメカニズム

　高位排尿中枢（大脳）
　尿意
　上位排尿中枢（脳幹）
　骨盤神経（副交感神経）
　下腹神経（交感神経）
　内尿道括約筋
　L1〜L2
　膀胱
　前立腺
　外尿道括約筋　　陰部神経（体性神経）　　下位排尿中枢（仙髄S2〜S4）

（文献1，p142を一部改変）

2 「尿排出」のメカニズム

❶十分な尿意を感じ，排尿の準備が整うと，高位排尿中枢からの上位排尿中枢の抑制が解除される。

❷上位排尿中枢による指令が仙髄にある下位排尿中枢に届き排尿反射が起こり，陰部神経を介して外尿道括約筋が弛緩し，骨盤神経を介して膀胱利尿筋が収縮する。

❸同時に下腹神経を介して内尿道括約筋が弛緩し，膀胱内の尿が排出される。

3. 尿失禁の分類（図2）および原因

1) 切迫性尿失禁❶

　切迫性尿失禁は，突然，強い尿意を生じ，我慢できずに尿が漏れてしまう状態である。知覚性切迫性尿失禁と運動性切迫性尿失禁の2種類がある。

　知覚性切迫性尿失禁は，前立腺肥大症，膀胱炎，膀胱がん，膀胱結石，尿道炎などにより膀胱伸展感覚が敏感になり，膀胱に尿が少したまっただけで強い尿意を感じ

図2 尿失禁の分類

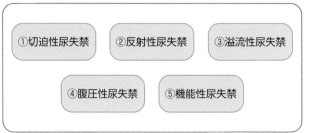

①切迫性尿失禁　②反射性尿失禁　③溢流性尿失禁

④腹圧性尿失禁　⑤機能性尿失禁

（文献2より一部改変）

ることにより生じる。その尿意を大脳の高位排尿中枢において抑制しきれないため我慢できずに尿が漏れてしまう。

　運動性切迫性尿失禁は，脳血管障害，脳腫瘍，パーキンソン病など脳の器質的病変が大脳の高位排尿中枢を損傷するために起こる。そのため，大脳が作用している排尿抑制がうまくはたらかなくなり，膀胱が無抑制収縮を起こす。

2）反射性尿失禁❷

　反射性尿失禁は，膀胱にある程度尿がたまると，尿意なしに反射的に尿が漏れる状態である。

　脊髄損傷，脊髄腫瘍，骨盤内の手術などにより，仙髄の下位排尿中枢よりも上部に損傷が起きた場合に起こる。脳の高位排尿中枢の障害により，尿意がなく，排尿抑制もできない状態となる。

　したがって，膀胱がある程度充満すると，尿意なしに反射的に膀胱が収縮して，尿が排出されてしまう。

3）溢流性尿失禁❸

　尿閉により膀胱が充満している状態で，さらに腹圧の上昇や腎からの尿の流入によって膀胱内圧が上昇することで，尿道の収縮力が耐え切れなくなり，尿が漏れ出す状態である。尿閉により膀胱の過伸展の状態が続くと，尿道括約筋の収縮力低下の影響も受けるため，膀胱内圧の上昇とともに尿が漏れやすくなる。

　尿閉の原因としては，❶尿路の狭窄（前立腺肥大，前立腺がん，尿道狭窄，尿道結石，尿道がんなど），❷膀胱排尿筋の収縮不全（糖尿病性神経症，骨盤内手術，骨盤外傷などによる神経障害）がある。

　膀胱内の残尿が増え，尿の停留によって微生物が繁殖しやすくなっていることや間欠的導尿，カテーテル留置によって尿路感染が起こりやすい状態となっている。

図3 腹圧性尿失禁

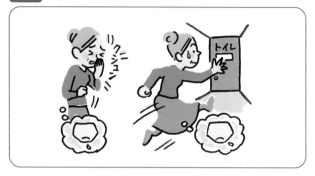

4）腹圧性尿失禁❹（図3）

　咳やくしゃみ，重いものを持ったりするなど腹圧がかかるときに尿が漏れる状態をいう。

　原因としては，出産，加齢，閉経に伴う女性ホルモンの低下，肥満による骨盤底筋群の筋力低下や支持構造の脆弱化，そして肥満や妊娠子宮による腹腔内圧の上昇があげられる。

　したがって，腹圧性尿失禁は女性に多い。

5）機能性尿失禁❺

　泌尿器系の疾患や排尿に関する神経の損傷はないが，他の理由で尿失禁をきたす状態をいう。

　原因としては，❶認知障害（認知症など），❷情緒障害（抑うつ，不安，意欲の低下），❸コミュニケーション障害・不足（失語症，介護力不足），❹移動およびトイレ動作の障害（麻痺，拘縮，筋力低下，バランス不良，疼痛，視力障害），❺環境的障害（トイレが遠い，暗い，慣れない環境，高すぎるベッド）などがあげられる。

4. 尿失禁に伴って生じる症状

■ 皮膚の発赤，びらん，褥瘡

　尿失禁によって下着や衣服が汚染された状態が続くと，皮膚は湿潤し，排泄物による化学的刺激が生じ，そのうえ，頻回の洗浄や拭きとりなどの物理的刺激も加わり，生じやすくなる。

■ 社会活動の低下

　尿の臭いや尿漏れが気になって外出しにくくなる。

■ 自尊心の低下，羞恥心，自己否定，罪悪感

　排尿調節ができないということや他人に排泄の世話をしてもらわなければならない。それらと前述した社会活動の低下により，うつ状態となることも少なくない。

4 介護者の疲労

24時間手が抜けない介護動作の負担といった身体的疲労に加えて，排泄物の取扱いや相手との人間関係からくる精神的疲労を理解する。

5 経済的負担

おむつを使用する際は，経済的負担がかかるので，それを考慮する必要がある。

Ⅱ 看護ケアとその根拠

1. 尿失禁の観察ポイント

排尿日誌（図4）により，尿意の有無，排尿量・回数・間隔，失禁時の状態などがわかる。これを2〜3日間続けることにより，排尿パターンを把握することができ，排尿の予測に基づいてトイレへの誘導が行える。

この排尿日誌と関連要因を把握したうえで，失禁アセスメント表（図5）を使用する。この失禁アセスメント表を用いることで，尿失禁の種類・原因を特定することができ，その原因に焦点を当てた，適切な看護を行うことができる。

2. 尿失禁の看護ケア

1）切迫性尿失禁

1 水分摂取の種類と量の調節

アルコールやカフェインを避けるようにする。

▶アルコールやカフェインは，膀胱伸展受容器にはたらきかけて膀胱過敏状態になる。その結果，頻尿，尿意切迫となり切迫性尿失禁を起こす。

図4 排尿日誌の記入例

患者氏名（○○太郎）　性（男）　年齢（78歳）

		尿意の有無	排尿誘導の有無	1回排尿量（mL）	失禁量(g)	飲水量(mL)	備　考
							○月　×日
AM	6:00	×	○	30	200		誘導時すでに失禁　入眠中
	7:00						
	8:00					茶　200	
	9:00	○	×	0	80		尿意あるがトイレまで間に合わず。
	10:00					ジュース 200	
	11:00	○	○	100	少		誘導時尿意もあり。ベッドサイドにて排尿する。
	12:00					茶　200	
PM	1:00	○	○		50		
	2:00						リハビリ中
	3:00	×	○	30	120	牛乳　200	誘導時すでに失禁あり。
	4:00	○	×	100	少		
	5:00					茶　200	
	6:00	○	×	70	50		尿意あり。トイレまで歩行中に尿漏れあり。
	7:00						
	8:00						
	9:00	○	×	100	10	水　150	不眠のため，ネルボン1錠内服
	10:00						
	11:00						
	12:00	×	○	50	100		睡眠中
AM	1:00						
	2:00						
	3:00	×	○	0	50		睡眠中誘導するが出ない。
	4:00						
	5:00						
	1日の合計			480	660	1150	

（文献3より）

98

図5 失禁アセスメント表

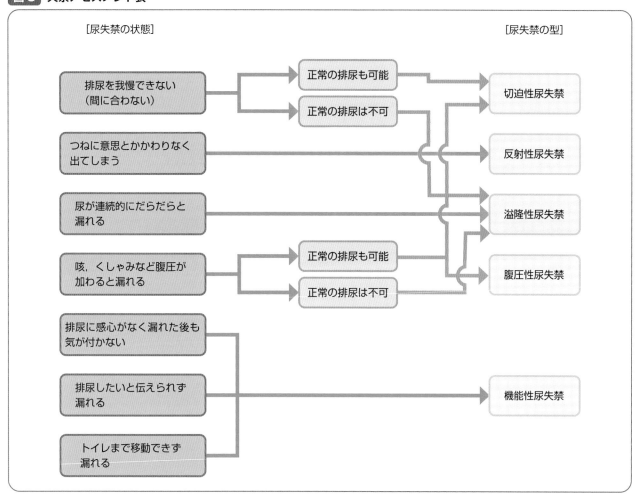

2 膀胱訓練

尿意を感じてから，数分排尿を我慢し，徐々に排尿の間隔を延ばしていく。2〜3時間の排尿間隔を目標とする。

▶膀胱容量が少ないと膀胱伸展受容体への刺激を促進してしまうので，膀胱容量を増やしていく必要がある。

3 骨盤底筋訓練（図6）

▶尿意を感じても，我慢できるように随意筋である骨盤底筋群を強化する。

2) 反射性尿失禁

1 排尿訓練

❶排尿反射を誘発させるトリガーポイントをみつける。部位としては，膀胱の直上・左右，恥骨結合上が効果的である。

❷そのトリガーポイントにタッピングを行う（5秒間に7〜8回ペース）。

❸上記の方法で効果がない場合は，大腿内側，陰茎体部，会陰部のマッサージを試みる。

❹排尿日誌をもとに，定期的（3〜4時間ごと）に排尿を誘発させる。

2 自己導尿（間欠的導尿）

排尿反射がない場合や排尿反射が弱い場合には，自己導尿が必要となる。1日に5〜6回の導尿を行う。

▶反射性尿失禁は，尿意がなく，膀胱がある程度充満すると反射的に膀胱が収縮し，尿が排泄されてしまうので，その反射が起こる前に何らかの方法で定期的に排尿を促すことが必要となる。

3) 溢流性尿失禁

1 腹部のいきみ（バルサバ法）の指導

図6 骨盤底筋体操の姿勢

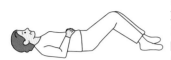

①あおむけの姿勢で

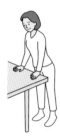

まず，あおむけに寝て足を肩の幅に開く。次に膝を少し立てる。体の力を抜き肛門と膣を閉め，閉めたままゆっくり5つ数える。もし途中で力が抜けてしまったら，また閉めなおす。筋肉が強くなれば，閉めっぱなしができるようになる。
この動作をできるだけ繰り返すこと。「あおむけ」は体をもっともリラックスさせやすい姿勢で，朝晩布団の中ですることができるので，毎日実行できる。

②四つんばいの姿勢で

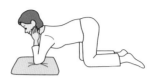

新聞を床に広げて読むときなどにできる体操である。床に膝をつき，肘を立ててそこに頭をのせる。この姿勢で肛門と膣をゆっくり閉める。閉めたままで5つ数え，また閉めなおす。この要領は他の姿勢でも同じで，新聞を読み終わるまで続ける。

③机にもたれた姿勢で

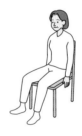

机のそばに立ち，足を肩の幅に開く。手も肩の幅に開き，机につく。体重は，全部腕にのせてしまう。背中はまっすぐにのばし，顔もあげる。肩，お腹の力を抜いて，肛門と膣を閉める。この姿勢は，骨盤底筋の動きをもっとも感じやすい姿勢で，台所や事務所の机を使ってひまをみてやってみる。

④座った姿勢で

バスや電車に乗っているとき，あるいは家でテレビを見ているときにもできる。床につけた足を肩の幅に開き，背中をまっすぐにのばし，顔をあげる。肩の力を抜き，お腹が動かないようにそしてお腹に力が入らないように気をつけながら，ゆっくり肛門と膣を閉める。

（文献5より）

2 手圧（クレーデ法）の指導

　1 2 ▶溢流性尿失禁は残尿によって膀胱が過伸展し，尿道括約筋の収縮力が低下することが原因なので，とにかく膀胱内を空にすることが大切である。

3 間欠的導尿・カテーテル留置の管理

　腹部のいきみや手圧を行っても，残尿が100mL以上ある場合は間欠的導尿，あるいはカテーテル留置が必要となる。

　　▶異物の挿入による細菌感染や皮膚粘膜の損傷の可能性があり，尿路感染症を起こしやすい。

4 尿路感染の予防

　3 を行う際には，無菌操作や，適切なカテーテルの選択（太すぎると粘膜を損傷しやすい），無理な挿入をしないこと，カテーテルの固定（多少のゆとりをもつ）を注意して行う。

4）腹圧性尿失禁

1 骨盤底筋訓練（図6）

　正しい方法で毎日継続させることが重要となる。目安としては1日100回くらいで，20〜30回を1セットとし，4〜5セットを日常生活のなかで取り入れていくようにする。

　また，定期的に自己評価し，訓練の成果について自覚することで，訓練の意欲がわき，継続して行うことができる。入浴中などに指2本を膣に軽く挿入し，収縮の程度をチェックするといった方法がある。

　　▶腹圧性尿失禁は，出産，加齢，閉経に伴う女性ホルモンの低下，肥満により，骨盤底筋群の筋力が低下することで尿が漏れやすくなった状態である。そのため，骨盤底筋を鍛え，咳やくしゃみなど腹圧が上昇したときに尿が漏れないようにすることが必要となる。

2 肥満の防止

　　▶肥満により，骨盤底筋群の筋力が低下したり，腹腔内圧が上昇したりするため，腹圧性尿失禁を増強する可能性がある。

　上記のような理由で減量する必要があることを患者に伝え，実行してもらうことが大切である。

5）機能性尿失禁

1 排尿記録をつけ，排尿パターンを把握する

100

2 排尿パターンに基づき，トイレへの誘導を行う

3 環境の整備

4 使いやすい排泄用品の選択

5 日常生活活動（ADL）の訓練

　トイレまでの標示をつけたり，トイレまで移動しやすいように手すりをつけたり，廊下を夜間でも明るくしておいたりする。また，トイレまで行くことができない患者の場合は，ポータブルトイレをベッドの横に備えておく。ズボンや下着を自分で下げられない患者に対しては，着脱しやすい介護衣を使用する。そして，排尿動作が行いやすいように ADL の訓練もあわせて行う。

　▶機能性尿失禁は，排尿機能そのものは維持されているので，排尿行為を阻害している要因について対処していくことが必要となる。

6）尿失禁から生じる症状への対処

1 失禁後速やかに下着，おむつ，衣服を取り替える

2 排尿後の洗浄・清拭

3 室内換気，消臭剤

4 おむつ・パッドの使用

5 精神的援助，カウンセリング

6 社会資源の利用（ホームヘルプサービス，デイサービス，ショートステイ，訪問看護，尿失禁の相談機関，おむつやポータブルトイレなどの排泄用具の給付サービス）

　介護の負担が特定の介護者にかからないように，介護用品や医療・福祉サービスなどの社会資源の利用を積極的に取り入れるようにすることが大切である。

　▶おむつ，パッドの使用に関しては，患者の精神的苦痛を伴う場合も少なくないため，十分に話し合う必要がある。介護者の負担が軽くなって，余裕のある介護ができるようになると，患者の状態も落ち着くものである。

[中野渡明日香]

《引用文献》

1）佐々木誠一・佐藤健次編：コメディカルの基礎生理学．pp141-142，廣川書店，1996．

2）鈴木康之：尿失禁の原因と分類．福井準之助編，失禁ケア・ガイド，pp12-21，照林社，1996．

3）野崎祥子：排泄行動の自立へ向けた排泄パターンのつかみ方．看護学雑誌 62（9）：827-829，1998．

4）鎌田ケイ子・中内浩二編著：尿失禁ケアマニュアル．日本看護協会出版会，1992．

5）西村かおる：失禁治療—改善を目指す訓練と道具について．日野原重明監，尿失禁へのアプローチ，pp84-88，医薬ジャーナル社，1991．

《参考文献》

● 小泉美佐子：排尿障害のアセスメント．月刊ナーシング 17（3）：44-53，1997．

● 金井弘一編：病態生理 I 症候編．pp85-88，へるす出版，1996．

● 小泉美佐子：排尿障害のある対象への看護介入．月刊ナーシング 17（3）：49-53，1997．

● 野崎祥子：失禁のある人の骨盤底筋体操．看護学雑誌 62（9）：833-835，1998．

● 西村かおる編著：コンチネンスケアに強くなる排泄ケアブック．pp6-9，学習研究社，2009．

● 岡村菊夫・他：高齢者失禁ガイドライン．平成 12 年度厚生科学研究費補助金（長寿科学総合研究事業）事業．2000．

NOTE

10 酸塩基平衡異常（アシドーシス）

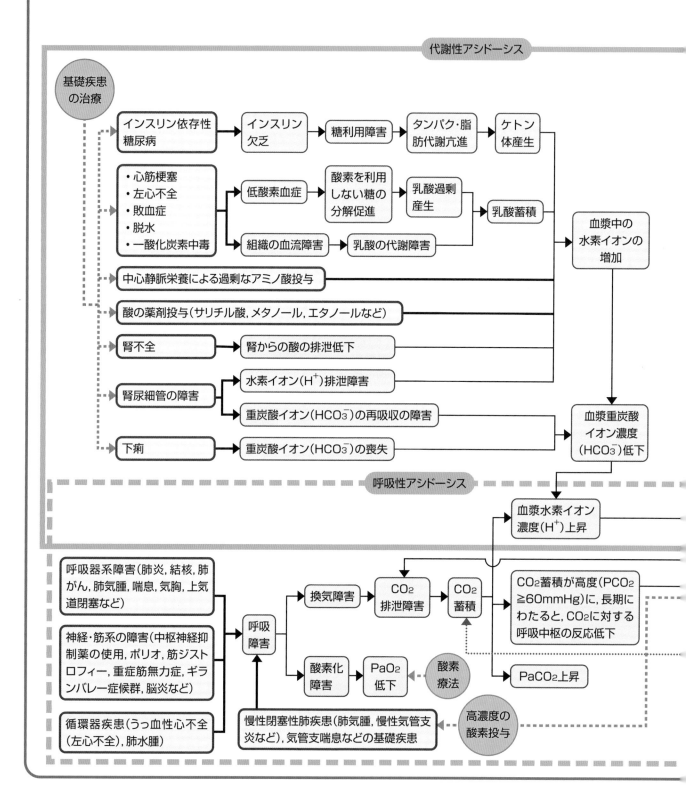

代謝性アシドーシス

基礎疾患の治療

インスリン依存性糖尿病 → インスリン欠乏 → 糖利用障害 → タンパク・脂肪代謝亢進 → ケトン体産生

・心筋梗塞
・左心不全
・敗血症
・脱水
・一酸化炭素中毒

→ 低酸素血症 → 酸素を利用しない糖の分解促進 → 乳酸過剰産生 → 乳酸蓄積

→ 組織の血流障害 → 乳酸の代謝障害

血漿中の水素イオンの増加

中心静脈栄養による過剰なアミノ酸投与

酸の薬剤投与(サリチル酸, メタノール, エタノールなど)

腎不全 → 腎からの酸の排泄低下

腎尿細管の障害 → 水素イオン(H^+)排泄障害

→ 重炭酸イオン(HCO_3^-)の再吸収の障害

下痢 → 重炭酸イオン(HCO_3^-)の喪失

血漿重炭酸イオン濃度(HCO_3^-)低下

呼吸性アシドーシス

血漿水素イオン濃度(H^+)上昇

呼吸器系障害(肺炎, 結核, 肺がん, 肺気腫, 喘息, 気胸, 上気道閉塞など)

神経・筋系の障害(中枢神経抑制薬の使用, ポリオ, 筋ジストロフィー, 重症筋無力症, ギランバレー症候群, 脳炎など)

循環器疾患(うっ血性心不全(左心不全), 肺水腫)

→ 呼吸障害 → 換気障害 → CO_2排泄障害 → CO_2蓄積

→ 酸素化障害 → PaO_2低下

慢性閉塞性肺疾患(肺気腫, 慢性気管支炎など), 気管支喘息などの基礎疾患

酸素療法

高濃度の酸素投与

CO_2蓄積が高度(PCO_2≧60mmHg)に, 長期にわたると, CO_2に対する呼吸中枢の反応低下

$PaCO_2$上昇

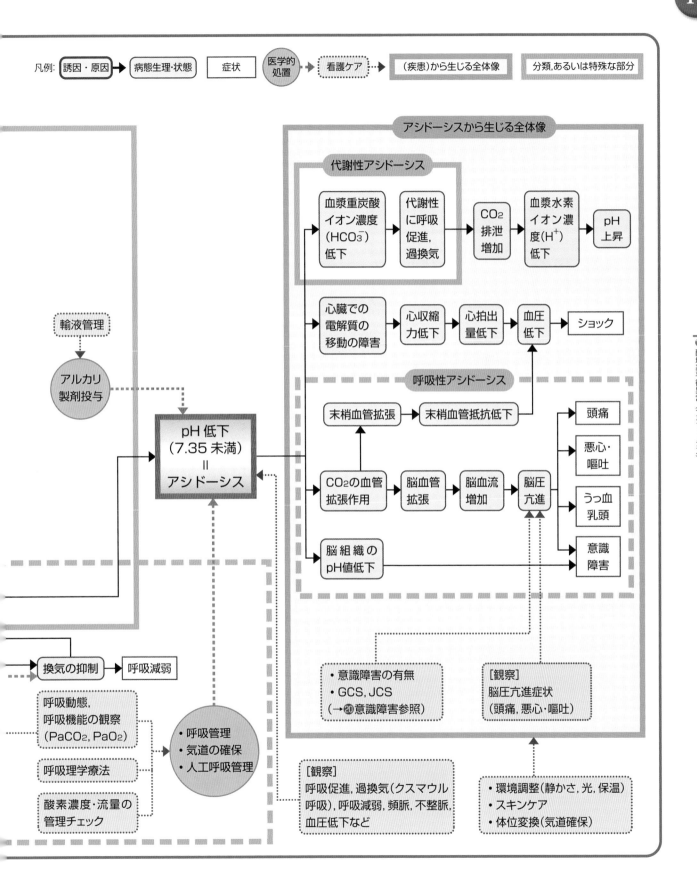

凡例: 誘因・原因 → 病態生理・状態 症状 医学的処置 ⟶ 看護ケア ⟶ （疾患）から生じる全体像 分類,あるいは特殊な部分

アシドーシスから生じる全体像

代謝性アシドーシス

血漿重炭酸イオン濃度（HCO₃⁻）低下 → 代謝性に呼吸促進,過換気 → CO₂排泄増加 → 血漿水素イオン濃度（H⁺）低下 → pH上昇

心臓での電解質の移動の障害 → 心収縮力低下 → 心拍出量低下 → 血圧低下 → ショック

輸液管理 ⟶ アルカリ製剤投与

呼吸性アシドーシス

末梢血管拡張 → 末梢血管抵抗低下

pH低下（7.35未満）＝アシドーシス

CO₂の血管拡張作用 → 脳血管拡張 → 脳血流増加 → 脳圧亢進 → 頭痛 / 悪心・嘔吐 / うっ血乳頭 / 意識障害

脳組織のpH値低下 → 意識障害

換気の抑制 → 呼吸減弱

呼吸動態,呼吸機能の観察（PaCO₂,PaO₂）

呼吸理学療法

酸素濃度・流量の管理チェック

・呼吸管理
・気道の確保
・人工呼吸管理

・意識障害の有無
・GCS, JCS
（→⑳意識障害参照）

[観察]
脳圧亢進症状（頭痛, 悪心・嘔吐）

[観察]
呼吸促進, 過換気（クスマウル呼吸）, 呼吸減弱, 頻脈, 不整脈, 血圧低下など

・環境調整（静かさ, 光, 保温）
・スキンケア
・体位変換（気道確保）

⑩ 酸塩基平衡異常（アシドーシス）

5 体液と電解質

103

10 酸塩基平衡異常（アシドーシス）

I 症状が生じる病態生理

1. 酸塩基平衡異常—アシドーシス

　血液の水素イオン濃度（pH）は, 正常では 7.35 〜 7.45 の範囲にある。これは, 酸やアルカリの負荷に対して, 体液の恒常性が維持されるように, 腎臓や肺, 細胞外液・内液による緩衝系など各種の調節機序がはたらくことによる。

　アシドーシスとは pH が 7.35 未満（酸性）ということではなく, 血液が産生に傾く病態があることを示している。何らかの原因によって, 体内に水素イオン（酸）が過剰に蓄積され, 血液の pH が 7.35 未満となり, 酸性に傾いた状態は**アシデミア**（Acidemia）と呼ぶ。

　緩衝系のうち最も大きな緩衝効果をもつのが重炭酸イオン（HCO_3^-）である。重炭酸イオンは, 水素イオン（H^+）を受け取って, 二酸化炭素の形で体外へ排出することができる。

　$HCO_3^- + H^+ \rightarrow H_2O + CO_2$

　重炭酸イオンは主に腎臓の尿細管で産生されている。

　何らかの原因によって, 体内に水素イオン（酸）が過剰に蓄積され, 血液の pH が 7.35 未満となり, 酸性に傾いた状態をアシドーシスという。アシドーシスでは, 体液の恒常性が崩れ, さまざまな症状が現れる。

2. アシドーシスのメカニズム

　アシドーシスはその原因から, 代謝性と呼吸性に分けられる（表1）。

1）代謝性アシドーシス

　代謝性アシドーシスでは何らかの原因により, 血漿の重炭酸イオン濃度（HCO_3^-）が減少し, 水素イオン濃度（H^+）が増加することにより, 血液の pH が酸性に傾く。これは, 重炭酸イオンは血中において水素イオン（酸）と結合して中和するため, 重炭酸イオンの減少が起こると血中に水素イオンが遊離したままとなり, 水素イオン

表1　アシドーシスの原因

代謝性アシドーシス	● 糖尿病, 心筋梗塞, 左心不全, 敗血症, 脱水, 一酸化炭素中毒, 悪性腫瘍, 肝不全, 先天性代謝疾患, 薬剤, 中心静脈栄養, 腎不全（尿毒症）, 腎尿細管性アシドーシス, 下痢
呼吸性アシドーシス	● 呼吸器系の障害：肺炎, 結核, 肺がん, 気胸, 肺気腫, 喘息, 上気道閉塞など ● 神経・筋肉系の障害：ポリオ, 筋ジストロフィー, 重症筋無力症, ギランバレー症候群, 脳炎, 髄膜炎などの神経・筋肉系の疾患, 睡眠薬や麻酔薬, 鎮静剤といった中枢神経抑制薬 ● 循環器疾患：左心不全, 肺水腫など ● 慢性 II 型呼吸不全に対する高濃度酸素投与

濃度（H^+）が増加することによる。

　血漿の重炭酸イオン濃度（HCO_3^-）が低下する原因としては, ①外因性の酸の負荷・体内における酸の産生の増加あるいは酸の排泄の低下, ②消化管・腎からの重炭酸イオンの喪失, に分けられる。①②に分けて, 代謝性アシドーシスの成因とその病態について次に述べる。

■ 外因性の酸の負荷・体内における酸の産生の増加あるいは酸の排泄の低下

　何らかの原因によって, 生体に酸の負荷がかかると, 血中に増加した水素イオンは重炭酸イオンと結合するため, 血漿の重炭酸イオン濃度（HCO_3^-）が低下し, アシドーシスとなる。

● 糖尿病性ケトアシドーシス

　インスリン依存性糖尿病において, 疾患自体によるインスリン欠乏やインスリン注射中止によって糖の利用障害が起こる。その結果, タンパクや脂肪の利用が促進され, それらの代謝により, ケトン体が生成される。ケトン体は, アセト酢酸, β - ヒドロキシ酪酸, アセトンの総称である。これらのケトン体が血中に蓄積する結果, 血漿の重炭酸イオン濃度（HCO_3^-）が低下し, アシドーシスとなる。

● 心筋梗塞, 左心不全, 敗血症, 脱水, 一酸化炭素中毒による乳酸アシドーシス

　上記の疾患により, 低酸素血症と組織の血流障害が起こると, 低酸素血症によって通常行われている酸素を利

用した糖の分解が障害され，酸素を利用しない非効率的な糖の分解が行われることによる乳酸の過剰産生，また組織の血流障害によって乳酸の代謝障害が起こる。乳酸が血中に蓄積する結果，血漿の重炭酸イオン濃度（HCO_3^-）が低下し，アシドーシスとなる。

- **糖尿病，悪性腫瘍，肝不全，先天性代謝疾患，薬剤による乳酸アシドーシス**

　上記により酸素の利用が障害され，酸素を利用しない非効率的な糖の分解が行われることにより乳酸が過剰に産生され，血中に蓄積する結果，血漿の重炭酸イオン濃度（HCO_3^-）が低下し，アシドーシスとなる。

- **中心静脈栄養によるアシドーシス**

　ビタミン剤無添加の中心静脈栄養の長期使用により，ビタミン B1 欠乏による糖代謝異常により乳酸が生成され，乳酸アシドーシスをきたすことがある。

- **薬剤によるアシドーシス**

　薬剤自体が酸である場合に起こり，酸が過剰に体内に入ると，血漿の重炭酸イオン濃度（HCO_3^-）が低下し，アシドーシスとなる。サリチル酸，メタノール，エタノールなどによるものがある。

- **腎不全（尿毒症）によるアシドーシス**

　腎不全により，腎からの酸の排泄が低下すると，体内に酸が増加し，血漿の重炭酸イオン濃度（HCO_3^-）が低下し，アシドーシスとなる。

- **腎尿細管性アシドーシス**

　腎の尿細管における水素イオンの排泄が障害されて，体内に酸が増加し，血漿の重炭酸イオン濃度（HCO_3^-）が低下し，アシドーシスとなる（次で述べる重炭酸イオンの再吸収障害を伴う）。

2 消化管・腎からの重炭酸イオンの喪失

- **腎尿細管性アシドーシス**

　腎の尿細管における重炭酸イオンの再吸収が障害されて，血漿の重炭酸イオン濃度（HCO_3^-）が低下し，アシドーシスとなる。

- **下痢によるアシドーシス**

　多くの消化管分泌物（腸液，胆汁，膵液など）は重炭酸イオンを多く含んでいる。下痢により大量の重炭酸イオンが失われると，血漿の重炭酸イオン濃度（HCO_3^-）が低下し，アシドーシスとなる。

2）呼吸性アシドーシス

　呼吸性アシドーシスでは，何らかの原因により呼吸器系から CO_2 の排泄が不十分となり，体内に CO_2 が蓄積することにより，血液の pH が酸性に傾く。CO_2 の蓄積により，血液の pH が酸性に傾くのは，CO_2 は血中において水（H_2O）と結合し，炭酸（H_2CO_3）となり，これが重炭酸イオン（HCO_3^-）と水素イオン（H^+）となり，水素イオン（酸）が増加するためである。

　呼吸性アシドーシスの原因となる CO_2 の排泄障害の原因としては，①呼吸器系の障害，②神経・筋肉系の障害，③循環器疾患，の3つに大別することができる。

　呼吸性アシドーシスに対しては生体の反応により，腎からの酸の排泄・重炭酸イオンの再吸収が増加して，アシドーシスの程度を減弱させている。

1 呼吸器系の障害

　肺炎，結核，肺がん，気胸，肺気腫，喘息，上気道閉塞などの疾患により，呼吸器系からの CO_2 の排泄が障害され，CO_2 が蓄積し，アシドーシスとなる。

2 神経・筋肉系の障害

　ポリオ，筋ジストロフィー，重症筋無力症，ギラン・バレー症候群，脳炎，髄膜炎などの神経・筋肉系の疾患や，睡眠薬や麻酔薬，鎮静薬といった中枢神経抑制薬，また治療としての高濃度の酸素吸入による呼吸抑制などを原因とする呼吸障害によって，CO_2 の排泄が障害され，CO_2 が蓄積し，アシドーシスとなる。

3 循環器疾患

　うっ血性心不全（左心不全），肺水腫による呼吸困難により，CO_2 の排泄が障害され，CO_2 が蓄積し，アシドーシスとなる。

3. アシドーシスに伴って生じる症状

　図1にアシドーシスに伴って生じる症状を示す。

図1　アシドーシスによる症状

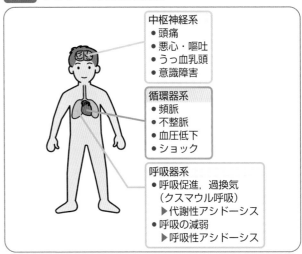

中枢神経系
- 頭痛
- 悪心・嘔吐
- うっ血乳頭
- 意識障害

循環器系
- 頻脈
- 不整脈
- 血圧低下
- ショック

呼吸器系
- 呼吸促進，過換気
　（クスマウル呼吸）
　▶代謝性アシドーシス
- 呼吸の減弱
　▶呼吸性アシドーシス

1）呼吸器系

　代謝性アシドーシスでは，深くて速い呼吸（クスマウル呼吸）がみられる。これは，CO_2 は血中において水（H_2O）と結合し，炭酸（H_2CO_3）となり，これが重炭酸イオン（HCO_3^-）と水素イオン（H^+）となるので，深く速い呼吸により換気量を増加させ CO_2 を肺から排泄することにより，水素イオン濃度（H^+）を低下させ，pH を正常化しようとするためである。

　呼吸性アシドーシスでは，体内の CO_2 の蓄積が高度に（CO_2 分圧 $\geqq 60mmHg$），長期にわたると，CO_2 に対する呼吸中枢の反応が鈍くなり，さらに換気の低下をまねき，呼吸が減弱する。

2）循環器系

　アシドーシスによる心収縮力の低下，末梢血管の拡張から，頻脈や不整脈，血圧低下，ショックなどがみられる。

3）中枢神経系

　脳血管の拡張，脳血流の増加から脳圧が亢進し，頭痛，悪心・嘔吐，うっ血乳頭がみられる。進行すると，昏迷，昏睡状態など意識障害もみられる。

Ⅱ　看護ケアとその根拠

1．アシドーシスによる症状の観察

1 バイタルサイン（呼吸，血圧，体温，脈拍）の観察

　バイタルサインの観察によって，アシドーシスの症状である呼吸促進，過換気（クスマウル呼吸），呼吸減弱，頻脈，不整脈，血圧低下の観察を行う。

2 脳圧亢進症状（頭痛，悪心・嘔吐）の観察

3 意識障害の有無，グラスゴー・コーマ・スケール（GCS），ジャパン・コーマ・スケール（JCS）を用いた状態の観察（→ ❷⓪意識障害参照）

2．代謝性アシドーシスに対するケア―輸液の管理

　代謝性アシドーシスでは，基礎疾患の治療とともに，アルカリ製剤（重炭酸イオン）によるアシドーシスの治

療が行われることがある。アルカリ製剤である炭酸水素ナトリウム（メイロン®）の副作用を**表 2** に示す。

1 投与量・投与速度・輸液内容・患者氏名等の確認を確実に行う

2 頻回にチェックを行い，指示された投与速度を維持する

3 輸液投与後の症状，身体所見を観察する

4 副作用の症状の発現を観察し，早期に副作用の出現を発見するよう努める

　1〜**4**▶不適切な輸液の投与によって，高血圧，心不全，肺水腫，血中電解質異常や感染症，血栓性静脈炎などの副作用をまねき，生命

表2　炭酸水素ナトリウム（メイロン®）の副作用

副作用	注意事項
血清カリウム低下	高カリウム血症の治療に使われることもある。
血清カルシウム低下	心収縮力低下。不整脈に注意。
血清ナトリウム上昇	心不全に注意。
$PaCO_2$ 上昇	呼吸性アシドーシスには禁忌。

表3　輸液による副作用とその主な原因

副作用	原因
浮腫	●輸液による循環血液量の急激な増加
高血圧	●輸液による循環血液量の急激な増加
心不全	●速度異常 ●心肺機能，腎機能低下患者
肺水腫	●心肺機能，腎機能低下患者 ●ナトリウム含有過多輸液 ●速度異常
電解質異常・血糖値異常	●不適切な輸液内容
血栓性静脈炎	●静脈穿刺，カテーテル留置
感染症	●注射針，カテーテルからの感染
心停止	●カリウムの急速投与 ●空気塞栓

に危険を生じることもあるため，適切な輸液内容を，適切な輸液方法で投与することが重要となる。

表3に輸液による副作用とその主な原因を示す。

3. 呼吸性アシドーシスに対するケア

呼吸性アシドーシスの治療（図2）では，呼吸管理を行うため，呼吸管理に伴う看護ケアが必要となる。

1）呼吸理学療法の実施（→❶呼吸困難参照）

1 吸引

▶気道内分泌物の貯留による気道閉塞，無気肺，肺炎，気管支炎を吸引により防ぐ。表4に吸引時に出現しやすい合併症とその予防策について示す。

2 ネブライザー（加湿）

▶ネブライザーによる水分補給によって気道内加湿を行い，気道内分泌物の粘稠度を下げ，喀痰を促す。

3 体位ドレナージ

▶痰の貯留している肺区域を気管支より高くする体位をとり，重力を利用して痰を小気管支から大気管支，さらに気管へと誘導し，体外に排出させる方法である。

4 タッピング，バイブレーション，スクイージング

▶胸壁に振動を与えることにより，痰を気管や気管支壁から剥がす。

2）医師の指示による酸素投与の濃度・流用の管理・チェック

酸素投与にあたっては，必要適切な酸素投与量が維持

図2 呼吸性アシドーシスの治療（呼吸管理）

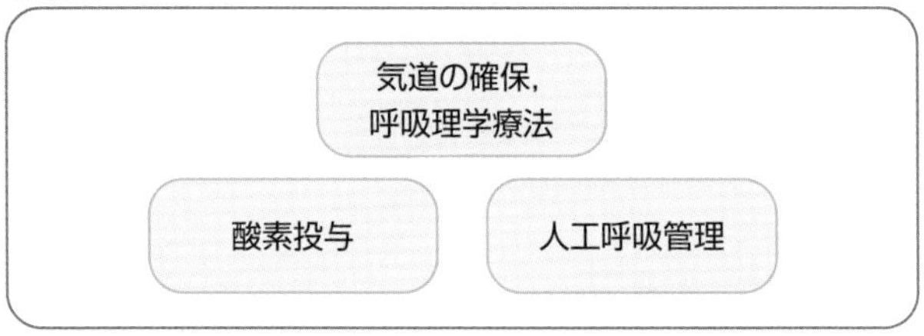

- 気道の確保，呼吸理学療法
- 酸素投与
- 人工呼吸管理

表4 吸引時に出現しやすい合併症とその予防策

低酸素血症，無気肺	● 1回の吸引は10〜15秒とし，できるだけ短時間とする。 ● 必要時吸引前に100%酸素を投与する。
気管支粘膜の損傷（出血）	● 吸引カテーテルの挿入は愛護的に行い，無理な操作，挿入は行わない。 ● 吸引圧の調整（最大150mmHg = 20kPa前後） ● 吸引時はカテーテルを一方向にゆっくり引き上げ，1か所に圧をかけない。 ● カテーテル挿入時には陰圧がかからないようにする。
血圧変動不整脈	● 吸引時間は最低限とする。 ● 吸引カテーテルの挿入が，気管分岐部を越えないようにする。

されることが重要であり，低濃度・低流量の酸素投与から開始する。酸素濃度・流量の管理・チェックを確実に行うことが大切である。

▶急激に高濃度・高流量の酸素投与を行うと換気が抑制され，CO_2の蓄積が助長される。

［山下悦子］

NOTE

11 -Ⓐ 脱水（低張性脱水）

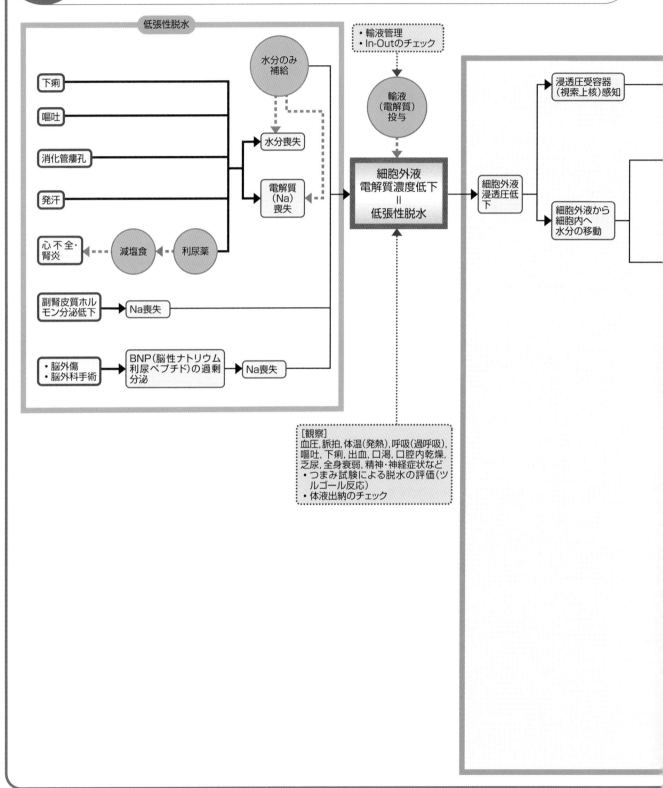

低張性脱水

下痢

嘔吐

消化管瘻孔

発汗

水分のみ
補給

水分喪失

電解質
(Na)
喪失

心不全・
腎炎

減塩食

利尿薬

副腎皮質ホル
モン分泌低下

Na喪失

・脳外傷
・脳外科手術

BNP(脳性ナトリウム
利尿ペプチド)の過剰
分泌

Na喪失

・輸液管理
・In-Outのチェック

輸液
(電解質)
投与

細胞外液
電解質濃度低下
＝
低張性脱水

細胞外液
浸透圧低下

浸透圧受容器
(視索上核)感知

細胞外液から
細胞内へ
水分の移動

[観察]
血圧,脈拍,体温(発熱),呼吸(過呼吸),
嘔吐,下痢,出血,口渇,口腔内乾燥,
乏尿,全身衰弱,精神・神経症状など
・つまみ試験による脱水の評価(ツ
ルゴール反応)
・体液出納のチェック

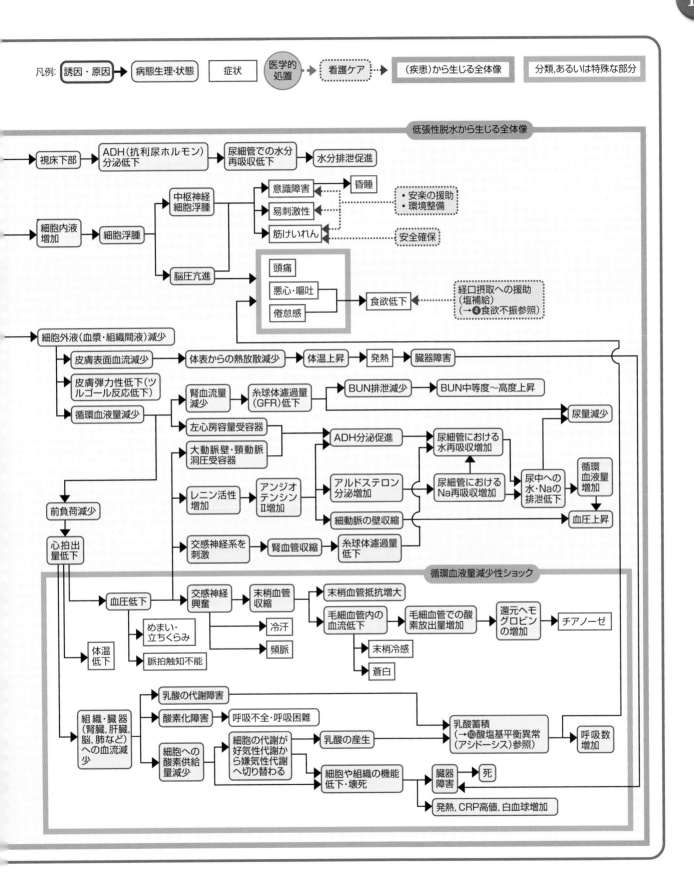

11-Ⓑ 脱水（高張性脱水）

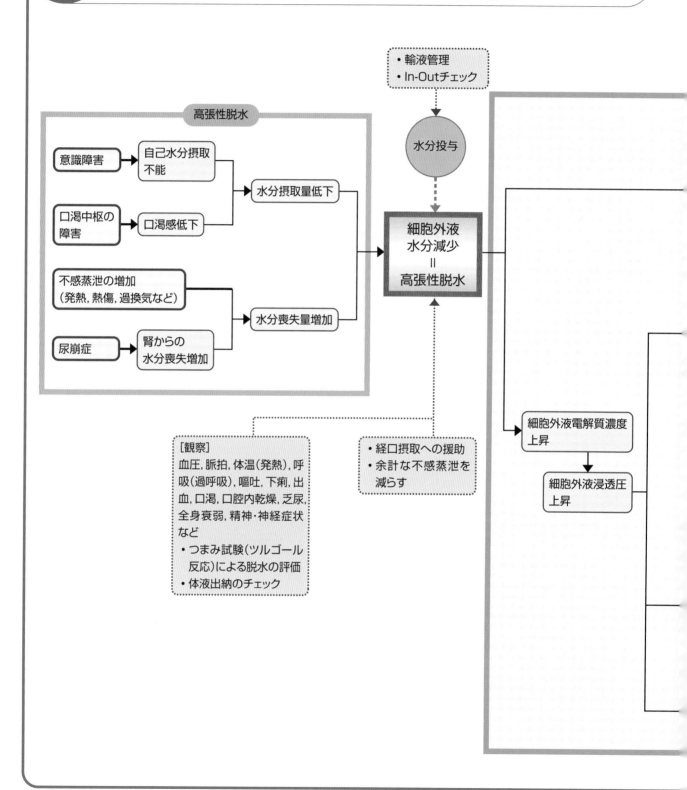

- 輸液管理
- In-Outチェック

水分投与

高張性脱水

意識障害 → 自己水分摂取不能

口渇中枢の障害 → 口渇感低下

自己水分摂取不能 / 口渇感低下 → 水分摂取量低下

不感蒸泄の増加（発熱, 熱傷, 過換気など）

尿崩症 → 腎からの水分喪失増加

不感蒸泄の増加 / 腎からの水分喪失増加 → 水分喪失量増加

水分摂取量低下 / 水分喪失量増加 → 細胞外液水分減少 ＝ 高張性脱水

細胞外液電解質濃度上昇 → 細胞外液浸透圧上昇

[観察]
血圧, 脈拍, 体温（発熱）, 呼吸（過呼吸）, 嘔吐, 下痢, 出血, 口渇, 口腔内乾燥, 乏尿, 全身衰弱, 精神・神経症状など
- つまみ試験（ツルゴール反応）による脱水の評価
- 体液出納のチェック

- 経口摂取への援助
- 余計な不感蒸泄を減らす

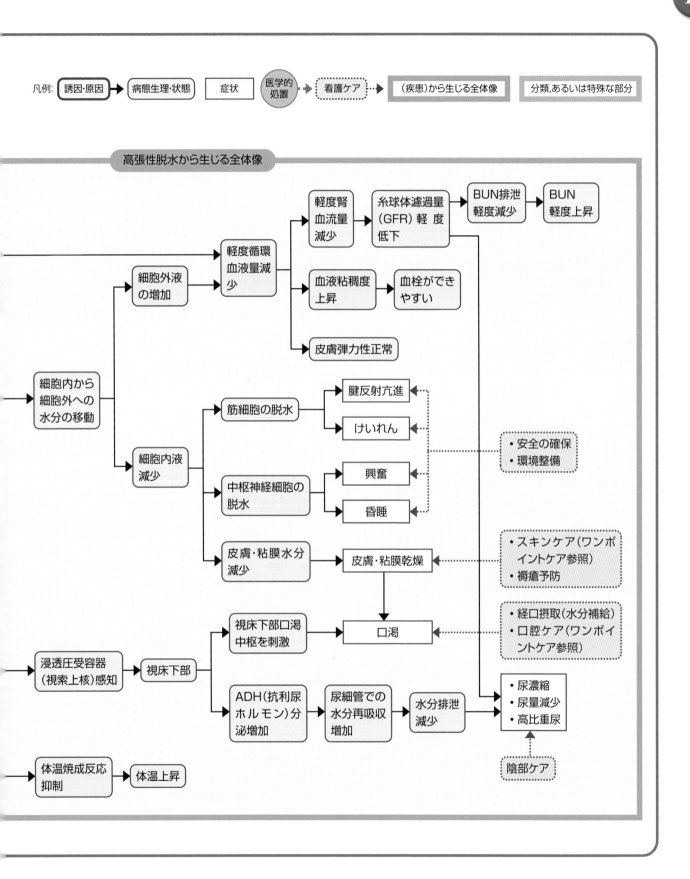

凡例: 誘因・原因 ➡ 病態生理・状態 症状 医学的処置 ➡ 看護ケア ┄➡ （疾患）から生じる全体像 分類,あるいは特殊な部分

高張性脱水から生じる全体像

細胞外液の増加 ➡ 軽度循環血液量減少

軽度腎血流量減少 ➡ 糸球体濾過量（GFR）軽度低下 ➡ BUN排泄軽度減少 ➡ BUN軽度上昇

血液粘稠度上昇 ➡ 血栓ができやすい

皮膚弾力性正常

細胞内から細胞外への水分の移動

細胞内液減少

筋細胞の脱水 ➡ 腱反射亢進 / けいれん

中枢神経細胞の脱水 ➡ 興奮 / 昏睡

・安全の確保
・環境整備

皮膚・粘膜水分減少 ➡ 皮膚・粘膜乾燥

・スキンケア（ワンポイントケア参照）
・褥瘡予防

口渇

・経口摂取（水分補給）
・口腔ケア（ワンポイントケア参照）

浸透圧受容器（視索上核）感知 ➡ 視床下部

視床下部口渇中枢を刺激 ➡ 口渇

ADH（抗利尿ホルモン）分泌増加 ➡ 尿細管での水分再吸収増加 ➡ 水分排泄減少

・尿濃縮
・尿量減少
・高比重尿

陰部ケア

体温焼成反応抑制 ➡ 体温上昇

11 脱水（低張性脱水 / 高張性脱水）

I 症状が生じる病態生理

1. 脱水とは（図1）

　脱水とは，生体が何らかの理由で体液を喪失し，欠乏することをいう。体液には電解質が含まれている。ヒトの体重の約60%を体液が占めるが，その10〜25%を失うと，ショックに陥り，生命に危険が及ぶことがある。

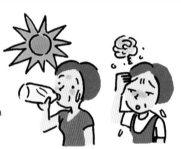

図1 脱水

- 喉が渇く
- 口の中がねばねばする
- 皮膚がカサカサしている
- 尿が少ない・濃い
- 身体がだるい

2. 脱水のメカニズム

　脱水には，水分・電解質喪失時に水分のみ補給したために，体液が低張となる**低張性脱水**と，体液中の水分のみが減少したために，体液が高張となる**高張性脱水**がある。前者では電解質（主にNaCl）の欠乏が，後者では水の欠乏が主であり，それぞれ**食塩欠乏性脱水**，**水欠乏性脱水**とも呼ばれる。

　一般に，臨床で認められる体液量の減少は，純粋にどちらかに分類できないものが多く，水分とナトリウム（Na）の欠乏が体液と同じ濃度の場合（**等張性脱水**）もある。しかし，低張性脱水と高張性脱水とでは病態が異なるため，両者の徴候の相違点から，水分とNaのいずれをより多く喪失しているかを知ることが，治療やケアにおいて重要である。

3. 低張性脱水

1）原因

　アジソン病による副腎皮質ホルモンの慢性分泌低下による電解質の喪失や下痢，嘔吐，消化管の瘻孔，発汗，また心不全や腎炎に対して，減塩食がとられているときに利尿薬を使用するなどの理由で水分と電解質（主にNaCl）を喪失した際に水分のみを補給することなどである。水より電解質が多く失われた状態である。

2）低張性脱水のメカニズム

　電解質の減少に伴って，細胞外液（血漿および組織間液）の浸透圧は低下する。その結果，細胞外液から細胞内へ水分の移動が生じて，循環血液量が減少するため，循環器症状が強く現れる。

　一方で，血漿の浸透圧の低下に対しては，浸透圧受容体を介して，ADH（抗利尿ホルモン）の分泌が低下，尿細管での水分の再吸収が低下し，水分排泄を促進することにより，体液の浸透圧を上昇させるようにはたらく。

3）低張性脱水に伴って生じる症状

　細胞外液の浸透圧低下によって，細胞外液から細胞内へ水分の移動が生じて，循環血液量は減少し，循環器症状が強く現れる。一方で，細胞内液は増加する。

　循環血液量が減少すると，心拍出量が減少し，血圧が低下する。血圧が低下することにより，めまいや立ちくらみといった症状も出現してくる。

　また，細胞への酸素供給量が減少し，頻脈や臓器障害といった症状のほかに，酸素を利用しない糖分解が促進される結果，乳酸が産生される。

　それに加えて血流障害による乳酸の代謝障害により乳酸が蓄積し，頭痛や倦怠感，悪心・嘔吐などの原因となる。

　また循環血液量が減少する一方で，赤血球の容積は変わらないため，ヘマトクリット（Ht）（血液中に占める赤血球の体積の割合）は上昇する。

　細胞内液が増加すると，細胞浮腫となり脳圧が亢進，脳浮腫にいたり，中枢神経細胞も浮腫状態となり，全身倦怠感，頭痛，悪心・嘔吐，食欲不振，全身脱力感，易

刺激性，傾眠，昏睡といった症状を引き起こす。

また循環血液量の減少を左心房の容量受容器および大動脈壁・頸動脈洞の圧受容器が感知し，今度は ADH の分泌が促進され循環血液量を維持するよう尿細管での水の再吸収が増加し，尿量は減少する。

4）循環血液量減少性ショックによる症状

ショックの5徴候と呼ばれる次の症状がみられる。
❶皮膚・顔面蒼白
❷発汗・冷汗
❸脈拍微弱・触知不良
❹促迫呼吸・呼吸不全
❺肉体的・精神的虚脱

呼吸数の増加は，循環血液量減少による組織への酸素供給の減少により，代謝が好気性代謝から嫌気性代謝へ切り替わり，その代謝産物として酸性物質である乳酸が蓄積することによる。酸性に傾いた血液を呼吸により代償するため，呼吸数が増加する。

上記に加えて，頻脈，血圧低下，末梢冷感やチアノーゼがみられる。頻脈は血圧低下を代償するはたらきとして現れる。末梢冷感やチアノーゼは末梢循環不全による。

4. 高張性脱水

1）原因

意識障害のために自己水分摂取が不能であったり，口渇中枢の障害により，口渇感を感じないことから，水分摂取量が低下すること，また不感蒸泄の増加（発熱，熱傷，過換気状態など）や尿崩症による腎臓からの水の喪失などにより水分喪失量が増加すること，などである。電解質より水が多く失われた状態である。

2）高張性脱水のメカニズム

水分の減少に伴って，細胞外液の浸透圧は上昇する。その結果，細胞内から細胞外へ水分が移動し，循環血液量はある程度補正され，末梢循環不全の症状は出現しにくい。一方で，細胞内液の減少に関連した症状が強く出やすい。

3）高張性脱水に伴って生じる症状

細胞外液の浸透圧の上昇は，浸透圧受容体を介して，ADH（抗利尿ホルモン）の分泌を増加させる。その結果，尿細管での水の再吸収が増加し，尿は濃縮されて減

少し，ナトリウム（Na）を高濃度に含む高比重尿となる。

また，視床下部の口渇中枢を刺激するとともに，中枢神経細胞の脱水も直接，口渇中枢を刺激し，口渇が著明となる。

細胞内液の減少の影響を受けやすいのは，神経や筋肉の細胞である。筋細胞の脱水によって，筋けいれんや腱反射の亢進などの症状が現れる。

また脱水が高度になると中枢神経細胞の脱水により，興奮や昏睡がみられる。

Ⅱ　看護ケアとその根拠

脱水の治療は，脱水が水分欠乏型（高張性脱水）であるか，ナトリウム欠乏型（低張性脱水）であるかを血清ナトリウムの値を参考に鑑別して，水分あるいはナトリウムの欠乏量を推定し，輸液により水分あるいは電解質（Na）の欠乏を補充する。

1. 観察

観察の視点を図2に示す。

2. 経口摂取への援助

▶脱水により，唾液の分泌が減少し，口腔内が乾燥すると嚥下困難となる。倦怠感，悪心・嘔吐，意識障害などが重なって食欲低下・摂食困難となることが多い。唾液による自浄作用が低下し，栄養状態が低下すると口内炎，耳下腺炎などの感染が起こりやすくなる[2]。

▶経口摂取が可能な場合は，経口摂取の援助を行い，体液の欠乏の補給を行う。
● 水分摂取の必要性を説明する。
● 飲み物をすぐ飲めるように配慮する。
● 飲み物を飲みやすいように工夫する：お茶，ジュース，スポーツドリンク類のほうがただの水より飲みやすい。
● 果物を利用する：悪心・嘔吐，食欲不振がある場合でも，果物は比較的食べやすい。しかし，果物は，K を多く含むため，注意を要する。
● ナトリウム（Na）の補給をする（医師の指示に応じ

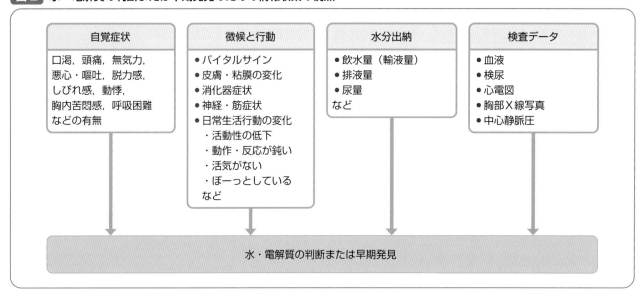

図2 水・電解質の判断または早期発見のための情報収集の視点

自覚症状	徴候と行動	水分出納	検査データ
口渇, 頭痛, 無気力, 悪心・嘔吐, 脱力感, しびれ感, 動悸, 胸内苦悶感, 呼吸困難などの有無	●バイタルサイン ●皮膚・粘膜の変化 ●消化器症状 ●神経・筋症状 ●日常生活行動の変化 ・活動性の低下 ・動作・反応が鈍い ・活気がない ・ぼーっとしている など	●飲水量（輸液量） ●排液量 ●尿量 など	●血液 ●検尿 ●心電図 ●胸部X線写真 ●中心静脈圧

水・電解質の判断または早期発見

て）：塩，しょうゆ，梅干，小魚，海苔の佃煮などはNaを多く含むので，活用する。
●含嗽の実施：含嗽を行い，悪心・嘔吐，不快感を緩和する。
●環境整備：汚物などの不快な臭いは嘔吐中枢を刺激し，悪心・嘔吐などを増強させるため，これらの不快な刺激を除去する。
●体動の抑制：激しい体動は嘔吐中枢を刺激し，悪心・嘔吐などを増強させるので，身体をそっと動かすように説明をする。

3. 輸液の管理

●投与量・投与速度・輸液内容・患者氏名等の確認を確実に行う。
●頻回にチェックを行い，指示された投与速度を維持する。
●感染症予防のため，無菌操作を徹底する。
●輸液投与後の症状，身体所見を観察する。
　意識のある患者の場合は，口渇や倦怠感などの症状の改善がみられるか，意識状態の改善がみられるか，バイタルサイン，尿量，尿比重，皮膚所見（ツルゴール），浮腫の出現などを観察し，患者の脱水状態を評価する。
●輸液による苦痛を軽減し，安楽をはかる。
　輸液は長時間にわたって行われるので，注射針の固

定や体位を工夫し，輸液中の患者の安楽を確保する。
●副作用の症状の発現を観察し，早期に副作用の出現を発見するよう努める。
　▶不適切な輸液の投与によって，浮腫，高血圧，心不全，肺水腫，血中電解質異常（低ナトリウム血症など）や感染症，血栓性静脈炎などの副作用をまねき，生命に危険を生じることもあるため，適切な輸液内容を，適切な輸液方法で投与することが重要となる。

　表1に脱水症の治療に用いられる各種輸液製剤と特徴，副作用を示す。大きく分けると「細胞外液補充液」「維持輸液」「ブドウ糖液」の3種類がある[2]。

　細胞外液補充液は浸透圧が細胞外液と等張であり，細胞外液の補充に使用される。細胞外液減少を伴う低張性脱水や出血，術中，術後などに使用される。

　維持輸液は，細胞内液補充液とも呼ばれ，細胞内液に分布できるように低張に調整してある。維持輸液のうち，1号液は開始液と呼ばれ，カリウムイオンが含まれておらず，病態がわからない脱水症などに用いられる。3号液は維持液と呼ばれ，2000mL輸液すると1日あたりの水・電解質量を補うことができる。

　5％ブドウ糖液は，投与後速やかに代謝され，自由水として細胞内外に分布する。そのため細胞内液減少を伴う高張性脱水や高ナトリウム血症に用いられる。

　また，表2に輸液による副作用とその主な原因について示す。

表3に各種副作用の主な症状と観察のポイントについて示す。

いずれもナトリウム値を急速に是正すると，意識障害やけいれん，行動異常などを起こすことがあるので注意が必要である。

4. つまみ試験（ツルゴール反応）により，脱水の評価を行う

患者の手の甲や前胸部，鎖骨のあたりの皮膚を軽くつまんで少し持ち上げたあと離し，皮膚がもとの状態に戻るまでの時間を観察する。通常は2秒以内にもとに戻り，2秒以上要する場合，脱水を疑う。

▶低張性脱水では細胞外液（血漿および組織間液）が

表1 各種輸液製剤の特徴と副作用

輸液製剤の種類		特徴	副作用
細胞外液補充液	生理食塩液	● 細胞外液と等張 ● 細胞外液に均等に分布する	高Cl血症，アシドーシス
	リンゲル液		
維持輸液	1号液（開始液）	● 細胞外液より低張 ● 1号液はK⁺を含まない ● 3号液を2000mL投与すると1日あたりの水・電解質を補うことができる	高カリウム血症
	3号液（維持液）		
ブドウ糖液	5%ブドウ糖液	● 速やかに代謝され浸透圧0の自由水として細胞内外に均等に分布する ● 糖質補充目的で使用する場合はより高濃度のブドウ糖液を使用する	● 低ナトリウム血症 ● 低カリウム血症

表2 輸液による副作用とその主な原因

副作用	原因
浮腫	● 輸液による循環血液量の急激な増加
高血圧	● 輸液による循環血液量の急激な増加
心不全	● 速度異常 ● 心肺機能，腎機能低下患者
肺水腫	● 心肺機能，腎機能低下患者 ● ナトリウム含有過多輸液 ● 速度異常
電解質異常・ 血糖値異常	● 不適切な輸液内容
血栓性静脈炎	● 静脈穿刺，カテーテル留置
感染症	● 注射針，カテーテルからの感染
心停止	● カリウムの急速投与 ● 空気塞栓

表3 各種副作用の主な症状と観察のポイント

副作用	観察のポイント
浮腫	浮腫を証明しやすい，骨に接した皮膚である脛骨前面や足背などを手で押して圧痕をみる
高血圧	血圧を測定する
心不全	血圧，脈拍，心音，呼吸，浮腫などを観察する
低ナトリウム血症	全身倦怠感，食欲不振，脱力，起立性低血圧，けいれんなどを観察する
高ナトリウム血症	興奮，昏睡，筋けいれん，腱反射亢進，口渇などを観察する
低カリウム血症	脱力，便秘，知覚障害などを観察する
高カリウム血症	不整脈，悪心，下痢，筋力低下，四肢の知覚障害などを観察する
アシドーシス	呼吸（アシドーシスが進むとクスマウル呼吸が現れる），血圧，中枢神経系の抑制（頭痛，昏迷，昏睡）を観察する
感染症	血圧，脈拍，呼吸，体温を観察する

減少する。ツルゴール反応の低下は組織間液の減少による。

5. 水分出納の管理・観察を行い，水分バランスを把握する

　体液のバランスが保たれているか，経時的な変化はあるのか，行っている輸液の量や内容が適切であるか，副作用が起きていないか等を評価するために水分出納の管理を行う。

　経口，輸液から摂取する水分量（イン（in）量）および尿・便・発汗・その他（嘔吐，ドレーンからの排液など）から喪失する水分量（アウト（out）量）を測定・観察する。上記に加えて，イン量として代謝水（細胞のエネルギー代謝により体内で生じる水），アウト量として不感蒸泄（皮膚および呼気からの水分喪失）があり，これらも考慮して評価を行う。

6. 余計な不感蒸泄を減らす

　室温，湿度，寝具，寝衣等の環境調整を行い，余計な不感蒸泄を減らす。

　　▶不感蒸泄は発汗以外の皮膚・呼気からの水分喪失で，常温安静時には健常成人で1日約900mLである。湿度や温度，体温などの影響を受け，一般に湿度が低いほど，また室温が高いほど増える。その他に発熱，熱傷，過換気状態などで増加する[3]。

7. 脱水に伴う苦痛の軽減

1 口渇，口腔内の乾燥
● 飲水をすすめる。
● 含嗽を行い，乾燥による不快感を軽減する。氷水，レモン水などで行うと爽快感が得られる。自分で行えない場合は，綿棒やガーゼに水を含ませて口腔内を湿らせる。
● 口唇の乾燥にはリップクリームなどを塗布する。
● 口腔保湿剤を使用する。

2 頭痛
　面会人の制限，環境整備（照明，騒音等）を行い，刺激を少なくした環境を整えたり，氷枕，冷却まくら（商品名：アイスノン）の使用，安楽な体位の保持などによって緩和する。

3 倦怠感

● ゆっくりと休息をとれるよう，環境整備（騒音，照明，寝具，室温等）を行う。
● 安楽な体位を工夫する。
● 温罨法，下肢・背部のマッサージを行って血行を促進する。ただし，脱水のある患者では，発汗減少や皮膚の水分の減少によって皮膚が脆弱化しているため，褥瘡に注意する。

4 陰部不快感・感染の予防
　脱水による尿量減少は尿による細菌の洗い出しを低下させ，膀胱や尿道の炎症，陰部の不快感や瘙痒感を起こしやすい。
● 温水洗浄便座（商品名：ウォシュレット）を利用して，排尿後に陰部を洗浄する。床上排泄では，ピッチャーなどを用いて洗い流したり，清拭を行う。

5 皮膚の乾燥
　石鹸や熱い湯は，皮脂を奪って乾燥を助長するため，油性成分を含む沐浴剤などを使用して清拭を行う。清拭後は，保湿剤を塗布する。清拭時や保湿剤の塗布時は皮膚をゴシゴシ擦らず，優しく丁寧に皮膚を押すように行う。

8. 脱水による二次的合併症の予防

1 感染の予防
　　▶脱水により唾液分泌が減少し口腔内が乾燥すると，食物残渣が生じやすく，唾液による口腔内の自浄作用が低下する。また，意識障害などにより摂食困難となると，口腔内に舌苔がみられることがある。これらは口内炎や肺炎などの感染の原因となる。
● 食後歯磨き，うがい，綿棒・ガーゼを利用した口腔内の清拭を実施し，口腔内を清潔に保つ。適宜，口腔内用の保湿剤を使用する。
● 舌苔は舌ブラシや濡らしたガーゼや綿棒を用いて，口の奥から手前に向かって優しくブラッシングし拭き取る。
● 義歯を使用している場合，食後取り外して清掃，洗浄して水につけておく。義歯が合わず，歯肉や口腔粘膜と擦れるとそこから炎症が起きて感染の場となるため，義歯を調整してもらう。
● 尿道感染の予防（7. －4参照）

2 褥瘡の予防（→⑭褥瘡参照）
　　▶脱水のある患者では，発汗減少や皮膚の水分の減少によって皮膚が脆弱化しているため，褥瘡を起こしやすい。特に皮下脂肪の少ない高齢者や，知覚障害

を合併する人では注意を要する。

- 体位変換の実施：同一部位への長時間にわたる圧迫は，その部位を虚血状態とし，壊死を引き起こす。また，体位変換時は皮膚をこすって損傷しないようにする。

- シーツのしわをしっかりとる：しわが刺激となって，皮膚を損傷し，褥瘡を起こすことがある。

- 体圧分散効果のあるマットレスなど褥瘡予防具を必要に応じて利用する：これらを利用して体圧を分散し，1か所に圧がかからないようにする。

- 清拭，マッサージ，温罨法の実施：これらは血液循環を促進し，褥瘡予防につながる場合もあるが，皮膚が脆弱化している患者では，刺激が強すぎると褥瘡を発生させる因子にもなるため，皮膚の状態をよく観察したうえで行う。

3 安全の確保

▶ 興奮状態や痙攣を起こしている場合には，環境整備を行い，ベッドからの転落・転倒を防止することが必要である。

- ベッド柵を利用する。
- ベッド柵に身体をぶつけないようにベッド柵を布で覆い，保護する。
- ベッド周囲の環境整備を行う。

[山下悦子]

《引用文献》
1) 矢野理香：水・電解質・内分泌系の異常と看護. 中央法規, 1999.
2) 廣瀬知人：脱水, 細胞外液量欠乏の輸液方法—体液管理の基本. 月刊薬事 64(13)：28-32, 2022.
3) 日本救急医学会医学用語解説集：不感蒸泄. https://www.jaam.jp/dictionary/dictionary/word/0515.html（2023年6月1日閲覧）

《参考文献》
- 谷口英喜：経口補水液・電解質輸液の特徴と補液戦略②輸液療法. 薬局 72(9)：30-34, 2021.

NOTE

12 浮腫

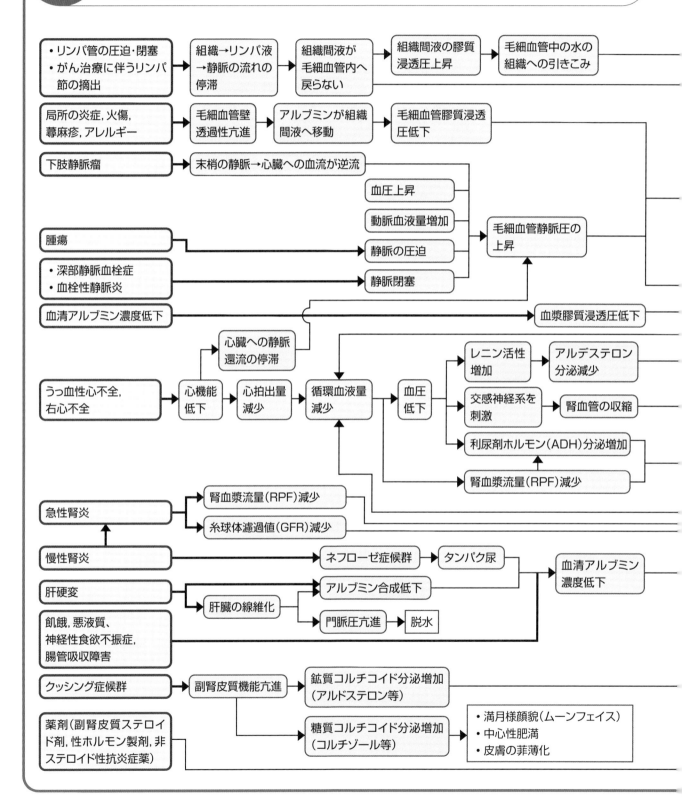

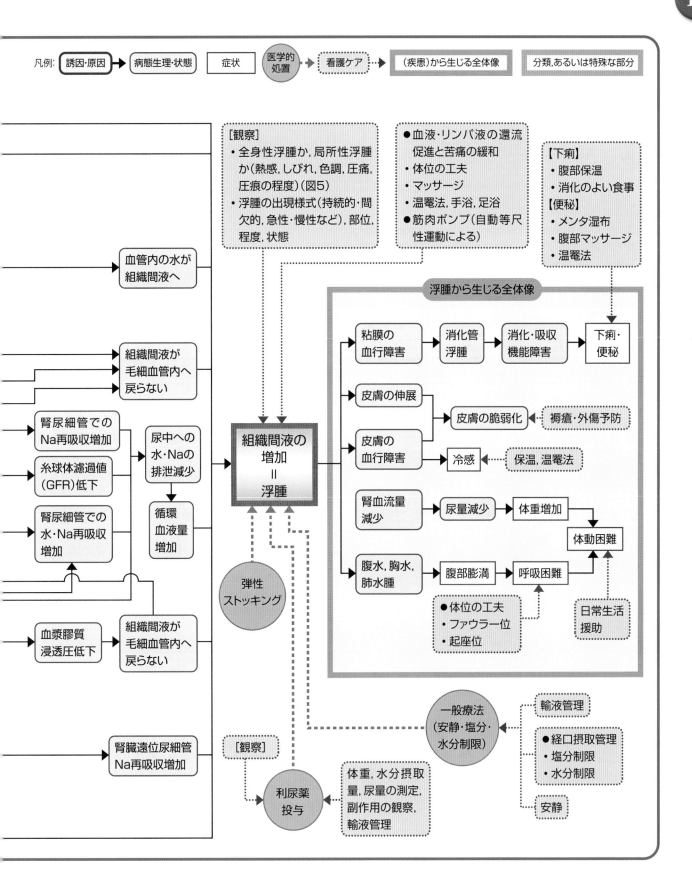

凡例: 誘因・原因 → 病態生理・状態 症状 医学的処置 → 看護ケア → (疾患)から生じる全体像 分類、あるいは特殊な部分

[観察]
・全身性浮腫か，局所性浮腫か(熱感，しびれ，色調，圧痛，圧痕の程度)(図5)
・浮腫の出現様式(持続的・間欠的，急性・慢性など)，部位，程度，状態

●血液・リンパ液の還流促進と苦痛の緩和
・体位の工夫
・マッサージ
・温罨法，手浴，足浴
●筋肉ポンプ(自動等尺性運動による)

【下痢】
・腹部保温
・消化のよい食事
【便秘】
・メンタ湿布
・腹部マッサージ
・温罨法

血管内の水が組織間液へ

浮腫から生じる全体像

粘膜の血行障害 → 消化管浮腫 → 消化・吸収機能障害 → 下痢・便秘

組織間液が毛細血管内へ戻らない

皮膚の伸展

皮膚の血行障害 → 皮膚の脆弱化 ← 褥瘡・外傷予防

→ 冷感 ← 保温，温罨法

腎尿細管でのNa再吸収増加

尿中への水・Naの排泄減少

糸球体濾過値(GFR)低下

腎血流量減少 → 尿量減少 → 体重増加

体動困難

腎尿細管での水・Na再吸収増加

循環血液量増加

組織間液の増加 = 浮腫

腹水，胸水，肺水腫 → 腹部膨満 → 呼吸困難

弾性ストッキング

●体位の工夫
・ファウラー位
・起座位

日常生活援助

血漿膠質浸透圧低下

組織間液が毛細血管内へ戻らない

腎臓遠位尿細管Na再吸収増加

[観察]

利尿薬投与

体重，水分摂取量，尿量の測定，副作用の観察，輸液管理

一般療法(安静・塩分・水分制限)

輸液管理

●経口摂取管理
・塩分制限
・水分制限

安静

12 浮腫

I 症状が生じる病態生理

1. 浮腫とは

浮腫とは細胞外液のうち，特に組織間液が異常に増加した状態をいう。浮腫液の主な成分は NaCl である。

2. 浮腫のメカニズム

浮腫は全身性浮腫と局所性浮腫（図1）に分けられる。浮腫の成因は，局所性因子と全身性因子とに分けられるが，全身性浮腫の発生にはこの両者が，また局所性浮腫の発生には局所性因子が関係する。

図1 局所性浮腫

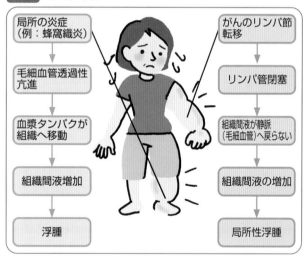

1）浮腫の局所性因子

末梢の毛細血管の動脈側から組織へ出た水は，組織から再び静脈側の毛細血管（多くはリンパ管を経由して静脈へ流入する）へ戻る。正常な状態では，両者の間の水の収支はゼロを保つが，**図2**に示す①〜③などの何らかの原因によってこのバランスが崩れると，組織間液が増加し，浮腫となる。

図2 浮腫の局所性因子

- ①静脈圧の上昇
- ②毛細血管透過性の亢進
- ③リンパ管の閉塞・静脈瘤

1 静脈圧の上昇

うっ血性心不全，腫瘍などによる静脈の圧迫，下肢静脈瘤などによって，静脈圧が上昇すると，毛細血管内の水を組織へ押し出す力が亢進し，組織間液が毛細血管内に戻らず，組織間液が増加し，浮腫となる。

2 毛細血管透過性の亢進

正常では，血漿タンパクは毛細血管壁を通過しないが，局所の炎症・火傷・蕁麻疹（じんましん）などによって毛細血管壁の透過性が亢進すると，血漿タンパクが毛細血管壁から組織へ移動し，その結果，組織間液のタンパク濃度が上昇し，毛細血管内の水を組織内へ取り込む力（組織間液膠質浸透圧）が上昇し，組織間液が増加し，浮腫となる。

3 リンパ管の閉塞・がん治療に伴うリンパ節の摘出

がんのリンパ節転移などによって，リンパ管が圧迫されたり，がん治療に伴いリンパ節を摘出すると，組織→リンパ管→静脈の流れに障害が生じ，その結果，組織間液が増加し，浮腫となる。

がん治療の影響によるリンパ浮腫は影響を受けたリンパ節やリンパ管のある範囲で起こる。

2）浮腫の全身性因子（図3）

体液の恒常性は主として，腎からの水・電解質の排泄と再吸収により調節されている。よって，腎における水・電解質の排泄の異常，また心疾患，肝疾患などによる全身性の因子により，浮腫が引き起こされる。

1 腎性浮腫

急性・慢性糸球体腎炎，ネフローゼ症候群，腎不全などによって浮腫が起こるが，その病態・成因・機序はそれぞれ異なる。

図3 全身性浮腫の分類

①腎性浮腫	②心性浮腫
③肝性浮腫	④内分泌性浮腫
⑤栄養障害性浮腫	⑥薬剤性浮腫
⑦特発性浮腫	

●急性腎炎

腎血漿流量（RPF）と糸球体濾過量（GFR）がともに低下することによる，糸球体からの水・ナトリウム（Na）排泄低下，乏尿による体液の増加，尿細管における水・Na の再吸収の増加のほかに，糸球体の炎症による毛細血管の透過性亢進が原因となって浮腫が引き起こされる。

●ネフローゼ症候群

尿からのタンパクの排泄過剰により，血清アルブミン濃度が低下し，組織の水を毛細血管内へ取り込む力（血漿膠質浸透圧）が低下し，その結果，組織間液が停滞・増加し，浮腫となる。

また，組織間液に多量に水・Na が増加した結果としての循環血液量ならびに腎血漿流量（RPF）の減少に関連して，抗利尿ホルモン（ADH）やアルドステロンが関与して，尿細管における水・Na の再吸収が増加する。また腎血管は収縮して，糸球体濾過量（GFR）が低下するなど，尿中への水・Na 排泄が低下し，細胞外液量が増加した結果，浮腫となる。

このような循環血液量の減少に関連した一連の浮腫発生の機序は，以下に述べる心性浮腫や肝性浮腫でも同様である。

●慢性腎炎

急性増悪時には，急性腎炎の型に類似したり，またネフローゼの型に類似したりする。

2 心性浮腫

うっ血性心不全（特に右心不全）でみられる。心拍出量の減少により循環血液量・RPF が減少し，上記ネフローゼ症候群の項で述べた機序により浮腫が起こる。また，心機能の低下に伴って，心臓への静脈還流が停滞する結果，静脈圧が上昇し，毛細血管内の水を組織へ押し出す力が亢進し，組織間液が増加し，浮腫となる。

3 肝性浮腫

肝硬変などにより，門脈圧が亢進し，腹水を伴うことが特徴である。肝臓でのアルブミン合成が低下することにより，血清アルブミン濃度が低下し，組織の水を毛細血管内へ取り込む力（血漿膠質浸透圧）が低下し，その結果，組織間液が停滞し，浮腫となる。

循環血液量・RPF は減少し，ADH やアルドステロンの作用機序により浮腫が起こる。

4 内分泌性浮腫

クッシング症候群などによる副腎皮質機能亢進の結果，糖質・鉱質コルチコイドの分泌が亢進する。鉱質コルチコイドは腎臓の尿細管での Na の再吸収を促進し，その結果，浮腫となる。

5 栄養障害性浮腫

飢餓，悪液質，神経性食欲不振症，腸管の吸収障害などによって，血漿タンパク質濃度が低下し，肝性の血漿タンパク質濃度低下による浮腫と同様の機序で浮腫が起こる。

6 薬剤性浮腫

副腎皮質ステロイド剤，性ホルモン製剤，非ステロイド性抗炎症薬，Ca 拮抗薬などによって，浮腫をきたすことがある。

7 特発性浮腫

浮腫の成因がはっきり検出されない場合に，特発性浮腫と診断されることがある。女性に多く，体位（立位等）の影響を受けることが多く，下肢などの浮腫が夕方に顕著になる。

3. 浮腫に伴って生じる症状

1）全身性浮腫の症状

全身性浮腫は，通常，左右対称にみられる。局所性の浮腫に比べて血清アルブミン濃度が低いのが特徴である。全身性であっても浮腫が軽度であれば，下肢や眼瞼周囲などに限局することもある。

成因別にみた全身性浮腫の特徴について**表 1**に示す。

1 腎性浮腫

急性腎炎では血尿と高血圧，軽度の腎機能の低下を伴う。ネフローゼや腎不全では尿量減少や眼瞼周囲・下腿の浮腫が認められる。

2 心性浮腫

労作時の呼吸困難，起座呼吸，体重増加，動悸などが

随伴症状として認められる。

❸ 肝性浮腫

腹部膨満感（腹水），黄疸，出血傾向，クモ状血管腫，腹壁静脈怒張などが随伴症状として認められる。

❹ 内分泌性浮腫

満月様顔貌（ムーンフェイス），皮膚の菲薄化，中心性肥満，高血圧などが随伴症状として認められる。

クッシング症候群で多くみられる。

2）局所性浮腫の症状

局所性浮腫は，通常，片側性にみられる。局所性の場合，熱感，しびれ，色調，圧痛，圧痕の程度を観察・聴取する。また，この際に外傷や手術痕の有無を確認する。

3）浮腫に伴って生じる苦痛

浮腫に伴う苦痛には，❶呼吸困難（息苦しさ），❷体動困難，❸冷感，❹便通異常がある。それぞれの原因については，関連図を参照されたい。

Ⅱ 看護ケアとその根拠

1. 浮腫の観察と評価

浮腫をきたす疾患はさまざまであり，浮腫の鑑別を早期に行い，適切な治療・ケアを行うことが重要である。

表1 成因別全身性浮腫の特徴

浮腫の成因	特徴
急性腎炎	両眼瞼の浮腫が目立つ
右心不全	初期では夕方，下腿に浮腫が増強する
低タンパク血症	指で押した圧痕が著明である
肝性	両下肢の浮腫と腹水が特徴的である

図4 浮腫鑑別のための診断検査のすすめ方

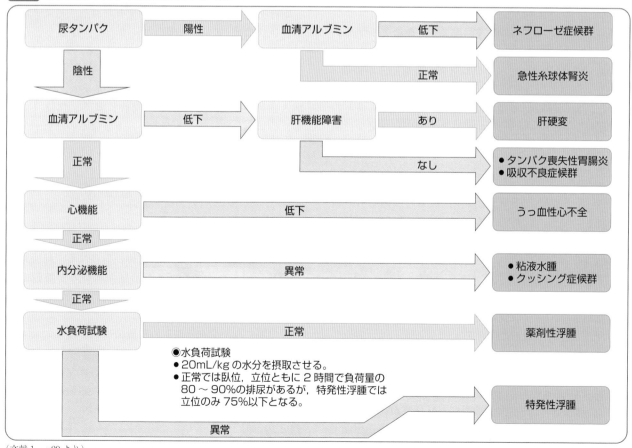

（文献1，p29より）

鑑別のための診断のすすめ方とそれに付随した検査を**図4**に示す。

　全身性浮腫か局所性浮腫か，浮腫の出現様式，部位，程度，状態をよく観察する。

1 浮腫の出現様式

　浮腫の出現が持続的か間欠的か，また発現が急性か慢性か。急性に発現した場合，それ以前に薬剤を内服したか，また長時間，立位でいたかどうか。間欠的に出現する場合，月経周期との関係はどうか（月経前浮腫は，間欠的・周期的に月経前に出現する）。

2 浮腫の程度・部位

　浮腫の評価は圧痕の有無や周径測定（腹囲等）などで行う。

　浮腫の判定は脛骨全面や前頭部など骨が皮下にある部位を母指で10秒ほど圧迫する。指を離したあとも圧痕が残る圧痕性浮腫（pitting edema）と圧痕が残らず速やかに回復する非圧痕性浮腫（non-pitting edema）に分類される（図5）。

3 浮腫の観察

　基礎疾患の有無，既往歴（心疾患，腎疾患，高血圧，糖尿病，膠原病，悪性疾患などの既往と治療歴，手術歴，薬剤の使用歴など），健康診断でこれまでに血液や尿などの検査で異常を指摘されたことがあるか，尿量，体重の推移，食事量，飲水量，食塩摂取量，自覚症状（顔がはれぼったい，瞼が重い，二重瞼が一重瞼になっている，物が握りにくい，指輪がとれない，靴がはけな

い，靴下の跡がはっきり残る，息苦しい，尿量が減ってきたなど）を聴取・観察する。

　特に，体重測定・尿量測定・血圧測定・腹囲測定（腹水の増減の推定が可能）・経口水分摂取量測定は浮腫患者の経時的な状態把握に必要かつ有用である。

　また，浮腫に伴う随伴症状（→Ⅰ-3. 浮腫に伴って生じる症状参照）も観察する。

2. 浮腫に伴う苦痛の軽減

1 浮腫を軽減する

　Ⅱ-5.〜7.で述べる安静の保持，塩分・水分制限のほかに，体位を工夫（ファウラー位，側臥位，足の挙上など）する。

- ▶静脈還流を促進する。

　また，温罨法，保温，足浴等を行い，皮膚を温める。

- ▶皮膚の血管を拡張させて，組織間液の還流を促す。

　腎血管を拡張させて，組織間液の腎血流量を増加させ，利尿を促す。

　その他，マッサージを行ったり，身体を締めつける衣類を避ける。

- ▶圧迫により静脈還流が阻害されると，組織間液が毛細血管に戻らずに，浮腫が増強する。

2 呼吸困難（息苦しさ）を軽減する

　胸水や腹水，肺水腫がある場合には，ギャッチアップ

図5 圧痕浮腫と非圧痕浮腫の確認法

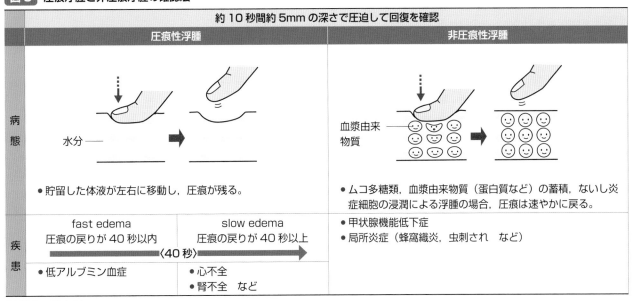

（文献2，p20より）

して，上体を挙上し，ファウラー位をとる。腹水の貯留による呼吸困難は，膝を曲げた体位をとると緩和することができる。

▶横隔膜が下がり，呼吸筋による呼吸が容易になり，呼吸運動がしやすくなる。また心不全による呼吸困難では，心臓や胸腔への静脈還流が重力によって減少するため，呼吸困難が軽減する。

3 体動困難を緩和する

自力で身の回りのことができなくなるため，日常生活への援助や体位の調整・交換を援助する。

4 冷感を緩和する

室温，寝具，寝衣等を調節して保温をはかる。ただし，寝具等を重ねると，圧迫による重圧感から体動困難を助長したり，浮腫を強めることがあるので注意する。

温罨法も有効であるが，浮腫のある部位の皮膚では，温度感覚が鈍くなっているので，低温火傷に注意する。下肢の浮腫には，一時的ではあるが，足浴が有効である。

5 便通異常（下痢・便秘）を緩和する

● 下痢

腹部の保温，消化のよい食事を提供する。

▶下痢は電解質バランスを崩し，浮腫を悪化させる。また，体力も消耗し，栄養障害を起こすと，浮腫が増強することにもなる。

● 便秘

メンタ湿布，腹部マッサージ，温罨法を行う。

▶便秘による腹部膨満は，浮腫に伴う苦痛を増強す

る。特に浮腫によって呼吸困難がある人は，便やガスの貯留による横隔膜の挙上によって呼吸面積が減少し，呼吸困難が増強する[3]。

3. 合併症の予防

浮腫がある部分の皮膚は伸展・菲薄化し，血液循環も不良で脆弱な状態であり，褥瘡やスキンテアなどの外傷予防に努める。

1 褥瘡予防（→⑭褥瘡参照）

特に浮腫が強い場合は，体動が困難になり，同一体位でいることが多くなる。また血清アルブミン濃度の低下がある患者では，栄養状態の低下，ADL の低下に伴う臥床時間の延長，皮下脂肪の減少による組織耐久性の低下などもあり，褥瘡が発生しやすくなっている。

2 外傷予防

● 爪を短く整える。
● 環境整備を行い，浮腫の部位が直接硬い素材にあたったり，ぶつかる恐れのあるものを周囲に置かないようにする。また医療用テープの貼付時や剝がす際に愛護的に正しい方法で行ったり，清拭や移乗時の介助時に皮膚に摩擦やずれが生じないように援助を行う。

4. 利尿薬使用に関連した看護ケア

浮腫の治療の基本は原因疾患の治療である。加えて利尿薬を使用したり，安静や食事療法，マッサージや弾性

表2 利尿促進作用のある薬の副作用

作用機序		一般名	特徴	副作用
腎尿細管での Na，Cl の再吸収の抑制	サイアザイド系	● ヒドロクロロチアジド ● トリクロルメチアジド	● 降圧効果が強い。 ● ループ利尿薬に対する併用薬として用いることが多い。	● 脱水 ● 血圧低下 ● 電解質異常（低 K 血症，低 Na 血症など）
	ループ利尿薬	● フロセミド ● トラセミド ● アゾセミド	● 効果持続は短いが，利尿作用が強い。	● 脱水 ● 血圧低下 ● 電解質異常（低 K 血症，低 Na 血症など）
	カリウム保持性利尿薬	● スピロノラクトン	● カリウム排泄を抑制する。 ● 降圧効果や心保護作用を有する。	● 高 K 血症
集合管でバソプレシン V₂ 受容体に拮抗し，Na 等の電解質の排出に直接の影響を与えず，水の再吸収を阻害する（選択的に水を排泄する）	バソプレシン受容体阻害薬	● トルバプタン	● Na 等の電解質を維持して選択的に水を排泄する。	● 脱水，高 Na 血症

ストッキングの使用，体位の工夫により毛細血管・リンパ液の還流を促進するなど行う。

1 利尿薬の副作用の観察

利尿薬は，腎尿細管に直接作用して Na^+，Cl^-，および水の再吸収を抑制し，尿量を増加させるはたらきをする。排尿を我慢することのないよう前もって薬理作用を説明しておく。トイレに援助を要する患者に対しては，気がねなく尿器を頼めるよう配慮する。

▶利尿効果が急激に現れる結果，電解質失調，脱水，血圧低下をきたすなど副作用がでることがあるため，副作用の出現に十分注意して，早期より観察を行うことが重要である。表2に利尿促進作用のある薬による主な副作用を示す。

2 体重，水分摂取量，尿量の測定

▶浮腫により組織間液が増加し，RPFが減少し，尿量が減少することにより，体重は増加する。健康時の体重は浮腫の程度の目安や利尿薬の効果の評価基準となる。

5. 安静

安静の程度は，心疾患では心不全の重症度分類であるNYHA分類（表3）が目安となり，浮腫の程度や臓器障害の程度により決められる。

1 安静の必要性の説明

2 環境整備

安静は日常生活動作を制限することになるので，床頭台やベッド上の物品を患者が使いやすいように整理する。

3 日常生活への援助

必要に応じて，日常生活の介助を行い，安静に努め

表3 心不全の重症度 NYHA 分類

Ⅰ度	心疾患はあるが日常の活動に制限を受けない。
Ⅱ度	身体活動に軽度の制限を受ける。安静時は無症状，日常生活における身体活動で疲労，動悸，呼吸困難などが起きる。
Ⅲ度	身体活動にかなりの制限を受ける。安静時は無償。日常生活以下の身体活動で疲労，動悸，呼吸困難などが起きる。
Ⅳ度	安静時も症状があり，わずかの身体活動でも症状が増悪する。いかなる身体活動も制限される。

る。床上排泄やベッドサイドでの排泄を必要とするときは，プライバシーへの配慮が必要である。

1～3▶安静臥床は，腎血漿流量（RPF），肝血流量の増加，心負荷の軽減にはたらき，利尿を促し，浮腫を軽減する。

6. 塩分制限

塩分制限の程度は浮腫の程度によるが，慢性心不全の患者や慢性腎臓病の患者では1日6g未満が推奨されている。

▶塩分を過剰摂取すると体液の浸透圧が高くなり，身体は浸透圧を一定に保つため水を引き寄せ，浮腫や血圧の上昇につながる。塩分制限により，血漿Na濃度は低下し，体液の浸透圧が低下し利尿が進む。

1 塩分制限の必要性の説明

次のことを患者に説明する。

● 塩分制限の必要性，制限する塩分の量。
● 病院食以外の摂取は控える。
● 必要以上の塩分制限は危険である（食塩摂取量が3g/日を下回らないようにする[4]）。

2 食欲低下への対処

● カレー粉，こしょう，しそ，ごまなどの香辛料や薬味，レモンなどの酸味を活用する。
● うま味のある食品（しいたけ，昆布，だしなど）を活用する。
● 1点に味を集中して満足感を得られるようにする。
● 油をうまく利用してうま味を引き出す。
● 煮物や炒め物には食塩を無駄なく利用するために，片栗粉などであんかけ風にとろみをつけると食べやすい[3]。

▶減塩食は味が薄くなるため，食欲が低下しやすく，工夫が必要となる。

7. 水分制限

大部分の浮腫では，腎臓のNa・水再吸収は亢進し，尿中Na・水排泄も低下していることが多く，体液量増加を伴っていることが多い。このため，水分制限が必要となる。医師の指示により，1日あたり，調理水も含め1000～1500mLの制限を行う。

患者に水分制限の必要性，制限する水分量を説明する。1日量をボトルに入れてベッドサイドに置いておき，そこから飲んでもらう。指示量を十分に摂取できない人もいるので，脱水にも注意する。

■ 口渇に対する対処

● 少量で喉の渇きが癒せる氷や，飲み過ぎが防止できる暖かいお茶などを活用する。

● 口腔ケアを行い，口腔内の爽快感及び清潔の維持，保湿を行う。

　口渇に対しては，口腔ケアや氷による水分摂取を行う。

　なお，浮腫治療における特殊療法（心不全に対する強心薬，ネフローゼ症候群・肝硬変などの低タンパク血症に対するアルブミン製剤，腎不全に対する透析療法など）および原因疾患の治療に関連した看護ケアについてはここでは範囲外とし，触れないこととする。

[山下悦子]

《引用文献》
1）橋本信也編：症状の起こるメカニズム．医学書院，1995．
2）古谷伸之編：診察と手技がみえる　vol. 1　第2版．p20，メディックメディア，2007．
3）奥宮暁子・他編：症状・苦痛の緩和技術．中央法規，1995．
4）日本腎臓学会編：慢性腎臓病に対する食事療法基準2014年版．東京医学社，2014．

《参考文献》
● 日本循環器学会／日本心不全学会合同ガイドライン，急性・慢性心不全診療ガイドライン2021年フォーカスアップデート版．https://www. j-circ. or. jp/cms/wp-content/uploads/2021/03/JCS2021_Tsutsui. pdf（2023年1月3日閲覧）
● 日本腎臓学会編：慢性腎臓病生活・食事指導マニュアル－栄養指導実践編．東京医学社，2015．
● 砂山勉，松本紘毅：利尿薬の使い方－心不全例．月刊薬事64（13）：58-63，2022．

NOTE

ワンポイントケア スキンケア

看護におけるスキンケアの方法には，皮膚の洗浄・保湿，保護があげられる。ここでは，皮膚の洗浄剤と保湿剤・保護材について，スキンケアにおけるポイントをあげながら紹介していく。

1. スキンケアに用いる洗浄剤の選び方・使い方

表1に洗浄剤の一例を示す。

ダメージ軽減のため，香料等の添加物が入っていない，一般的には皮膚のpHに近い弱酸性のものが推奨される。

しかし，汚れ落ちの観点からはアルカリ性の洗浄剤のほうが好ましく，汚れの程度によって使い分ける。特に外陰部・腋窩などは汗の成分が濃く，弱アルカリ性であるために細菌が繁殖しやすい。このような部分ではアルカリ性の洗浄剤を使用し，保湿することでドライスキンに対応する。

どの部位であっても，連日に洗浄できる場合やドライスキンが著明に認められる場合などでは皮脂成分を落としすぎない弱酸性の洗浄剤を用いるなど，ケースバイケースで洗浄剤を選択する。

また，洗浄剤を十分に泡立てて皮膚にのせること

で，油分である汚れを界面活性剤で包み込み，皮膚を擦るという機械的刺激を与えることなく汚れを落とすことができる。脆弱な皮膚にはタオルなどを使わず，洗浄効果のある泡をのせて手で軽くなでた後にしっかりと洗い流すと皮膚への無用な刺激を避けることができる。

2. スキンケアに用いる保湿剤の選び方・使い方

次頁の**表2**に保湿剤の一例を示す。

角層の水分損失を最低限に抑え，細胞間脂質を保つために使用する。皮膚表面の皮脂膜を補強して皮膚からの水分喪失を防ぐ（エモリエント効果）もの，その物質自身のもつ吸湿性・浸透圧などで皮膚に水分を与えるもの（モイスチャライザー効果）などがある。

保湿剤は入浴後10〜15分以内を目安に塗布し，さらに入浴時以外でも1日2回以上を目安に塗布する。保湿剤の使用量は，フィンガーチップユニット（finger-tip unit：FTU）を単位とする。1FTUは成人の示指の指先から第一関節まで軟膏を乗せた量とし，ローションであれば1円玉大（直径約2cm）である（図1）。この量を掌2つ分の広さに塗り延ばすのが適量とされる。皮膚に擦りこむとかゆみを誘発することがあるため，皮溝に沿ってするすると塗り延ばすとよい。

表1　洗浄剤の一例

製品名	メーカー名	特徴
リモイス®クレンズ	アルケア	オイルで汚れを浮かせ，拭き取ることができるため，水は不要。保湿剤配合
コラージュフルフル泡石鹸	持田ヘルスケア	弱酸性，抗真菌・殺菌成分配合
セキューラ®CL	スミス・アンド・ネフュー	弱酸性。スプレータイプで泡立てる必要がなく，汚れに直接散布できる
シルティ水のいらないもち泡洗浄	コロプラスト	アルコールフリー，保湿成分配合の洗浄剤。洗い流し不要

図1　保湿剤の使用量（FTU）

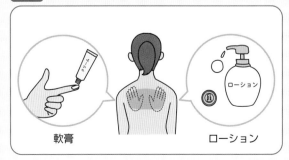

軟膏　　　　　　　ローション

表2 保湿剤の一例

期待する効果	種類	代表的な製品／薬剤	メーカー名	特徴
エモリエント効果	オイル	オリーブ油		付着している軟膏の除去などにも使える。入浴後の水分が多いときに外用する
	ワセリン	白色ワセリン	日本薬局方	疎水性で皮膚表面に人工的に油脂膜をつくり，水分喪失を防ぐ
		プロペト®ピュアベール®	第一三共ヘルスケア	
モイスチャライザー効果	尿素	ケラチナミンコーワクリーム20%	興和	配合された尿素が吸湿し，各層の水分保持量を増加させる。浸透圧が高く，皮膚に傷があると灼熱感・刺激感をもたらすため，尿素濃度の高い製品は注意が必要
		ウレパール®クリーム10%	大塚製薬	
	ヘパリン類似物質	ヒルドイド®ソフト	マルホ	水分保持力が強く，短時間で確執に水分を供給する。血液凝固時間延長の薬理作用があり，出血傾向のある患者には用いないほうがよい

表3 皮膚保護材の一例

	特徴	製品名	メーカー名
皮膚被膜材	皮膚に散布・塗布することで表面に薄い膜を作り，物理的・化学的刺激から皮膚を保護する。スプレー式，ワイプ式，スティック式等がある。	リモイス®コート	アルケア
		キャビロン™	スリーエムジャパン
		ブラバ	コロプラスト
		セキューラ®	スミス・アンド・ネフュー
撥水クリーム・軟膏	撥水効果により，皮膚に付着した排泄物等による汚染を防ぎ，浸軟を予防する。軟膏，クリームタイプ，オイルなどがある。	リモイス®バリア	アルケア
		セキューラ®DC	スミス・アンド・ネフュー
		セキューラ®PO	
		3M™キャビロンポリマーコーティングクリーム	スリーエムジャパン
		ソフティ保護オイル	花王プロフェッショナルサービス

3. スキンケアに用いる皮膚保護剤の選び方・使い方

表3に皮膚保護材の一例を示す。

尿・便失禁などがある場合は，おむつ装着に伴うむれや排せつ物の付着，汗などによって角質層がふやけた状態（浸軟）が起こり，皮膚トラブルが起こりやすくなる。また，医療テープなどの粘着剤の化学的刺激や剥離時の機械的刺激も皮膚にダメージを与える。撥水性の皮膚保護クリームや皮膚保護オイルを活用し，皮膚への刺激を低減させるとよい。軟膏，クリーム，ローション，ゲル，スプレーなど多くの剤形が開発されており，皮膚の状態や患者の好みに合わせて使い分ける。

撥水材はドレッシング材やテープの粘着力を低下させ，剥がれやすくなるため，そのような場合は油

分を含まない皮膚被膜材を使用して皮膚を保護する。

　ポリウレタンフィルムドレッシング材を骨突出部に貼付することで，褥瘡の予防に効果がある。脆弱な皮膚への保護なので，剝がすときに表皮剝離を起こさないよう注意し，皮膚被膜材を併用するなど工夫する。ポリウレタンフィルムドレッシングは，ドレッシング材の端を皮膚と平行に引っ張り，フィルムを伸ばしながら剝がすとよいほか，リムーバー（皮膚剝離剤）を利用してもよい。

［松浦志野］

《文献》
- 日本創傷・オストミー・失禁管理学会編：スキンケアガイドブック．照林社，2017.
- 岡部美保編：在宅療養者のスキンケア．日本看護学会出版会，2022.

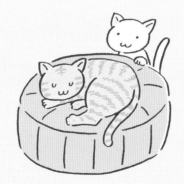

片麻痺による運動障害

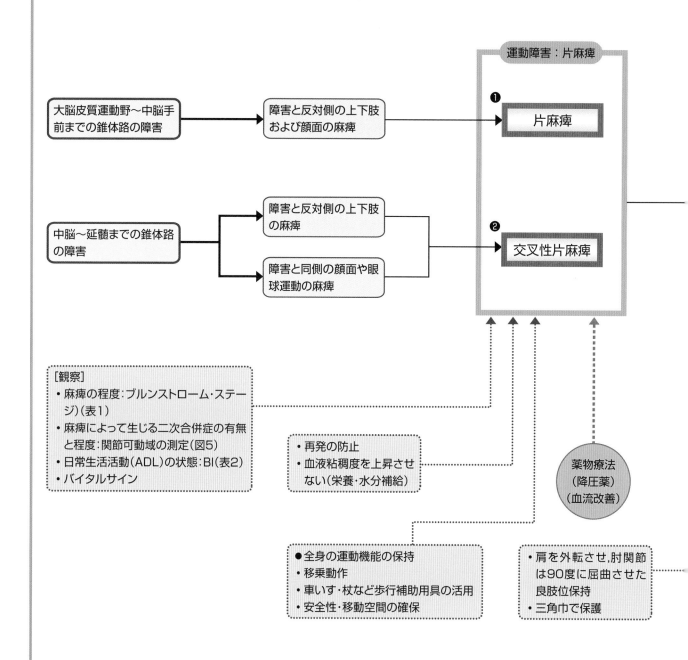

運動障害：片麻痺

大脳皮質運動野～中脳手前までの錐体路の障害 → 障害と反対側の上下肢および顔面の麻痺 → ❶ 片麻痺

中脳～延髄までの錐体路の障害 → 障害と反対側の上下肢の麻痺 / 障害と同側の顔面や眼球運動の麻痺 → ❷ 交叉性片麻痺

[観察]
- 麻痺の程度：ブルンストローム・ステージ)(表1)
- 麻痺によって生じる二次合併症の有無と程度：関節可動域の測定(図5)
- 日常生活活動(ADL)の状態：BI(表2)
- バイタルサイン

- 再発の防止
- 血液粘稠度を上昇させない(栄養・水分補給)

薬物療法
(降圧薬)
(血流改善)

- ●全身の運動機能の保持
- 移乗動作
- 車いす・杖など歩行補助用具の活用
- 安全性・移動空間の確保

- 肩を外転させ,肘関節は90度に屈曲させた良肢位保持
- 三角巾で保護

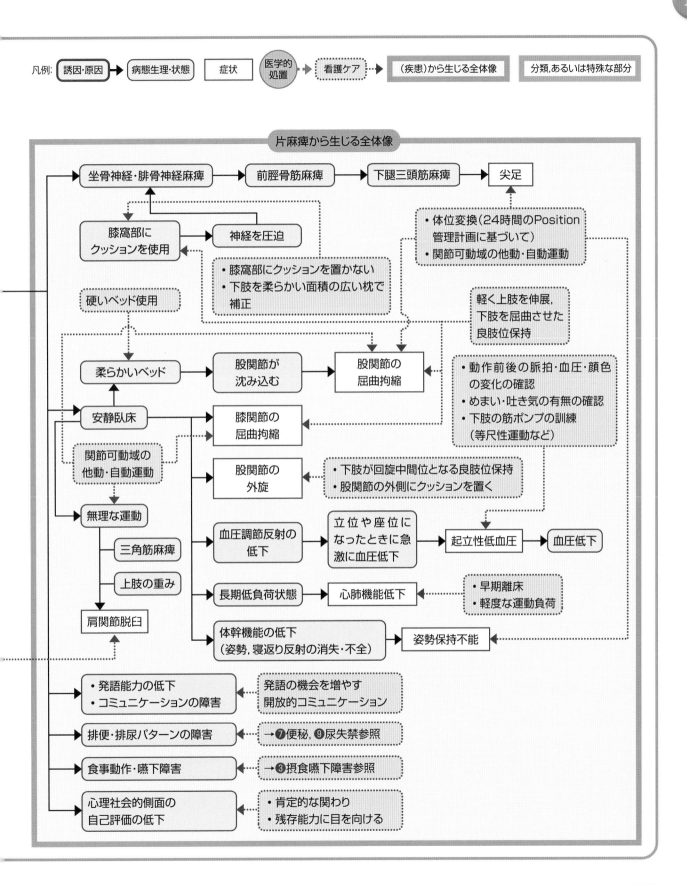

凡例: 誘因・原因 → 病態生理・状態　症状　医学的処置 ⇢ 看護ケア → （疾患）から生じる全体像　分類,あるいは特殊な部分

片麻痺から生じる全体像

- 坐骨神経・腓骨神経麻痺 → 前脛骨筋麻痺 → 下腿三頭筋麻痺 → 尖足
- 膝窩部にクッションを使用 → 神経を圧迫
  - ・膝窩部にクッションを置かない
  - ・下肢を柔らかい面積の広い枕で補正
- 体位変換（24時間のPosition管理計画に基づいて）
- 関節可動域の他動・自動運動
- 軽く上肢を伸展, 下肢を屈曲させた良肢位保持
- 硬いベッド使用
- 柔らかいベッド → 股関節が沈み込む → 股関節の屈曲拘縮
- ・動作前後の脈拍・血圧・顔色の変化の確認
- ・めまい・吐き気の有無の確認
- ・下肢の筋ポンプの訓練（等尺性運動など）
- 安静臥床 → 膝関節の屈曲拘縮
- 関節可動域の他動・自動運動
- 股関節の外旋
  - ・下肢が回旋中間位となる良肢位保持
  - ・股関節の外側にクッションを置く
- 無理な運動
  - 三角筋麻痺
  - 上肢の重み
  - 肩関節脱臼
- 血圧調節反射の低下 → 立位や座位になったときに急激に血圧低下 → 起立性低血圧 → 血圧低下
- 長期低負荷状態 → 心肺機能低下
  - ・早期離床
  - ・軽度な運動負荷
- 体幹機能の低下（姿勢, 寝返り反射の消失・不全） → 姿勢保持不能
- ・発語能力の低下
- ・コミュニケーションの障害
  - 発語の機会を増やす開放的コミュニケーション
- 排便・排尿パターンの障害 → →❼便秘, ❾尿失禁参照
- 食事動作・嚥下障害 → →❸摂食嚥下障害参照
- 心理社会的側面の自己評価の低下
  - ・肯定的な関わり
  - ・残存能力に目を向ける

❸ 6 運動と休息
片麻痺による運動障害

13

13 片麻痺による運動障害

I 症状が生じる病態生理

1. 片麻痺とは

　片麻痺は，半側の上下肢が麻痺したものをいう。片麻痺の種類によっては半側の顔面に麻痺を生じる場合もある。

　発症直後は弛緩性麻痺，数日後から痙縮が始まり，約6カ月後には痙性麻痺となり，ウェエルッケ・マン肢位という特徴がみられる（図1）。

図1 片麻痺

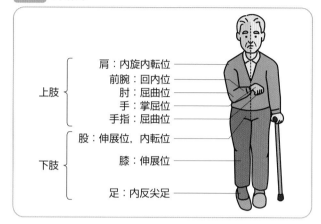

- 上肢
  - 肩：内旋内転位
  - 前腕：回内位
  - 肘：屈曲位
  - 手：掌屈位
  - 手指：屈曲位
- 下肢
  - 股：伸展位，内転位
  - 膝：伸展位
  - 足：内反尖足

2. 片麻痺のメカニズムと分類

1 中枢性（運動）麻痺

　運動神経系は，［大脳皮質運動野→錐体路（第一次神

図2 片麻痺と交叉性片麻痺

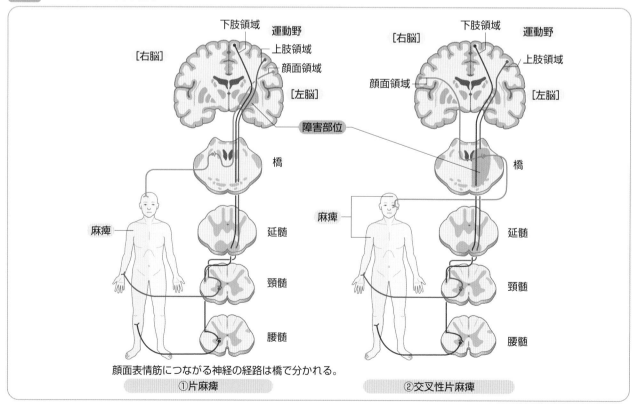

顔面表情筋につながる神経の経路は橋で分かれる。

①片麻痺　　　②交叉性片麻痺

経細胞）の延髄下部で交叉して→脊髄前角細胞（第二次神経細胞）→支配筋］という伝達経路をつくっている。この経路のうちの上位の［大脳皮質運動野→錐体路］の障害によって生じる麻痺を中枢性（運動）麻痺という[1]。

2 片麻痺

このうち大脳皮質運動野から中脳の手前までの錐体路の障害では，障害側と対側の下肢および顔面の麻痺がみられる。これを片麻痺という。

3 交代性片麻痺

中脳から延髄までの錐体路の障害では，障害と対側の上下肢の麻痺と，障害と同側の顔面の麻痺や眼球運動の麻痺がみられる。これを交代性麻痺という（図2）。

3. 片麻痺によって生じる生活障害

片麻痺患者は，神経の麻痺や長期臥床が原因で，さまざまな二次的合併症を引き起こし，これが，移乗動作の妨げにもつながっている。

1）関節拘縮

関節包や関節包外の軟部組織（靱帯，筋・腱，腱鞘，筋膜，皮下組織，皮膚など）が原因となって，関節の運動が制限される病態をいう[2]。

はじめは機能性拘縮として，自動では拘縮位にあるものの，他動的には矯正可能な状態である。しかし，この状態が長く続くと，固定性拘縮となり，自動・他動ともに関節可動域がなくなって，拘縮位に固定されてくる[3]。

拘縮は，拘縮筋がたえず異常に筋緊張を強いられる結果，筋短縮を起こし，拮抗筋は不動性筋萎縮・筋機能不全を起こすために生じる[3]。脳血管障害患者においては，健常者と比較して粘性（伸びにくさ）に差はないが，拘縮がある状況では筋の粘性は高いといわれている[3]。

■ 尖足

坐骨神経や腓骨神経が麻痺していると，足背屈筋である前脛骨筋が麻痺するため，拮抗筋である下腿三頭筋が短縮して，拘縮を起こす。また長期臥床により，ふとんの重みで過伸展位を強いられる結果，下腿三頭筋が拘縮する。側面からみた下腿軸と足軸との位置関係で，足関節部において底屈位が拘縮状態にあるものを尖足という[3]（図3）。伸筋よりも屈筋のほうが力が強いため起こる。

■ 下肢の関節拘縮

長期臥床した片麻痺患者は両側股・膝関節の屈曲拘縮を起こしやすい[4]。屈曲拘縮とは，関節肢位が屈曲位をとり，屈曲運動はできるが，伸展運動ができない状態を

図3 尖足

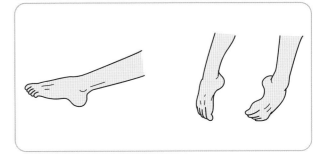

いう[3]。また，股関節は，外側に回旋しやすくなっている[2]。

■ 肩関節の脱臼・拘縮

脳血管障害の急性期では，麻痺側に肩関節亜脱臼に伴い炎症がみられることが多い。炎症による痛みは肩の不動を招き，拘縮を助長する。

これらを予防するには，麻痺側を意識して身体を動かすよう説明したり，上肢に麻痺がある場合には，麻痺側の腕を三角巾で固定して，関節を保護するなどして身体の損傷を防ぐ[1]。

2）筋萎縮

人はベッド上で絶対安静をとると，筋力は1週間で10〜15%，3〜5週間で半減するとされている[5]。特に，下肢の筋肉は抗重力筋であるためこの影響を強く受けてしまう[3]。ただし，脳卒中では筋萎縮は基本的には起こらないか，あっても軽度である。むしろ過度の安静による廃用性筋萎縮を二次的に起こすことがあり，脳卒中発症後早期からのリハビリテーションが望まれる理由の1つである[6]。

3）起立性低血圧

長期臥床をしている片麻痺の代表的な合併症である。血液は立位では下肢と下腹部にたまり，頭部には行きにくくなる。正常の人間では，立位をとると同時にあるいは立位をとろうと思っただけで，姿勢による血圧調節反射がはたらき，下肢・下腹部の動脈が収縮し，下半身の血管抵抗を高め，さらに心拍数が20〜30拍／分増加し，血圧の収縮期圧も上昇することで[7]，脳への血液供給を保証している。

しかし，長期臥床の間に，血圧調節反射をはたらかせない状態でいると，この反射調節力は次第に弱化・遅延してくる[4]。そのため，座位や立位になったときに急激な血圧低下を起こしやすくなる[3]。

4）心肺機能低下

　長期臥床へ適応が進んだ結果，起立姿勢への自律神経と心血管系の調整能力低下が起こり起立姿勢での活動を阻害する要因となる[7]。特に，安静臥床前に比べて安静臥床後は，心臓の一回拍出量が著しく低下する[4]。

5）心理社会的側面

　患者が麻痺を自覚したあとに，ショックや，否認，逃避的行動，悲嘆，絶望，抑うつといった反応を示すことが多い。これらの過程を経ることで，障害を受容し，さらに障害があるなかで社会生活を営もうという意欲をもてるようになる。介入にあたっては患者とともに到達可能な目標をたて，患者の意欲を引き出す。さらに，成功体験や達成感を得られるようにねぎらいの言葉をかけ，意欲をもちつづけられるように援助する[1]。

Ⅱ　看護ケアとその根拠

1. 観察ポイント

1）麻痺の程度

　脳血管障害による片麻痺の程度を評価するものとして，ブルンストローム・ステージ（Brunnstrom Stage）（表1）がある[8,9]。これは，上肢（腕），手指，そして体幹と下肢の3つの項目に分かれていてそれぞれの回復段階を表すことができる。脳卒中片麻痺は筋力だけでは評価できない。さまざまな運動パターンの変化が回復過程にみられる。筋力と麻痺の重症度が単純に比例しているわけではない[6]。

　▶現在の麻痺の状態を把握するとともに，看護ケアや

表1　ブルンストローム・ステージ

内　容	検査課題		
	上肢（腕） ［ステージⅢ以降は座位で施行］	手　指 ［姿勢の指定なし］	体幹と下肢 ［臥：臥位　座：座位　立：立位］
ステージⅠ： 随意運動がみられない	□弛緩麻痺	□弛緩麻痺	□弛緩麻痺
ステージⅡ： 共同運動が一部出現 連合反応が誘発される	□わずかな屈筋共同運動 □わずかな伸筋共同運動	□全指屈曲がわずかに出現	□（臥）わずかな屈筋共同運動 □（臥）わずかな伸展共同運動 □（臥）健側股内外転抵抗運動による 　　Raimiste現象
ステージⅢ： 十分な共同運動が出現	□明らかな関節運動を伴う屈筋 　共同運動 □明らかな関節運動を伴う伸展 　共同運動	□全指屈曲で握ることが可能 だが，離すことができない	□（座）明らかな関節運動を伴う屈曲共 　同運動
ステージⅣ： 分離運動が一部出現	□腰の後ろに手を持っていく □肘伸展位で肩屈曲90度 □肘屈曲90度での回内外	□不十分な全指伸展 □横つまみが可能で母指の動 　きで離せる	□（座）膝を90度以上屈曲して，足を床 　の後方にすべらす □（座）踵接地での足背屈
ステージⅤ： 分離運動が全般的に出現	□肘伸展回内位で肩外転90度 □肘伸展位で手を頭上まで前方 　挙上 □肘伸展肩屈曲90度での回内外	□対向つまみ □随意的指伸展に続く円柱ま 　たは球握り □全可動域の全指伸展	□（立）股伸展位での膝屈曲 □（立）踵接地での足背屈
ステージⅥ： 分離運動が自由にできるや や巧緻性に欠ける	□ステージⅤまでの課題すべて 可能で健側と同程度にスムー ズに動かせる	□ステージⅤまでの課題すべ てと個別の手指運動が可能	□（座）下腿内外旋が，足の内外がえしを 　伴って可能 □（立）股外転
回復段階の判定：1つ以上の課題が可能な最も高いステージ			

（文献8，p148より）

図4 関節可動域

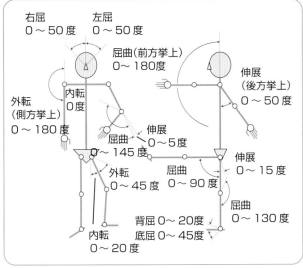

右屈
0〜50度

左屈
0〜50度

屈曲(前方挙上)
0〜180度

伸展
(後方挙上)
0〜50度

外転
(側方挙上)
0〜180度

内転
0度

伸展
0〜5度

屈曲
0〜145度

伸展
0〜15度

外転
0〜45度

屈曲
0〜90度

屈曲
0〜130度

背屈 0〜20度
底屈 0〜45度

内転
0〜20度

（文献3より一部改変）

治療による成果の評価，そして患者の目標の設定をする際に有効である。

2）麻痺によって生じる関節拘縮の有無と程度

関節可動域（ROM）（図4）の測定を行う。
▶片麻痺患者は，神経の麻痺や長期臥床が原因で関節拘縮（尖足，下肢の関節拘縮，肩関節の拘縮）を生じやすい。そのため，定期的に関節可動域の測定を行い，観察する必要がある。これにより，関節拘縮の早期発見・早期治療をすることが可能となる。

3）日常生活活動（ADL）の状態

ADLの評価法として，現在世界的に活用されているものにバーセルインデックス（Barthel Index：BI）（表2）がある。BIは食事，いすとベッド間の移乗，整容，トイレ動作，入浴，移動，階段昇降，更衣，排便自制，排尿自制の10項目に分かれていて，各項目で15点，10点，5点，0点と点数が与えられ，満点は100点である。
▶片麻痺によりADLの低下が生じることが多い。そのため，患者のADLの状態を把握し，どの程度のケアが必要なのかを適切にアセスメントする。

4）バイタルサイン

▶長期臥床をしている片麻痺患者は，血圧調節反射がうまく機能せず，座位や立位になったときに急激な血圧低下（起立性低血圧）を生じることがある。そのため，座位・立位訓練の際にはバイタルサインを測定することが必要である。

2. 良肢位の保持と早期離床

急性期にある脳血管障害患者の場合には，以下の点に留意が必要である。

1 近代的な良肢位の保持を行う

以前は良肢位の保持とは，下肢は尖足予防，上肢はものを軽く握らせておくといった方法が一般的だったが，これは臥床安静が1カ月も続いていた時の考え方で，末梢神経麻痺の生じた患者に適応するものである。脳卒中での中枢神経麻痺の患者では上肢伸展，下肢屈曲位を保持することで良肢位の保持ができる。

具体的には，麻痺側の肩関節は回内させず，肘関節を伸展し，下肢は軽く股関節・膝関節とも自然な屈曲位を取らせる[10]。股関節は外旋しやすいので，下肢の肢位が回旋中間位となるようにする[2,3]。例を図5に示す。

2 早期離床をめざす

近年では，脳卒中において発症後1〜3日目であっても，環境状態（血圧，脈拍）が落ち着いた状態になったら離床に向けた運動を開始することが多い。離床に向けてベッド上で看護師が行う機能回復支援方法としては，排泄ケアや更衣時の腰部挙上，体位変換時の寝返りの指導がある[10]。

3. 体位変換

最低でも2時間おきに体位変換を行う。体位変換は亜脱臼が生じないようにゆっくりと行い，患側の上下肢が体幹の動きに遅れないようしっかりと保持する。クッションなどを用いて良肢位の保持を心がけ，麻痺側を下側にする場合は長時間にならないよう注意する。

とくに，褥瘡予防のために体圧分散寝具を用いることもある。ただし，体圧分散寝具を用いている場合でも，定期的な体位変換は必要である[1]。

4. 関節可動域訓練

関節拘縮や筋萎縮を予防するために，運動機能訓練も急性期から行う（図6）。ただし，運動機能訓練は循環系に負担がかかるため，バイタルサインや全身状態を観察したうえで実施する。他動運動による関節可動域訓練は，四肢・体幹・頸部の可動関節すべてが対象となる。

実施する際は，関節の可動方向に合わせて，1方向あ

表2 バーセルインデックス（Barthel Index：BI）

	点数	質問内容	得点
1 食事	10	自立。必要に応じて自助具を使用して，食物を切ったり，調味料をかけたりできる	
	5	食物を切ってもらう必要があるなど，ある程度介助を要する	
	0	上記以外	/10点
2 車いすとベッド間の移動	15	移動のすべての段階が自立している（ブレーキやフットレストの操作を含む）	
	10	移動の動作のいずれかの段階で最小限の介助や，安全のための声かけ，監視を要する	
	5	移動に多くの介助を要する	
	0	上記以外	/10点
3 整容	5	手洗い，洗顔，整髪，歯磨き，ひげそりができる	
	0	上記以外	/10点
4 用便動作	10	用便動作（便器への移動，衣服の始末，拭き取り，水洗操作）が介助なしにできる	
	5	安定な姿勢保持や衣服の着脱，トイレットペーパーの使用などに介助を要する	
	0	上記以外	/10点
5 入浴	5	すべての動作を他人の存在なしに遂行できる（浴槽使用でもシャワーでもよい）	
	0	上記以外	/10点
6 平地歩行	15	少なくとも45m，介助や監視なしに歩ける（補助具や杖の使用は可，車輪付き歩行器は不可）	
	10	最小限の介助や監視下で少なくとも45m歩ける	
	5	歩行不可能だが，自力で車いすを駆動し少なくとも45m進める	
	0	上記以外	/10点
7 階段昇降	10	1階分の階段を介助や監視なしに安全に上り下りできる（手すりや杖の使用は可）	
	5	介助や監視を要する	
	0	上記以外	/10点
8 更衣	10	すべての衣服（靴の紐結びやファスナーの上げ下ろしも含む）の着脱ができる（治療用の補装具の着脱も含む）	
	5	介助を要するが，少なくとも半分以上は自分で，標準的な時間内にできる	
	0	上記以外	/10点
9 排便コントロール	10	随意的に排便でき，失敗することはない。坐薬の使用や浣腸も自分でできる	
	5	時に失敗する，もしくは坐薬の使用や浣腸は介助を要する	
	0	上記以外	/10点
10 排尿コントロール	10	随意的に排尿できる。必要な場合は尿器も使える	
	5	時に失敗する。もしくは尿器の使用などに介助を要する	
	0	上記以外	/10点

（鳥羽研二監：高齢者総合的機能評価ガイドライン．p136，厚生科学研究所，2003．より）（Mahoney FI, Barthel D：Functional evaluation：The Barthel Index. Maryland State Medical Journal 14：56-61, 1965. より）

図5 運動麻痺のある患者の良肢位

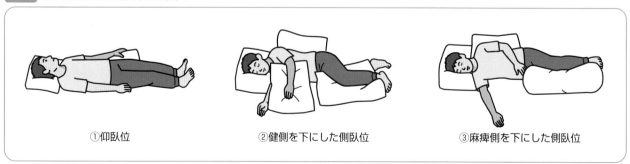

①仰臥位　　　　　　　②健側を下にした側臥位　　　　　　③麻痺側を下にした側臥位

（文献1，p264より）

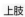

図6 関節可動域訓練

上肢

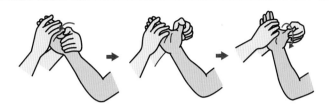

①母指の屈伸と運動

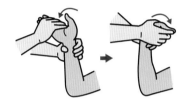

②手関節と指の屈伸

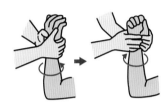

③前腕の回内・回外

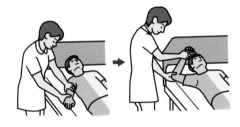

④腕の前方挙上と肘の屈伸

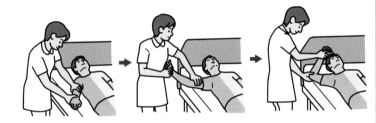

⑤腕の側方挙上と肘の屈伸

下肢

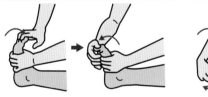

⑥足趾の屈伸

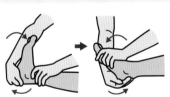

⑦足関節の屈伸

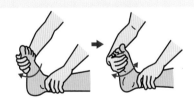

⑧足関節の内・外旋

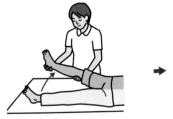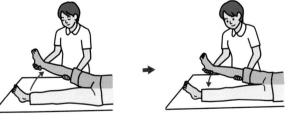

⑨股関節の内・外転

（文献1，pp265-266 より）

たり5回程度の運動を行う。

近位の関節2カ所を保持し，ゆっくりと動かすよう心がけ，痛みの程度を確認する。

▶感覚麻痺を伴っている場合には，痛みを自覚しないことがあるため注意を要する。

▶麻痺側と非麻痺側がある場合には，非麻痺側，麻痺側の順に関節可動域訓練を行い，筋緊張や可動域の違いも把握する[1]。

5. 肩関節の保護

■ ベッド上での寝返り訓練や車いす乗車時などには，三角巾等による上肢下垂の予防が必要である[1]

▶弛緩性麻痺の場合，上肢の重みにより脱臼をしやすいので，それを補助するために三角巾を用いる。また，良肢位を保持し，上肢の重みを助長する振り子運動を防止し，脱臼を抑制し，痛みの予防・軽減も行うことができる。

6. 移動動作訓練[11, 12]

① 寝返り動作（図7）[11, 13]

❶仰臥位の状態で，健側の手で患側の手を胸の上に置く。

▶患者の身体をコンパクトにまとめて移動することにより摩擦抵抗を小さくする[13]。

❷健側の足を患側の足の下に入れ，軽く曲げる。

▶健側の足を下にしたほうが，寝返り時に力が入りやすい。また，軽く曲げることにより，支持面積を広げ，安定しやすくなる。

❸頭を健側へ向けながら，健側の手で床を押して患側を浮かし，健側へ寝返りをする。

※要介助の場合は，❸のときに背部と殿部を軽く押すようにする。

② 起き上がり動作（図8）

❶健側への寝返りをする。

▶健側を下にすると，起き上がり時に力が入りやすい。

❷頭部を上げ，健側の肘で床を押しながら身体を起こす。

※要介助の場合は，介助者は患者の前に立ち，肩を抱えるようにするとよい。

図7 寝返り動作

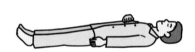 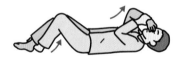 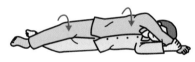

①肩関節屈曲　　　　　　②肩関節内転　　　　　　③肘関節屈曲

自力の場合（右麻痺）
片麻痺患者の寝返り：麻痺側の上肢を把持し寝返る。また，非麻痺側の下肢を麻痺側下肢の下に入れることで寝返りしやすくなる。

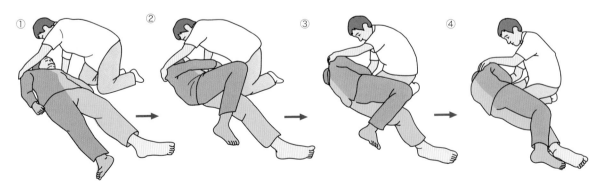

介助する場合（右麻痺）
寝返り動作における介助方法：肩甲帯を介助する場合を示す。寝返りでは特に頸部・体幹の屈筋が十分にはたらくように指導する。
（文献13, p272より）

図8 起き上がり動作

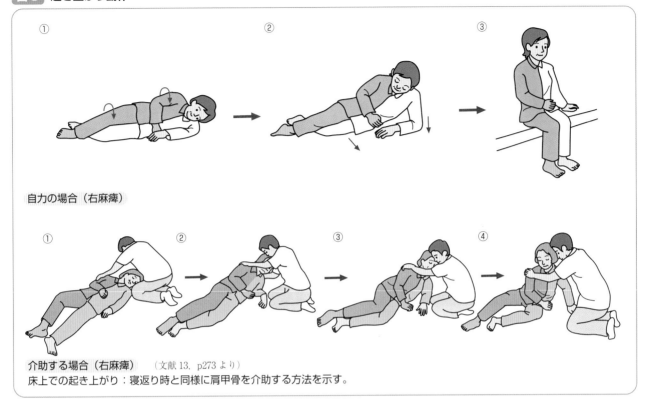

自力の場合（右麻痺）

介助する場合（右麻痺）　（文献 13，p273 より）
床上での起き上がり：寝返り時と同様に肩甲骨を介助する方法を示す。

3 移乗動作

● 自力の場合（図9）

❶ベッドに腰を掛け，患者の健側にベッドと車いすの角度が30度程度になるように車いすを置く。このとき，車輪をロックしておき，フットサポートは上げておく。

▶車いすを30度程度に配置することにより，アームサポートを患者の健側上肢で把持することができるとともに，患者の移動距離が短くてすむ。ただし，患者の健側の支持力によっては患側に配置したほうがよいとの報告もある[14]。

❷腰をなるべく前方に置き，健側の足を少し前に出しておく。

▶支持面積を広め，安定させる。

❸身体を前方に向け，健側の手で車いすの遠いほうのアームサポートにつかまりながら，立ち上がる。

❹立位でバランスをとり，健側で身体を半回転させゆっくりと車いすに座る。

● 要介助の場合（図9）：患者の腕を介助者の肩に回し，腰部で手を組み，両膝で患側の足を押さえながら，立位と回旋を行う。

● 車いすからベッドへの移動の場合
図10に示す[15]。

4 歩行動作（図11）

● 杖を使った歩行動作は，3動作杖歩行と2動作杖歩行がある[16]。

7. その他

1 ベッドを硬いものにする

▶ベッドが軟らかすぎると，股関節が沈み込み屈曲拘縮を起こす危険性が高まるため，硬いものを用いる[7]。膝窩部が除圧されるように軟らかい枕を用いて下肢を補正する[3]。

2 早期離床・活動の促進

▶廃用症候群を予防し，早期のADL向上と社会復帰をはかるために，発病後の不必要な安静臥床をやめ，できるだけ早期に離床をはかる[4]。散歩などの比較的軽度な運動負荷を毎日行うようにする[4]。

［谷村　綾］

図 9 ベッドから車いすへの移乗動作

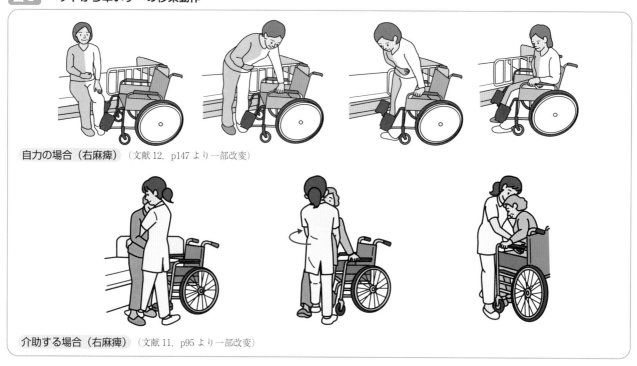

自力の場合（右麻痺）（文献 12, p147 より一部改変）

介助する場合（右麻痺）（文献 11, p95 より一部改変）

図 10 車いすからベッドへの移動動作

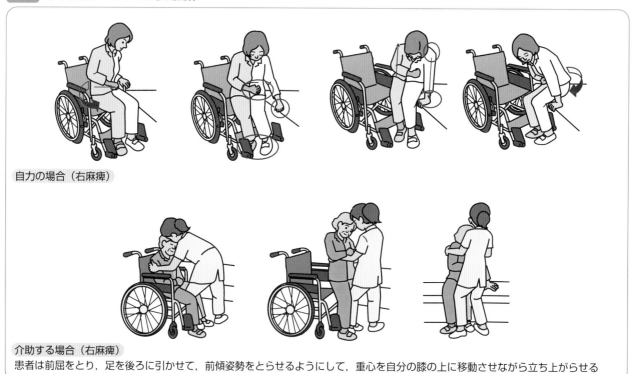

自力の場合（右麻痺）

介助する場合（右麻痺）
患者は前屈をとり，足を後ろに引かせて，前傾姿勢をとらせるようにして，重心を自分の膝の上に移動させながら立ち上がらせる

図11 歩行動作

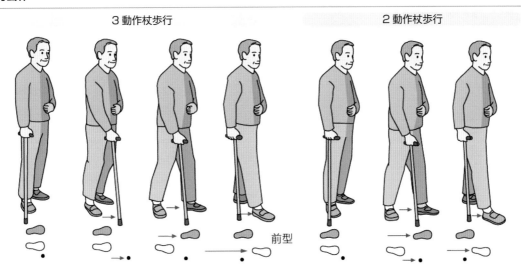

３動作杖歩行　　　　　　　　　　　２動作杖歩行

前型

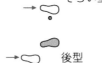

そろい型

後型

３動作歩行または常時２点支持歩行は杖→患足
→健足の順で前に出す。健足が患足より前に出る
か否かで「後型」「そろい型」「前型」に分かれる
（後者ほどよい）。これは患足での体重支持時間の
長さを示す。

３動作歩行の第一段階と第二段階が一緒になったもの
で，「杖・患→健」，すなわち１．杖と患足を一緒に出
す（健足では支持なしに立っていられる），２．健足
を出すという順になる。これにも「後型」「そろい型」
「前型」の別がある（普通後二者）。

（文献16より一部改変）

《引用文献》

1) 木村敬子：運動麻痺のある患者の看護．系統看護学講座　専門分野Ⅱ
成人看護学 7　脳・神経　第 15 版，pp65-68，262-270，医学書院，
2019.

2) 奥宮暁子，金子晶子編：脳に疾患をもつ人への看護．中央法規出版，
1998.

3) 加藤光宝・他：系統看護学講座専門 14 成人看護学[10] 運動器（第 12
版）．pp33-37，p53，p56，pp198-199，p210，医学書院，2007.

4) 上田敏編：リハビリテーション．pp145-149，メディカルビュー社，
1989.

5) 田中宏太佳：使わないことによる筋力低下・筋萎縮の予防・治療のポ
イントは？．介護・医療・予防研究会編，高齢者を知る事典―気づい
てわかるケアの根拠，p297，厚生科学研究所，2000.

6) 上甲隆敏・他：脳卒中にみられる障害の特徴：運動障害．看護技術
55(12)：37-40，2009.

7) 大橋正洋：廃用症候群基礎．上田敏監，標準リハビリテーション医学，
p102，104，医学書院，2012.

8) 松﨑和仁・他：片麻痺患者の看護．田村綾子編，脳・神経機能障害 /
感覚機能障害　第 3 版，p146-153，メディカ出版，2014.

9) 篠原幸人・他：脳卒中合同ガイドライン委員会編：脳卒中治療ガイド
ライン 2009．pp276-277，p283，2009.

10) 田村綾子：麻痺．田村綾子監，Brain nursing2006 年春季増刊　必ず
役立つ脳血管障害の看護技術 Q&A 方式．Brain nursing 284：48，
2006.

11) 林裕子：回復支援と生活の再構築を支援する看護．田村綾子編，ナー
シング・グラフィカ 13 健康の回復と看護 脳神経・感覚機能障害，
p89，pp93-95，メディカ出版，2005.

12) 澤村誠志編：最新介護福祉全書別巻 2 リハビリテーション論　第 3 版．
メヂカルフレンド社，2008.

13) 菅原憲一：運動療法―基本動作訓練．日野原重明・他監，看護のため
の最新医学講座 27 リハビリテーション・運動療法，pp272-273，中山
書店，2002.

14) 水戸優子：活動・運動．香春知永・齋藤やよい編，看護学テキストシ
リーズ NiCE 基礎看護技術―看護過程のなかで技術を理解する，
p223，230，南江堂，2009.

15) 杉優子：基本動作練習のコツ―車いす移乗，操作，選択のコツ．PT
ジャーナル 44(3)：252-255，2010.

16) 上田敏：目でみる脳卒中リハビリテーション．東京大学出版会，
1981.

《参考文献》

● 鎌田武信・他監：最新脳卒中学―その基礎から臨床まで．南山堂，
1992.

● 長澤弘編：脳卒中・片麻痺理学療法マニュアル　第 2 版．文光堂，
2017.

● 大工谷新一：足関節の拘縮．PT ジャーナル 48(4)：341-346，2014.

● 青山多佳子・他：肩の拘縮．PT ジャーナル 48(1)：49-55，2014.

● 立山真治：股・膝関節の拘縮．PT ジャーナル 48(3)：241-250，2014.

14 褥瘡

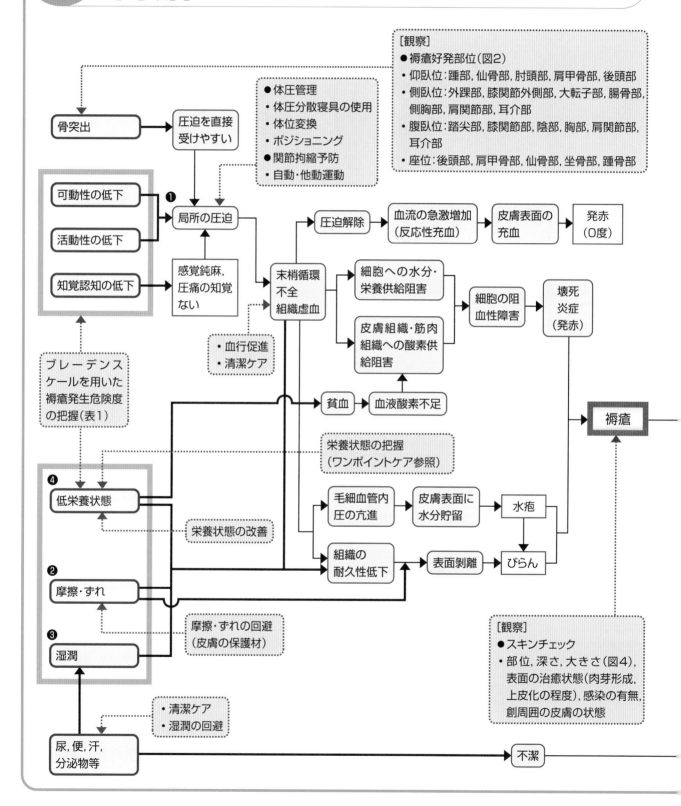

[観察]
● 褥瘡好発部位(図2)
・仰臥位:踵部, 仙骨部, 肘頭部, 肩甲骨部, 後頭部
・側臥位:外踝部, 膝関節外側部, 大転子部, 腸骨部, 側胸部, 肩関節部, 耳介部
・腹臥位:踏尖部, 膝関節部, 陰部, 胸部, 肩関節部, 耳介部
・座位:後頭部, 肩甲骨部, 仙骨部, 坐骨部, 踵骨部

● 体圧管理
・体圧分散寝具の使用
・体位変換
・ポジショニング
● 関節拘縮予防
・自動・他動運動

骨突出 → 圧迫を直接受けやすい

可動性の低下
活動性の低下
❶ 局所の圧迫

知覚認知の低下 → 感覚鈍麻, 圧痛の知覚ない

圧迫解除 → 血流の急激増加(反応性充血) → 皮膚表面の充血 → 発赤(0度)

末梢循環不全組織虚血 → 細胞への水分・栄養供給阻害 / 皮膚組織・筋肉組織への酸素供給阻害 → 細胞の阻血性障害 → 壊死炎症(発赤)

・血行促進
・清潔ケア

ブレーデンスケールを用いた褥瘡発生危険度の把握(表1)

貧血 → 血液酸素不足

褥瘡

栄養状態の把握(ワンポイントケア参照)

❹ 低栄養状態

毛細血管内圧の亢進 → 皮膚表面に水分貯留 → 水疱

栄養状態の改善

❷ 摩擦・ずれ

組織の耐久性低下 → 表面剥離 → びらん

摩擦・ずれの回避(皮膚の保護材)

❸ 湿潤

[観察]
● スキンチェック
・部位, 深さ, 大きさ(図4), 表面の治癒状態(肉芽形成, 上皮化の程度), 感染の有無, 創周囲の皮膚の状態

・清潔ケア
・湿潤の回避

尿, 便, 汗, 分泌物等 → 不潔

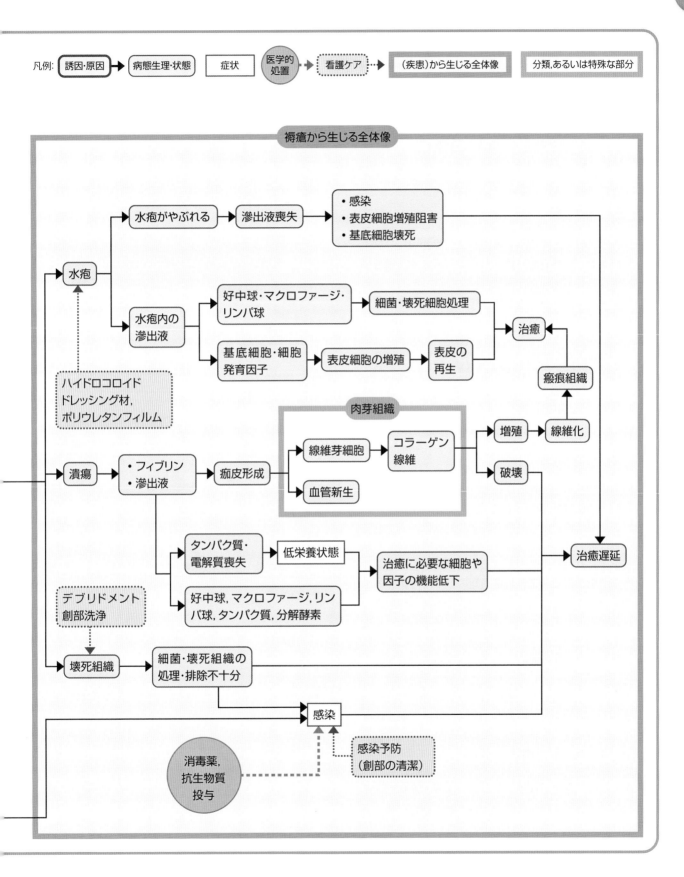

凡例: 誘因・原因 ➡ 病態生理・状態　症状　医学的処置 ➡ 看護ケア ┄▶ (疾患)から生じる全体像　分類,あるいは特殊な部分

褥瘡から生じる全体像

水疱がやぶれる → 滲出液喪失 →
- 感染
- 表皮細胞増殖阻害
- 基底細胞壊死

水疱

水疱内の滲出液 → 好中球・マクロファージ・リンパ球 → 細菌・壊死細胞処理

基底細胞・細胞発育因子 → 表皮細胞の増殖 → 表皮の再生 → 治癒

ハイドロコロイドドレッシング材, ポリウレタンフィルム

肉芽組織

潰瘍 →
- フィブリン
- 滲出液
→ 痂皮形成 → 線維芽細胞 → コラーゲン線維 → 増殖 → 線維化 → 瘢痕組織 → 治癒

血管新生

破壊 → 治癒遅延

タンパク質・電解質喪失 → 低栄養状態 → 治癒に必要な細胞や因子の機能低下

デブリドメント創部洗浄

好中球, マクロファージ, リンパ球, タンパク質, 分解酵素

壊死組織 → 細菌・壊死組織の処理・排除不十分 → 感染

消毒薬, 抗生物質投与 ┄▶ 感染予防(創部の清潔)

14 褥瘡

I 症状が生じる病態生理

1. 褥瘡とは

　体表面の一定の場所に，毛細血管圧（32mmHg）以上の圧力が加わり，血行が遮断されることにより，皮膚組織への栄養・代謝障害が一定時間以上持続，あるいは繰り返し起こると，皮膚に虚血性変化，壊死，潰瘍が生じてくる。この病変を褥瘡という[1]。

2. 褥瘡発生のメカニズム

1）局所の持続的な圧迫❶

　皮膚が圧迫されると，皮膚組織と筋肉組織の細胞，さらに血管は押しつぶされて変形する。圧迫が短期間ならば血流は回復するが，圧迫が長期間にわたると，皮膚組織・筋肉組織への酸素供給や細胞への水分・栄養供給が遮断され，細胞は壊死に陥る[2]。

　寝たきりの高齢者は活動性が低下し，意識障害を有する高齢者は可動性が低下する。さらに神経麻痺により知覚障害を生じれば，疼痛や不快感が認知できなくなり体動は少なくなる。このように活動性の低下，可動性の低下，知覚認知の障害などがあると，骨突出部に限局性の圧力が長時間加わることになり，褥瘡が発生しやすくなる[1]。加齢に伴い，皮下脂肪，皮膚，筋肉は薄くなり，血管の弾力も低下するため，圧迫に対する抵抗力が低下する[3]。

　近年，褥瘡の発生には，圧迫を受けた組織内部に生じるさまざまな力である「応力」が影響することが分かってきた。応力には，圧縮応力，引っ張り応力，圧迫性剪断応力の3種類がある（図1）[4]。

■褥瘡の好発部位

　骨突出部は，身体の体重がその部分にかかるために圧迫は大きくなり，損傷を受けやすい。褥瘡の好発部位を図2に示す。

　褥瘡発生の危険性を高める要因として，組織の圧迫に

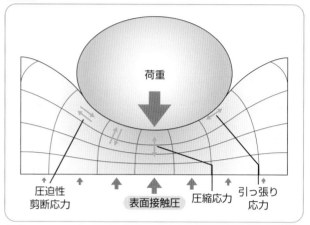

図1 応力のメカニズム

荷重

圧迫性剪断応力　　表面接触圧　　圧縮応力　　引っ張り応力

（文献 4，p14 より）

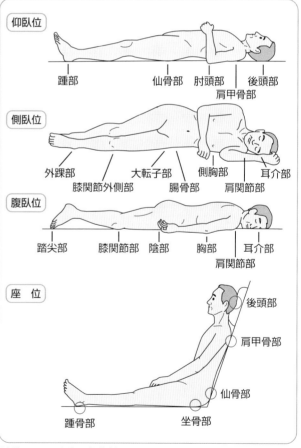

図2 褥瘡の好発部位

仰臥位：踵部／仙骨部／肘頭部／後頭部／肩甲骨部

側臥位：外踝部／膝関節外側部／大転子部／側胸部／腸骨部／肩関節部／耳介部

腹臥位：踏尖部／膝関節部／陰部／胸部／耳介部／肩関節部

座位：後頭部／肩甲骨部／仙骨部／踵骨部／坐骨部

（文献 1，p281 より一部改変）

対する耐性（皮膚耐久性）に関連するものがある。これには，外因性のものと内因性のものがあり，前者には摩擦・ずれと湿潤状態，後者には低栄養状態，加齢，低血圧などがあげられる[5]。

2）摩擦とずれ❷

ずれとは，筋肉内を穿通する血管が横に引き伸ばされる現象であり，結果的に血流障害を引き起こして広範囲にわたる組織が虚血性壊死に陥る[6]。例えば，ベッドの頭部がギャッチアップされた状態では上体がずり落ちやすくなり，仙骨部にずれの力（剪断応力）（図3）が加えられる[5]。

摩擦は，物理的な反復によって表皮を傷つける現象である[6]。例えば，体位変換の際，十分に身体を持ち上げることができず，ベッドシーツなどで皮膚をこすってしまうというときに生じる[5]。

摩擦とずれによって，皮膚耐久性は弱くなり容易に剥離しやすくなるため，褥瘡を発生，進行させる。また，組織の損傷が拡大するため，治癒遅延の原因となる[7]。

3）湿潤❸

尿，便，発汗，分泌物などで湿潤した状態が続くと，皮膚はふやけてやわらかくなり，皮膚の保護作用は失われる。特に仙骨部は尿・便失禁による影響を受けやすい。

4）低栄養❹

褥瘡発生に関連の強い栄養不足には，タンパク質・カロリーの不足，鉄分の不足，アスコルビン酸の不足，微量ミネラルの欠乏などがある。これらはすべて，軟組織の構成要素，特にコラーゲンの質および統合性の低下と関連づけられる栄養素である[5]。

図3 ファウラー位によるズレ

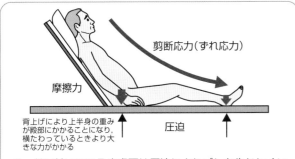

剪断応力（ずれ応力）

摩擦力

背上げにより上半身の重みが殿部にかかることになり，横たわっているときより大きな力がかかる

圧迫

ベッドに付いている皮膚面は圧迫によりズレを生じにくいが，皮下組織・筋肉などが殿部の方向にズレを生じて内部組織に剪断応力がはたらく

低栄養状態や貧血があると，褥瘡は発生しやすく，悪化しやすい。また低栄養状態は，皮膚の耐久性を下げるとともに，感染に対する抵抗力を下げるため[3]，創傷の治癒遅延をもたらす。

3. 褥瘡の分類

NPUAP（National Pressure Ulcer Advisory Panel）による分類を図に示す（図4）[7]。

褥瘡は，急性期と慢性期に区分される（褥瘡予防・管理ガイドライン）。急性期の褥瘡は発生後1～3週間で，局所病変が変化する不安定な時期である。短時間に発赤（紅斑），紫斑，水疱，びらん，浅い潰瘍などの皮膚症状が現れる。急性期を過ぎた褥瘡を慢性期の褥瘡という。

4. 褥瘡の治癒

褥瘡の治癒は，一般の創傷治癒と同じ過程をたどる（図5）。創部に壊死組織が残っていたり，感染があると，治癒を遅延させる原因となる[8]。

Ⅱ 看護ケアとその根拠

1. 褥瘡発生リスクと褥瘡の評価

1）褥瘡発生リスクの把握と早期発見

褥瘡は，発生する前に褥瘡発生・悪化の要因を把握し，それらをいかに取り除いて予防するかが重要である。褥瘡発生リスクのアセスメントツールとして，ブレーデンスケール（表1，→p147），K式スケール，OHスケール，厚生労働省危険因子評価などがある。

また，日常的なケアの中で褥瘡の好発部位を重点的に観察することで，早期発見を心がけることも重要である。

2）褥瘡の評価[9]

褥瘡の治療・ケアに対する評価には，日本褥瘡学会により開発された褥瘡経過評価ツールDESIGNや，2008年に改訂され重症度の分類も可能になったDESIGN-Rが用いられてきた。

図4 NPUAP の褥瘡の分類

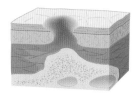

（DTI 疑い）
圧力および／または剪断力によって生じる皮下軟部組織の損傷に起因する，限局性の紫または栗色の皮膚変色，または血疱。

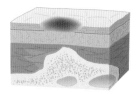

ステージⅠ
通常骨突出部位に限局する消退しない発赤を伴う，損傷のない皮膚。暗色部位の明白な消退は起こらず，その色は周囲の皮膚と異なることがある。

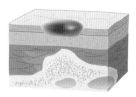

ステージⅡ
スラフ（水分を含んだ黄色調の壊死組織）を伴わない，赤色または薄赤色の創底をもつ，浅い開放潰瘍として現れる真皮の部分欠損。破れていないまたは開放した／破裂した血清で満たされた水疱として現れることがある。

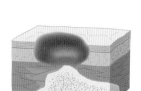

ステージⅢ
全層組織欠損。皮下脂肪は確認できるが，骨，腱，筋肉は露出していないことがある。スラフが存在することがあるが，組織欠損の深度が分からなくなるほどではない。ポケットや瘻孔が存在することがある。

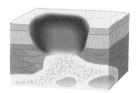

ステージⅣ
骨，腱，筋肉の露出を伴う全層組織欠損。黄色または黒色壊死が創底に存在することがある。ポケットや瘻孔を伴うことが多い。

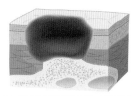

判定不能
創底で，遺瘍の底面がスラフ（黄色，黄褐色，灰色，または茶色）および／またはエスカー（黄褐色，茶色，または黒色）で覆われている全層組織欠損。

（文献 7，p21 より一部改変）

図5 褥瘡の治癒過程

炎症期	創面は滲出液*に含まれるフィブリンの凝塊に覆われる（痂皮の形成）。創部は滲出液で満たされ，細菌や壊死組織などの異物が処理，排除される。 *滲出液：免疫細胞（好中球，マクロファージ，リンパ球） 基底細胞（表皮のもとになる細胞），細胞発育因子（肉芽組織の発育を促す因子）
増殖期	線維芽細胞の増殖や血管新生が始まる。線維芽細胞はコラーゲン線維を生成して，欠損部が埋められる。線維芽組織，コラーゲン線維，新生血管からなる新しい組織を肉芽組織という。
成熟期	肉芽組織内のコラーゲン線維はさらに増殖，変化して瘢痕組織となる。

（文献 8 をもとに筆者が作成）

さらに，急性期褥瘡における「深部損傷褥瘡（DTI）疑い」と「限界的定着疑い」の項目が追加された DESIGN-R®2020 が公開された（表2，→p148）[9]。

DESIGN-R®2020 では，DTI に関して「表皮剥離のない褥瘡に限定されることなく，急性期褥瘡で皮下組織より深部の組織の損傷が疑われる病態を深部損傷褥瘡（DTI）疑いとみなす」[10]とされ，発生直後で深部の組織を肉眼的にはとらえられない褥瘡を評価できるようになった。

臨界的定着は，細菌と創傷の関係における創汚染・定着と感染の間に位置し，肉眼的に明らかな感染徴候はないが，滲出液の増加や悪臭，浮腫上の肉芽を認め，創治癒が遅延している病態である[9]。

2. 減圧・除圧

褥瘡は圧迫にさらされない限り発生しない。そのため，リスクレベルの程度にかかわらず，減圧・除圧が最も重要なケアである[5]。

1）体位変換

体動がまったくできない，もしくは非常に限られている場合には，最低2時間に1回の体位変換が必要である。また，患者の活動性，可動性の回復能力に注目し，患

表 1-1 ブレーデンスケール

可動性・活動性が 2 点以下になったら使用する。

患者氏名：＿＿＿＿＿＿＿　評価者氏名：＿＿＿＿＿＿＿　　　　　　　評価年月

知覚の認知 圧迫による不快感に対して適切に反応できる能力	**1. 全く知覚なし** 痛みに対する反応（うめく，避ける，つかむ等）なし。この反応は，意識レベルの低下や鎮静による。あるいは，体のおおよそ全体にわたり痛覚の障害がある。	**2. 重度の障害あり** 痛みにのみ反応する。不快感を伝える時には，うめくことや身の置き場なく動くことしかできない。あるいは，知覚障害があり，体の 1/2 以上にわたり痛みや不快感の感じ方が完全ではない。	**3. 軽度の障害あり** 呼びかけに反応する。しかし，不快感や体位変換のニードを伝えることが，いつもできるとは限らない。あるいは，いくぶん知覚障害があり，四肢の 1，2 本において痛みや不快感の感じ方が完全ではない部位がある。	**4. 障害なし** 呼びかけに反応する。知覚欠損はなく，痛みや不快感を訴えることができる。
湿潤 皮膚が湿潤にさらされる程度	**1. 常に湿っている** 皮膚は汗や尿などのために，ほとんどいつも湿っている。患者を移動したり，体位変換するごとに湿気が認められる。	**2. たいてい湿っている** 皮膚はいつもではないが，しばしば湿っている。各勤務時間中に少なくとも1回は寝衣寝具を交換しなければならない。	**3. 時々湿っている** 皮膚は時々湿っている。定期的な交換以外に，1 日 1 回程度，寝衣寝具を追加して交換する必要がある。	**4. めったに湿っていない** 皮膚は通常乾燥している。定期的に寝衣寝具を交換すればよい。
活動性 行動の範囲	**1. 臥床** 寝たきりの状態である。	**2. 座位可能** ほとんど，または全く歩けない。自力で体重を支えられなかったり，椅子や車椅子に座るときは，介助が必要であったりする。	**3. 時々歩行可能** 介助の有無にかかわらず，日中時々歩くが，非常に短い距離に限られる。各勤務時間中にほとんどの時間を床上で過ごす。	**4. 歩行可能** 起きている間は少なくとも 1 日 2 回は部屋の外を歩く。そして少なくとも 2 時間に 1 回は室内を歩く。
可動性 体位を変えたり整えたりできる能力	**1. 全く体動なし** 介助なしでは，体幹または四肢を少しも動かさない。	**2. 非常に限られる** 時々体幹または四肢を少し動かす。しかし，しばしば自力で動いたり，または有効な（圧迫を除去するような）体動はしない。	**3. やや限られる** 少しの動きではあるが，しばしば自力で体幹または四肢を動かす。	**4. 自由に体動する** 介助なしで頻回にかつ適切な（体位を変えるような）体動をする。
栄養状態 普段の食事摂取状況	**1. 不良** 決して全量摂取しない。めったに出された食事の 1/3 以上を食べない。タンパク質・乳製品は 1 日 2 皿（カップ）分以下の摂取である。水分摂取が不足している。消化態栄養剤（半消化態，経腸栄養剤）の補充はない。あるいは，絶食であったり，透明な流動食（お茶，ジュース等）なら摂取したりする。または，末梢点滴を 5 日間以上続けている。	**2. やや不良** めったに全量摂取しない。普段は出された食事の約 1/2 しか食べない。タンパク質・乳製品は 1 日 3 皿（カップ）分の摂取である。時々消化態栄養剤（半消化態，経腸栄養剤）を摂取することもある。あるいは，流動食や経管栄養を受けているが，その量は 1 日必要摂取量以下である。	**3. 良好** たいていは 1 日 3 回以上食事をし，1 食につき半分以上は食べる。タンパク質・乳製品を 1 日 4 皿（カップ）分摂取する。時々食事を拒否することもあるが，勧めれば通常補食する。あるいは，栄養的におおよそ整った経管栄養や高カロリー輸液を受けている。	**4. 非常に良好** 毎食おおよそ食べる。通常はタンパク質・乳製品を 1 日 4 皿（カップ）分以上摂取する。時々間食（おやつ）を食べる。補食する必要はない。
摩擦とずれ	**1. 問題あり** 移動のためには，中等度から最大限の介助を要する。シーツでこすれずに体を移動することは不可能である。しばしば床上や椅子の上でずり落ち，全面介助で何度も元の位置に戻すことが必要となる。痙攣，拘縮，振戦は持続的に摩擦を引き起こす。	**2. 潜在的に問題あり** 弱々しく動く。または最小限の介助が必要である。移動時，皮膚は，ある程度シーツや椅子，抑制帯，補助具などにこすれている可能性がある。たいがいの時間は，椅子や床上で比較的良い体位を保つことができる。	**3. 問題なし** 自力で椅子や床上を動き，移動中十分に体を支える筋力を備えている。いつでも，椅子や床上で良い体位を保つことができる。	
				Total

©Barbara Braden and Nancy Bergstrom,1988　訳：真田弘美（東京大学大学院医学系研究科）／大岡みち子（North West Community Hospital.IL.U.S.A.）

（厚生省老人保健福祉局老人保健課監修：褥瘡の予防・治療ガイドライン．照林社，p11，1998．より）

表 1-2 ブレーデンスケールの構成と使い方

Braden は，看護が日常業務の中で，観察できる 6 項目を抽出してスケールを構成した。

- 総得点は 6 ～ 23 の範囲で，得点が低いほどリスクが高い。
  - 特に点数の低い部分に看護介入をする必要があり，知覚の認知，活動性，可動性が低い場合は，不適切な体圧分散寝具を使用すると圧迫による褥瘡発生となりうる。
  - 栄養，摩擦・ずれは，適切なスキンケアを行わないと，組織耐久性の低下から褥瘡発生となりうる。
  - 病院 14 点前後，老健施設・在宅 17 点前後が危険点
- 知覚の認知：「意識レベル」と「皮膚感覚」の 2 つの構成要因からなる。
- 活動性：身体的活動性の程度，とくに歩行能力を測定する。

- 臥床：1 日に 1 回も椅子に座ることができない。
- 座位可能：歩行能力が皆無か，非常に制限されている（ベッドから椅子までの移動時の 1 ～ 2 歩のみ）。
- 時々歩行可能：1 日に 3 ～ 4 回歩行するが，ごく短時間に限られる。
- 可動性：ベッド上での患者の可動能力を測定するもの。
  - 介護者が，患者のために行う体位変換の頻度は考慮に入れない。
- 「摩擦とずれ」摩擦は比較的軽い物理的な力によって起こり，表面的な擦過傷をつくる。ずれは，もっと大きな規模の物理的な力によって起こり，深部組織に損傷を引き起こす。
- ＊アセスメントの間隔は状況によって異なるが，患者の状態の変化に伴い決定する。

（厚生省老人保健福祉局老人保健課監修：褥瘡の予防・治療ガイドライン．照林社，p11，1998．より）

表2 DESIGN-R®2020 褥瘡経過評価用（日本褥瘡学会）

DESIGN-R® 褥瘡経過評価用

カルテ番号（　　　　　　　　）
患者氏名（　　　　　　　　　）　　月日　| / | / | / | / | / | / |

Depth*1 深さ 創内の一番深い部分で評価し，改善に伴い創底が浅くなった場合，これと相応の深さとして評価する												
d	0	皮膚損傷・発赤なし	D	3	皮下組織までの損傷							
				4	皮下組織を越える損傷							
	1	持続する発赤		5	関節腔，体腔に至る損傷							
				DTI	深部損傷褥瘡（DTI）疑い*2							
	2	真皮までの損傷		U	壊死組織で覆われ深さの判定が不能							

Exudate 滲出液												
e	0	なし	E	6	多量:1日2回以上のドレッシング交換を要する							
	1	少量:毎日のドレッシング交換を要しない										
	3	中等量:1日1回のドレッシング交換を要する										

Size 大きさ 皮膚損傷範囲を測定:［長径（cm）×短径*3（cm）］ *4												
s	0	皮膚損傷なし	S	15	100 以上							
	3	4 未満										
	6	4 以上 16 未満										
	8	16 以上 36 未満										
	9	36 以上 64 未満										
	12	64 以上 100 未満										

Inflammation/Infection 炎症/感染												
i	0	局所の炎症徴候なし	I	3C*5	臨界的定着疑い（創面にぬめりがあり，滲出液で脆弱など）							
				3*5	局所の明らかな感染徴候あり（炎症徴候，膿，悪臭など）							
	1	局所の炎症徴候あり（創周囲の発赤，腫脹，熱感，疼痛）		9	全身的影響あり（発熱など）							

Granulation 肉芽組織												
g	0	創が治癒した場合，創の浅い場合，深部損傷褥瘡（DTI）疑いの場合	G	4	良性肉芽が，創面の10%以上50%未満を占める							
	1	良性肉芽が創面の90%以上を占める		5	良性肉芽が，創面の10%未満を占める							
	3	良性肉芽が創面の50%以上90%未満を占める		6	良性肉芽が全く形成されていない							

Necrotic tissue 壊死組織 混在している場合は全体的に多い病態をもって評価する												
n	0	壊死組織なし	N	3	柔らかい壊死組織あり							
				6	硬く厚い密着した壊死組織あり							

Pocket ポケット 毎回同じ体位で，ポケット全周（潰瘍面も含め）［長径（cm）×短径*3（cm）］から潰瘍の大きさを差し引いたもの												
p	0	ポケットなし	P	6	4 未満							
				9	4 以上 16 未満							
				12	16 以上 36 未満							
				24	36 以上							

部位［仙骨部, 坐骨部, 大転子部, 踵骨部, その他（　　　　　　　　）］　　合 計*2

＊1：深さ（Depth: d/D）の点数は合計には加えない
＊2：深部損傷褥瘡（DTI）疑いは，視診・触診，補助データ（発生経緯，血液検査，画像診断等）から判断する
＊3：「短径」とは「長径と直交する最大径」である
＊4：持続する発赤の場合も皮膚損傷に準じて評価する
＊5：「3C」あるいは「3」のいずれかを記載する。いずれの場合も点数は3点とする

© 日本褥瘡学会

（http://www.jspu.org/jpn/member/pdf/design-r2020.pdf）

図6 30度側臥位

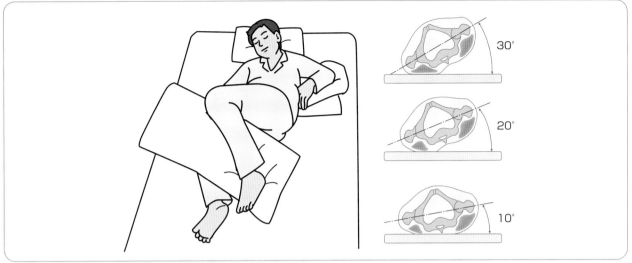

（文献8より）

図7 90度ルールの座位姿勢

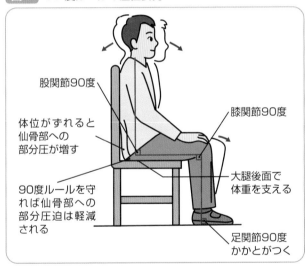

股関節90度

体位がずれると
仙骨部への
部分圧が増す

90度ルールを守れば仙骨部への部分圧迫は軽減される

膝関節90度

大腿後面で
体重を支える

足関節90度
かかとがつく

（文献12，p18より一部改変）

者個々のセルフケア実施能力や障害の回復能力に応じた援助を行う。可動性のほとんどない患者でも，体位を小さく部分的に動かす方法を指導し実施させることで，減圧に有効にはたらく[5]。

車いす乗車時など座位の際には，定期的にプッシュアップを行う必要がある。

▶局所への圧迫が持続し，血流障害が2時間以上続くと組織の壊死が生じるといわれている。

2）体位

■ 30度側臥位（図6）

大転子部や仙骨部などの骨突出部位への圧迫を避け，殿筋で身体を支えることができる体位である。やがて殿筋が乏しい人は，30度側臥位でも骨突出部位に圧迫が加わるため側臥位を検討する[11]。

■ 90度ルール

座位の場合は，股関節，膝関節，足関節をそれぞれ90度で座る（図7）。

▶仙骨部への部分圧迫を軽減し，支持面積が広く，骨突出がない大腿後面において体圧を分散させることが可能である。また脊椎がしっかり伸びて頭部を支えるので，ずれの原因を除去することに役立つ[13]。

3）体圧分散用具の使用

体位変換とともに，骨突出部に対する接触面の除圧を行う体圧分散用具を用いて，さらに体圧の分散を図る工夫を行う。自力で体位変換が難しい高齢者には体圧分散寝具を使用する（表3）。

しかし体圧分散寝具の使用によって，高齢者自身の身体の動きが妨げられ，廃用症候群を引き起こす可能性もあるため，個々の身体状況に合わせた寝具の選択が重要である。

部分用として以前はよく使われていた円座は，中心部は除圧されるが，円座が当たっている部分はより強い圧迫を受ける。また，中心部の皮膚が周囲に引っ張られて

表3 体圧分散マットレスの特徴と種類

体圧分散寝具	● 減圧（pressure reduction） ● 静止型マットレス	● 除圧（pressure relief） ● 圧切替え型マットレス
圧力再分配	● 骨突出部に集中する圧力を広い面積で受けるため，圧力が低減できる	● 接触部位を時間で変えることで，接触圧が低減できる
種類	● ウレタンフォームマットレス ・厚みの薄いものは上敷で使用 ・厚さが 10cm 以上のものは交換型マットレス ● ゲル ● ウォーター	● エアマットレス ・一層式 ┐ ・二層式 ┘ 上敷で使用 ・高機能：上敷と交換型あり ● 特殊ベッド ・自動体位変換機能付き

（文献 1，p279 より）

血流障害を起こし，かえって褥瘡の原因や悪化の原因になることがわかっている[8]。

3. 摩擦・ずれの回避

1）摩擦の回避

　ベッドのギャッチアップ・ダウン時に生じる摩擦・ずれを排除する必要がある。ギャッチアップの際にはベッドの屈曲部位と大転子部を合わせるようにし（図8）[12]，下肢を 10 度程度挙上してから頭側を挙上する。ギャッチアップ後，背中をいったんマットレスから離れるように起こし（背抜き），接触圧を除去する[1, 14]。

2）骨突出部の保護

　骨突出部に透明フィルムまたはハイドロコロイドド

レッシング材で保護する。

　▶骨突出部は摩擦にさらされやすい。透明フィルムは皮膚観察が可能であり，ハイドロコロイドドレッシング材にはクッション効果がある[5, 8]。

4. 湿潤の回避

1）尿・便失禁への対処

　微温湯と刺激の少ない石鹸を用いて陰部洗浄を毎日行い，排便，排尿後もきれいに洗浄・清拭する。失禁した状態で長時間放置されることがないように，頻回にチェックする必要がある[5, 8]。

　▶尿・便失禁をおむつで管理している場合，大転子部や仙骨部が湿潤しやすくなり，また尿や便の化学作用や感染も加わり，褥瘡が発生・進行しやすくなる[8]。

2）寝具，寝衣の清潔と乾燥

　シーツや寝衣は頻回に交換するようにし，清潔で乾燥した状態を保つ。材質は吸湿性，通気性のよい木綿やガーゼ製品のものを用いる[8]。

5. 栄養状態の改善
（→ワンポイントケア「栄養状態の把握」参照）

　栄養状態の指標としては，TP：6.0g/dL 以上，Alb：2.5g/dL 以上，Hb：11g/dL 以上が目安となる。経口摂取が困難な場合は，経管栄養や中心静脈栄養の導入を検討する[8]。

　▶長期間の栄養問題を抱えていると褥瘡は発生しやすいが，直ちに栄養補給，特にタンパク質の補給を行

図8 30 度ギャッチアップの際の背抜き

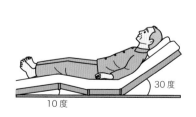
① 下肢を10度程度挙上し，ベッドを30度くらいまで上げる。

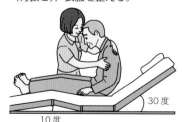
② ギャッチアップ後，背中をいったんマットレスから離れるように起こし（背抜き），衣服を整える。

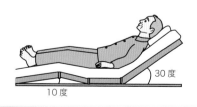
③ 上体を静かにベッドに戻し，下肢も一度上げて整える。

（文献 12，p243 より）

うことで，ある程度の褥瘡発生の予防になる。また，ビタミンやミネラルが新組織の構築，組織の治癒を促進させるということがわかっている[5]。

6. スキンケア

1) スキンチェック

褥瘡のリスクがある患者に対しては，定常的で系統的なスキンチェックを定期的に行う必要がある。

2) 全身の清潔とスキンケア

患者の状態に合わせて，入浴，シャワー浴，全身清拭などを毎日実施する。また，その際，全身の皮膚の状態，特に褥瘡好発部位の湿潤に注意して観察を行う。皮膚は，乾燥しすぎても弾力性が低下したりひび割れを起こして耐久性が低下するためスキンケアローションやワセリンなどを用いて適度な水分が保てるようにする[8]。

▶ 皮膚を柔軟で健康な状態に維持することで生体防御機能が保たれるため，褥瘡の予防・修復にとって重要である[5]。

3) 血行の促進

入浴や清拭，温罨法，マッサージなどの方法が予防に効果的である[8]。すでに発赤している場合には，マッサージや温罨法は禁忌である。

▶ 末梢への血流が減少すると，組織の栄養状態が悪くなって，皮膚の耐久性が低下する。末梢血管は，皮膚が温められたりマッサージなどにより刺激が加わることで拡張し，血液循環が促進される。これらのケアは，体位変換を含んでおり，減圧効果も見出される。

▶ ただし，すでに発赤している部分へのマッサージは，摩擦による皮下組織の損傷やその拡大により毛細血管の損傷をきたすおそれがあるため，不適切である[5,8]。

7. 治癒環境の整備

生体には自ら新しい組織をつくり修復していく力があるが，治癒過程を阻害するさまざまな要因が存在することで，治癒がうまく進まなくなる[8]。これらの要因をできる限り回避し，良好な治癒環境を保つことが必要である。

創治癒を促進するためには，創面の湿潤状態を保つこ

とが重要である（moist wound healing）。適度な湿潤環境は細胞正常因子の活性を維持し，表皮細胞再生の促進，血管新生の促進を促す[15]。

1) 壊死組織の除去（デブリドメント）

壊死組織除去の方法には，外科的（観血的）デブリードマンと薬剤や治療材料を用いて行う化学的デブリードマンなどがあり，ガーゼ，ドレッシングや創の洗浄によっても壊死組織の除去が促進される[15]。創に見合った方法を選択する。

▶ 創に壊死組織があると生体防御作用（炎症）が起こり，炎症期を長引かせるため，肉芽形成の増殖期に進まなくなるなど，治癒が遅延する。また，壊死組織は細菌の繁殖巣となる[8]。

2) 創部洗浄[1,14]

適当な洗浄圧で大量の水を使えるため，シャワー浴による創部の洗浄が推奨される。全身状態によりシャワー浴が不可能な場合は，ベッドサイドで微温湯もしくは生理食塩水を用いて洗浄する。創部の洗浄の前に，創周囲を泡立てた石鹸で皮膚をこすらないように洗浄する。

創部に壊死組織がある場合は，局所洗浄ノズルを装着して圧をかけて洗浄するが，肉芽増生してきた場合に圧をかけると肉芽が損傷したり，線維芽細胞も流れてしまい上皮化が遅延するので注意が必要である。洗浄時の温度は 36 〜 38℃が望ましい。

▶ 褥瘡周囲は創部からの滲出液で汚染されているため，感染予防のためにも局所ケアの前に創周囲を洗浄することが推奨される。創部に壊死組織などがあると，新しい肉芽形成の妨げになると同時に感染性炎症を引き起こすおそれがあるため，積極的に壊死組織の除去と洗浄に努めることが創部の感染予防のために効果的である。

3) 感染の予防・治癒[5,8]

創部を常に清潔に保ち，必要に応じて消毒薬や外用薬，抗生物質を使用する。ただし，感染や壊死組織のないきれいな褥瘡には薬剤の使用は必要ない。

▶ 感染は炎症期を長引かせ，さらに新生したコラーゲン線維の破壊が起こって治癒を遅延させる[8]。イソジンなどの消毒液は，創治癒に必要な線維芽細胞に対する毒性があり，治癒過程にある創組織に対しては，逆に有毒になることがわかっている。

表4 ドレッシング材の種類と特徴

ドレッシング材の種類	適応	特徴および機能	使いわけの目安
ポリウレタンフィルム	I度	● 酸素などの透過性があり，貼用部皮膚の不感蒸泄を妨げず浸軟を防止する。 ● 防水性があり，外部からの汚染から創部を保護する。 ● 透明で貼用部の観察が容易である。 ● 閉鎖した褥瘡瘢痕部を保護する。	創を閉鎖し湿潤環境を形成
ハイドロコロイド	II〜III度	● 皮膚粘膜面の親水性コロイド粒子が滲出液を吸収し，ゲルを形成し湿潤環境をつくる。 ● 酸素が透過しない閉鎖性環境を形成し血管新生を促進し，肉芽組織増殖・上皮細胞の遊走を促進する。 ● 外部からの細菌や汚染から保護する。 ● ドレッシング材交換時に肉芽組織を損傷しない。 ● 滲出液がもれ出さなければ1週間は貼付可能であり処置回数を減らすことができる。 ● 痛みを和らげる。	
ハイドロジェル	I〜III度	● 乾燥した壊死組織に水分を含ませ，自己融解を促す。 ● 肉芽形成や上皮形成の促進，疼痛緩和作用がある。	乾燥した創を湿潤させる
アルギン酸塩	III〜IV度	● 滲出液の吸収がよくゲル状の湿潤環境をつくり，肉芽形成・上皮化を促進する。 ● カルシウムイオンが止血を促進する。 ● 粘着性，閉鎖性はないので二次的ドレッシングが必要。吸水性に優れ，自重の20倍ある。	過剰な滲出液を吸収し，保持して湿潤させる
ポリウレタンフォーム	III〜IV度	● ハイドロセルラー構造で，厚みがあり，クッション効果がある。 ● ドレッシング材の溶解がなく，非固着性で，肉芽組織を損傷しない。 ● 吸水性は，自重の10倍ある。	
ハイドロファイバー	III〜IV度	● 水分を縦方向に吸収し，横方向の広がりを抑え，ゲル化し，型崩れしない。 ● ゲルが崩れないため，ポケットなどに挿入し，残渣を残さず除去が可能。 ● 自重の25倍の吸水力がある。 ● 銀イオンが入り，創部表面に対して抗菌効果を示す製品もある。	
ハイドロポリマー	III〜IV度	● ハイドロポリマー吸収パッドが滲出液を吸収すると，潰瘍部の形状にフィットし，過剰な水分は，蒸散する。 ● 粘着テープは水を主成分としてつくられ，剥がしやすく低刺激性である。	

（文献1，p288より）

4）創部のドレッシング

　肉芽形成や上皮形成は，線維芽細胞や内皮細胞，表皮細胞の増殖・遊走によってなされるため，創面を湿った状態にする必要がある。創面を乾燥から守り，滲出液をコントロールするためにさまざまなドレッシング材が開発されている（表4）[1]。

8. 褥瘡の分類によるケア

1）初期の褥瘡

　急性期は褥瘡の深達度が判定不能の場合が多いため，毎日皮膚の観察ができるようにする[1]。

2）浅い褥瘡（ステージI・II）

　ステージIの褥瘡では，皮膚を保護し圧迫とずれを取り除くために皮膚保護材（ポリウレタンフィルム）を使用する。

　ステージIIの褥瘡（真皮までの損傷）では，薄型のハイドロコロイド材が適している。水疱がある場合は，水疱内は理想的な治癒環境であるため水疱を破らないように注意する。

3）深い褥瘡（ステージIII・IV）

　皮下脂肪組織対応の創傷被覆剤を使用する。感染の有無，滲出液の量，ポケットの有無などに応じて適切な薬剤・ドレッシング材を選択する。感染の徴候がある場合は，密封を避け頻繁に洗浄や交換が必要になるので，剥離刺激が少ないものを選択する。

［五十嵐歩］

《文献》
1) 太田信子・他：褥瘡予防のための看護観察．水戸美津子編，新看護観察のキーポイントシリーズ 高齢者，pp272-289，中央法規出版，2011.
2) 阿曽洋子：褥瘡の発生と治癒のメカニズム．月刊ナーシング16(9)：64-69，1996.
3) 久米進一郎：褥瘡．金井弘一編，病態生理Ⅰ 症候編．pp193-196，へるす出版，1996.
4) 田中マキ子：褥瘡発生の要因とそのメカニズム．月刊ナーシング28(9)：10-15，2008.
5) バーバラ・ブレーデン：ブレーデンスケールを使った褥瘡発生危険度の予測．真田弘美監，褥瘡ケアアップデイト，pp2-34，照林社，1999.
6) 渡邉順子：除圧と全身状態の管理．月刊ナーシング16(9)：70-75，1996.
7) 日本褥瘡学会編：褥瘡予防・管理ガイドライン．p21，照林社，2009.
8) 望月志津子：褥瘡．奥宮暁子・他編，症状・苦痛の緩和技術．中央法規出版，1995.
9) 須釜淳子：ケアに役立つDESIGN-R2020改定のポイント．看護技術67(4)：332-337，2021.
10) 一般社団法人日本褥瘡学会編：改定DESIGN-R®2020コンセンサス・ドキュメント．照林社，2020.
11) 海田真治子・他：褥瘡．小田正枝編，アセスメント・看護計画がわかる症状別看護過程 第2版，pp306-326，照林社，2021.
12) 厚生省老人保健福祉局老人保健課監：褥瘡の予防・治療ガイドライン．p18，照林社，1998.
13) 東真由美ほか：「予防」が肝心，褥瘡ケア！ 月刊ナーシング19(7)：19-37，1999.
14) 海田真治子・中島洋子：褥瘡．小田正枝編著，症状別アセスメント・看護計画ガイド，pp229-244，照林社，2008.
15) 梶西ミチコ：看護の現場ですぐに役立つ褥瘡ケアの基本．秀和システム，2020.

NOTE

栄養状態の把握

それぞれの疾患により，さまざまな症状が出現するが，その症状に伴って栄養障害が起こってくることは少なくない。そのため，その症状の程度を知るために，栄養状態を把握することが重要になる。

また，栄養状態は，症状や全身状態の回復に深くかかわってくるため，現在の栄養状態がどのような状態にあるのかを把握したうえで，改善していく必要がある。

1. 全身外観からの評価

まず，肥満ややせといった体格，皮膚のはり，色・つやなど，一瞬の視診で得られる外観からの全体的な印象を大切にして，詳細な評価へとつなげる。

2. 身体計測

❶身長・体重：肥満度を算出（一般的には BMI：Body Mass Index が用いられる）

❷皮下脂肪厚：上腕三頭筋部および肩甲骨下部で測定

- BMI＝ 体重（kg）／身長（m）× 身長（m）で求め，［正常：18.5 ～ 25 未満，やせ：18.5 未満，肥満：25 以上］と判定する。

3. 栄養アセスメントツールによる評価

簡便かつ効率よく多くの情報を収集し評価するツールとして，主観的包括的評価（SGA）がよく用いられる（表1）。患者本人や家族に対して体重変化や食物摂取，消化器症状に関する最近の状況の変化についての問診を行うとともに，皮下脂肪や筋肉の状態，浮腫の有無などの身体状況を大まかに観察するものである。

また，Mini Nutritional Assessment-Short Form（MNA®-SF）は，65 歳以上の高齢者の栄養状態を簡便に評価するために開発された。食事量の減少，体重減少，移動性，精神的ストレス，急性疾患，神経精神的問題（認知症），BMI が含まれている（図1）。

4. 臨床検査データ

栄養状態を反映する血液成分の代表的なものを表2 に示す。

[五十嵐歩]

表1 栄養状態の主観的包括的評価

A．患者の記録
1．体重の変化
　過去 6 ヵ月間の合計体重減少量：__kg　減少率（%）__
　過去 2 週間における体重変化：__増加__変化なし__減少
2．通常時と比較した場合の食物摂取における変化
　変化なし__
　変化__期間__週__
　タイプ：適正レベルに近い固形食__完全液体食__
　低カロリー液体食__飢餓__
3．消化器症状（2 週間持続）
　なし__悪心__嘔吐__下痢__食欲不振__
4．機能状態
　機能不全なし__
　機能不全：期間__週__
　タイプ：日常生活可能__歩行可能__寝たきり__
5．疾患および栄養必要量との関係
　初期診断：__
　代謝需要／ストレス：なし__軽度__中等度__極度__
B．身体症状（スコアによる評価：0 ＝正常；1 ＋＝軽度；2 ＋＝中等度；3 ＋＝極度）
　皮下脂肪の減少（三頭筋，胸部）____
　筋肉消失（四頭筋，三角筋）_____
　踝部浮腫__　仙骨浮腫__　腹水__
C．主観的包括的評価
　栄養状態良好　　　　　　　　　A __
　中等度の栄養状態　　　　　　　B __
　中等度から極度の栄養不良リスク　C __
　極度の栄養不良　　　　　　　　D __

（文献 1，p14 より）

図1 MNA®-SF

簡易栄養状態評価表
Mini Nutritional Assessment-Short Form
MNA®

Nestlé **Nutrition**Institute

氏名：

性別： 年齢： 体重： kg 身長： cm 調査日：

下の□欄に適切な数値を記入し、それらを加算してスクリーニング値を算出する。

スクリーニング

A 過去3ヶ月間で食欲不振、消化器系の問題、そしゃく・嚥下困難などで食事量が減少しましたか？
0 = 著しい食事量の減少
1 = 中等度の食事量の減少
2 = 食事量の減少なし

B 過去3ヶ月間で体重の減少がありましたか？
0 = 3 kg 以上の減少
1 = わからない
2 = 1～3 kg の減少
3 = 体重減少なし

C 自力で歩けますか？
0 = 寝たきりまたは車椅子を常時使用
1 = ベッドや車椅子を離れられるが、歩いて外出はできない
2 = 自由に歩いて外出できる

D 過去3ヶ月間で精神的ストレスや急性疾患を経験しましたか？
0 = はい　　　2 = いいえ

E 神経・精神的問題の有無
0 = 強度認知症またはうつ状態
1 = 中程度の認知症
2 = 精神的問題なし

F1 BMI 体重(kg)÷[身長(m)]²
0 = BMI が19 未満
1 = BMI が19 以上、21 未満
2 = BMI が21 以上、23 未満
3 = BMI が 23 以上

BMI が測定できない方は、**F1** の代わりに **F2** に回答してください。
BMI が測定できる方は、**F1** のみに回答し、**F2** には記入しないでください。

F2 ふくらはぎの周囲長(cm) : CC
0 = 31cm未満
3 = 31cm以上

スクリーニング値
（最大：14ポイント）

12-14 ポイント: 栄養状態良好
8-11 ポイント: 低栄養のおそれあり (At risk)
0-7 ポイント: 低栄養

保存します
印刷します
リセットします

Ref. Vellas B, Villars H, Abellan G, et al. *Overview of the MNA® - Its History and Challenges*. J Nutr Health Aging 2006;10:456-465.

Rubenstein LZ, Harker JO, Salva A, Guigoz Y, Vellas B. *Screening for Undernutrition in Geriatric Practice: Developing the Short-Form Mini Nutritional Assessment (MNA-SF)*. J. Geront 2001;56A: M366-377.

Guigoz Y. *The Mini-Nutritional Assessment (MNA®) Review of the Literature - What does it tell us?* J Nutr Health Aging 2006; 10:466-487.

Kaiser MJ, Bauer JM, Ramsch C, et al. *Validation of the Mini Nutritional Assessment Short-Form (MNA®-SF): A practical tool for identification of nutritional status.* J Nutr Health Aging 2009; 13:782-788.

さらに詳しい情報をお知りになりたい方は、**www.mna-elderly.com** にアクセスしてください。

⑭褥瘡　6 運動と休息

表2 栄養状態評価において注目すべき臨床検査データ

検査項目	基準値	検査の意味	異常値をとる疾患
赤血球 (RBC)	男：400万～550万/μL 女：380万～480万/μL	貧血や多血症など赤血球造血に異常のある疾患の診断に用いる。	・高値：多血症 ・低値：貧血
ヘモグロビン (Hb)	男：13.5～18g/dL 女：11.5～16g/dL		
ヘマトクリット (Hct)	男：40～50% 女：35～45%		
鉄 (Fe)	男：60～200μg/dL 女：50～160μg/dL	鉄欠乏性貧血の診断に有用な指標となる。鉄の過不足を診断するのに総鉄結合能も併せて見る。	・低値：鉄欠乏性貧血，造血亢進（妊娠など） ・高値：造血障害（鉄欠乏性貧血等），実質臓器崩壊（急性肝炎等）
総鉄結合能 (TIBC)	男：253～365μg/dL 女：246～410μg/dL	鉄欠乏性貧血の診断に用いる。	・低値：トランスフェリンの合成障害・喪失（肝硬変，ネフローゼ症候群など） ・高値：鉄欠乏，造血亢進（多血症，妊娠等）
血清総タンパク (TP)	6.6～8.1g/dL	栄養状態を把握する。また，タンパクを合成する肝臓の機能，排泄する腎臓の機能も反映する低値を示す場合は，アルブミンも低値であることが多い。	・低値：低栄養（栄養摂取不足，漏出，代謝亢進等） ・高値：血液濃縮＝脱水，高γ－グロブリン血症
血清アルブミン (Alb：Serum albmin)	4.1～5.1g/dL	栄養状態の把握，肝障害の有無の把握に用いる。	・低値：栄養摂取不良，漏出（ネフローゼ症候群等），代謝亢進（甲状腺機能亢進等），タンパク合成不良（肝硬変等）
トリグリセリド(中性脂肪) (TG：triglyceride)	男：40～234mg/dL 女：30～117mg/dL	糖尿病，肥満症等の指標となるため測定意義あり。	・低値：栄養障害，肝硬変等 ・高値：高エネルギー食，高脂肪食，肥満，糖尿病など
血中尿素窒素 (BUN)	8～20mg/L	腎糸球体濾過能，尿細管再吸収量を知る。タンパク質摂取量も反映する。	・低値：タンパク質摂取不足 ・高値：尿細管再吸収増加（脱水），糸球体濾過障害（腎不全），尿素産生増加（発熱，感染症等）
血糖 (BS)	空腹時：80～110mg/dL	主に血糖調節機能を調べる。食事摂取がされていない状況では低値を示す。	・低値：絶食，激しい運動，肝障害 ・高値：糖尿病，膵疾患，肝障害，内分泌異常など
HbA1c	4.9～6.0%	糖尿病のコントロールの指標となる。	・低値：溶血性貧血，異常ヘモグロビン ・高値：糖尿病コントロール不良

《文献》

1) 石塚義之：Subjective global assessment（SGA）の実際(1). 臨床栄養103(1)：14，2003.

2) 日本病態栄養学会編：病態栄養認定管理栄養士のための病態栄養ガイドブック　改訂第5版．南江堂，2016.

NOTE

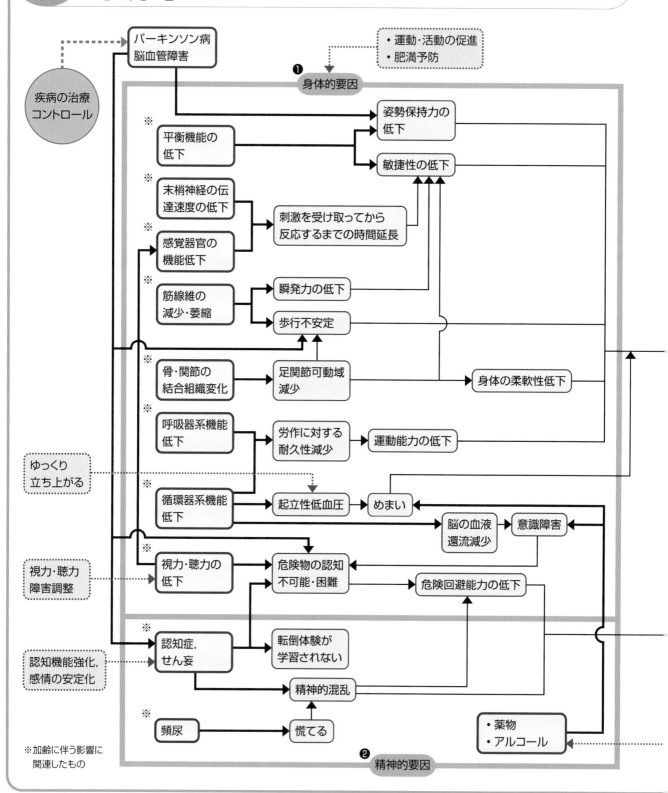

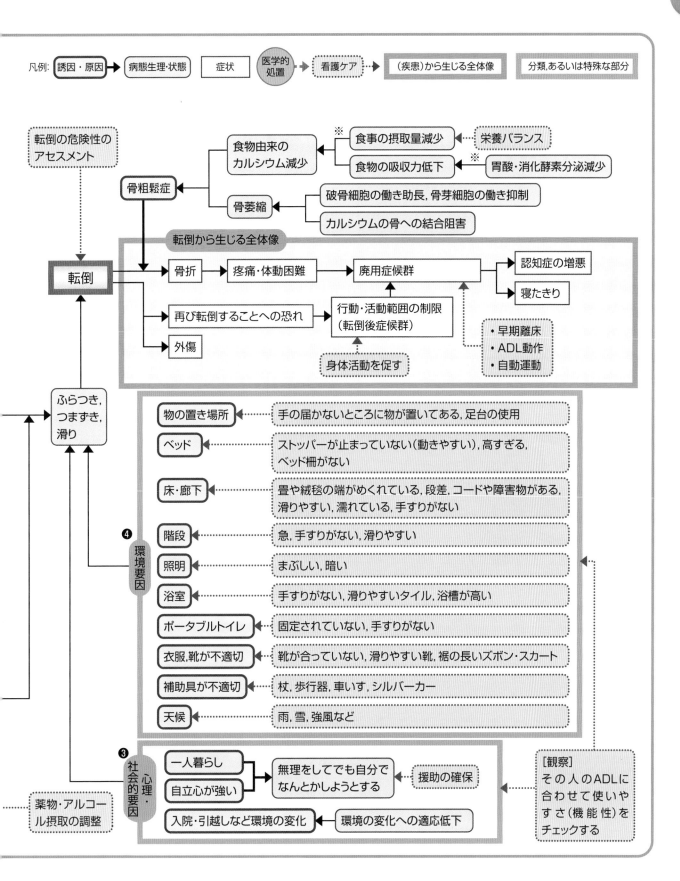

凡例: 誘因・原因 → 病態生理・状態 症状 医学的処置 ⇢ 看護ケア ⇢ (疾患)から生じる全体像 分類,あるいは特殊な部分

転倒の危険性のアセスメント

食物由来のカルシウム減少 ← ※ 食事の摂取量減少 ← 栄養バランス

食物の吸収力低下 ← ※ 胃酸・消化酵素分泌減少

骨粗鬆症

骨萎縮 ← 破骨細胞の働き助長, 骨芽細胞の働き抑制

カルシウムの骨への結合阻害

転倒から生じる全体像

転倒

骨折 → 疼痛・体動困難 → 廃用症候群 → 認知症の増悪

寝たきり

再び転倒することへの恐れ → 行動・活動範囲の制限（転倒後症候群）

外傷

• 早期離床
• ADL動作
• 自動運動

身体活動を促す

ふらつき, つまずき, 滑り

❹ 環境要因

物の置き場所 ← 手の届かないところに物が置いてある, 足台の使用

ベッド ← ストッパーが止まっていない(動きやすい), 高すぎる, ベッド柵がない

床・廊下 ← 畳や絨毯の端がめくれている, 段差, コードや障害物がある, 滑りやすい, 濡れている, 手すりがない

階段 ← 急, 手すりがない, 滑りやすい

照明 ← まぶしい, 暗い

浴室 ← 手すりがない, 滑りやすいタイル, 浴槽が高い

ポータブルトイレ ← 固定されていない, 手すりがない

衣服,靴が不適切 ← 靴が合っていない, 滑りやすい靴, 裾の長いズボン・スカート

補助具が不適切 ← 杖, 歩行器, 車いす, シルバーカー

天候 ← 雨, 雪, 強風など

❸ 社会的要因 心理・

一人暮らし

自立心が強い → 無理をしてでも自分でなんとかしようとする ← 援助の確保

入院・引越しなど環境の変化 ← 環境の変化への適応低下

薬物・アルコール摂取の調整

[観察]
その人のADLに合わせて使いやすさ(機能性)をチェックする

⑮ 転倒 6 運動と休息

15 転倒

I 症状が生じる病態生理

1. 転倒とは

老化に伴って全身の機能の低下が起こり，環境などのさまざまな影響も加わり，転倒しやすくなる（図1）。転倒の定義はさまざまであるが，「身体の足底以外の部分が床についたもの」という定義が多く用いられる[1]。

図1 転倒

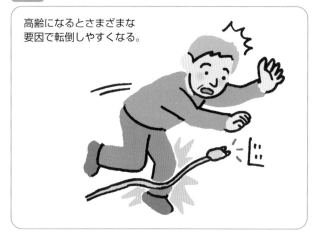

高齢になるとさまざまな
要因で転倒しやすくなる。

2. 転倒の原因

加齢に伴って身体や精神にさまざまな変化が起こるが，その変化がそれぞれ影響しあって，転倒の危険性を高めているといえる。

1）身体的要因❶

1 視覚機能・聴覚機能の低下

加齢とともに視力が低下する。また，網膜から視覚中枢への視野伝達路の機能低下によって視野狭窄が起こる[1]。明暗順応の時間も延長し，室内の明るさが変化した場合にとっさに行動をとりにくくなる。

聴力は，特に高音域が聞こえにくくなる[2]。視力や聴力の低下をきたすと危険物の認知ができにくく，転倒の原因となる。

2 平衡感覚の低下

加齢に伴い，内耳や前庭神経核などが変化し，平衡感覚が衰える。また，加齢に伴って小脳の神経細胞が減少し，さらに末梢の自己受容器の機能低下も加わり，姿勢の揺れが大きくなる[2]。

3 反応速度の低下

加齢による末梢神経の伝達速度の低下や感覚器官の機能低下のため，刺激を受け取ってから反応して行動を起こすまでの時間が延長される[3]。

4 筋力の低下

高齢者では筋線維の減少と萎縮が認められ，特に瞬発力を発揮する際など速い動作をするのに必要なタイプⅡ線維が萎縮する。筋力低下は歩行を不安定にし，またベッドや車いす移乗時や排泄の際に，下肢をふんばることが困難になる[2]。

5 骨・関節の変化

骨粗鬆症や変形性関節症，変形性脊椎症は転倒による骨折の頻度を増加させる。また，結合組織の変化は，足関節可動域の減少をもたらし，身体の柔軟性の低下や敏捷性の低下につながる[4]。

6 運動能力の低下

加齢に伴う循環・呼吸器系機能の低下の結果，労作時に酸素供給がうまく行えないために，労作に対する耐久力が低下する[3]。

7 心血管系の異常

不整脈など，循環動態の変化により心拍出量が減少すると，脳の血液環流量が減少する。高齢者では，ホメオスタシス維持のための代償機能のはたらきが悪いため，脳への血液環流の影響を受けやすい[4]。その結果，意識障害を伴う。起立性低血圧も高齢者に起こりやすく，めまいによる転倒に注意する必要がある[5]。

8 神経疾患

脳卒中やパーキンソン病は，高齢者に起こりやすい疾患である。これらの神経疾患では，歩行の異常が症状として現れる。また，脳卒中では，しばしば半側空間無視が現れる。無視の対象は視覚だけでなく，聴覚・触覚，身体認知，運動機能にもみられ，転倒の危険性はさらに高くなる[2]。

2) 精神的要因❷

1 認知症・せん妄

認知症・せん妄により，危険物の認知ができず，危険を回避できない。認知症では転倒体験が学習されにくく

なり，それが頻繁な転倒につながる[6]。

2 排泄による影響

高齢者は頻尿になるケースが多い。また，疾患の治療のために利尿薬を使用していると，突然排尿の欲求をきたすことがある。そのようなときに，精神的に慌て，混

表1 転倒を起こしやすい薬物例

注意すべき副作用	薬効分類名		一般名（商品名）
●ふらつき ●めまい	睡眠導入薬	ベンゾジアゼピン系 →抗不安作用や筋弛緩作用が強い （ω2選択性）。	トリアゾラム（ハルシオン®）*1 ブロチゾラム（レンドルミン®）*2 ニトラゼパム（ベンザリン®）*3
	催眠・鎮静薬	バルビツール系	ペントバルビタール（ラボナ®）
	抗けいれん薬		フェノバルビタール（フェノバール®）
	精神安定薬	フェノチアジン系 →錐体外路系障害や起立性低血圧が 起こりやすい。	レボメプロマジン（レボトミン®） クロルプロマジン（コントミン®）
●倦怠感 ●脱力感	四環系抗うつ薬	マプロチリン（ルジオミール®）	
	アルツハイマー型認知症治療薬	ドネペジル（アリセプト®）	
	パーキンソニズム治療薬	レボドパ（マドパー®） トリヘキシフェニジル（アーテン®） →幻覚，錯乱が起こる可能性がある。	
	H₂受容体拮抗薬	ファモチジン（ガスター®）	
	鎮暈薬（嘔気，嘔吐止め）	ジフェンヒドラミン（トラベルミン®）	
●起立性低血圧 ●一過性意識障害	利尿降圧薬	フロセミド（ラシックス®）	
	持続性Ca拮抗薬 高血圧・狭心症治療薬	ニフェジピン（アダラート®）	
	持続性アンジオテンシン変換酵素阻 害薬	エナラプリルマレイン（レニベース®）	
	心臓選択性β遮断薬	アテノロール（テノーミン®）	
	排尿障害改善薬・降圧薬	ウラピジル（エブランチル®）	
●低血糖	経口血糖降下薬	グリベンクラミド（オイグルコン®）	
●失調 ●不穏	・抗てんかん薬 ・うつ病・うつ状態治療薬	バルプロ酸ナトリウム（デパケン®）	
●視力低下 ●眼圧亢進	胃炎・消化性潰瘍用薬	ジサイクロミン（コランチル®） →抗コリン作用による排尿障害も起こりやすい。	
	眼科用合成副腎皮質ホルモン薬	ベタメタゾン（リンデロン®点眼液） →連用により眼圧亢進，緑内障が発生する危険性が高まる。定期的な検査 が必要。	
	結核化学療法薬	イソニアジド（イスコチン®） →視神経炎，視神経萎縮が起こる可能性がある。	

血中濃度半減期：*1 2〜4時間：超短期型
　　　　　　　　*2 6〜10時間：短期型
　　　　　　　　*3 20〜30時間：中期型
（文献2，p263より）

⑮
転倒

6 運動と休息

乱することで，転倒の危険性が高まる[5]。また，夜間排尿のために目覚めたときには，意識が朦朧としている状態であるため危険物の回避ができず，転倒することが考えられる[6]。

③ 不眠

高齢者では睡眠パターンの変化により，不眠をきたすことが多い（→ ⑯不眠参照）。夜間睡眠できないことにより，昼間も意識が明瞭でない状態であったり，不眠に伴ってうつ状態など精神障害が出現することもある。

④ 薬物の影響

高齢者における薬物動態の特徴として，血中濃度が上昇しやすく，肝機能，腎機能の低下により排泄機能が低下しているということがある。そのため，副作用を受けやすい[7]。

また，高齢者は，加齢による心身の変調により，複数の薬物を服用している可能性が高い[4]。ある疾患に使用している薬が他の疾患に悪影響を及ぼす場合や，複数の薬による副作用の相乗効果が現れる場合もある[7]。

転倒を起こしやすい薬物として代表的なものに睡眠薬，精神安定剤，抗不安薬，抗うつ薬，降圧利尿薬などがある。前頁の**表1**に転倒を起こしやすい薬物を示した。

3) 心理・社会的要因❸

① 過去の転倒体験

過去に転倒経験のある人は，ない人に比べて3～9倍再び転倒しやすいとされる[8]。過去に転倒体験があるということは，内的・外的の両面から転倒しやすい要因をもっているということであり，再び転倒を繰り返す可能性が高いといえる[6]。

また，転倒による恐怖心（転倒恐怖感）をもつことで自分の運動能力に自信をなくし，体力・バランス能力の維持に必要な活動能力を低下させてしまうことで，再転倒のリスクが高まる[8]。

② 一人暮らし

一人暮らしの高齢女性は，特に転倒の危険性が高いといわれている。これは，人に頼らずに自分自身のことは頑張って果たさなければならないという意識により，無理をしてしまい，転倒に至るということが考えられる[6]。

③ 環境の変化

高齢者は環境の変化への適応力が低下しているために，入院や引越しなどによる影響を受けやすい。

④ 転倒しやすい性格

慎重性に欠け，注意力が散漫な性格であると，転倒の危険性が高い[9]。

表2 転倒の原因となりうる環境要因

	原因となりうる環境要因	防止のための環境整備
物の置き場所	手の届かないところに物が置いてある，足台の使用	手の届く範囲に物を置く，足台はできる限り使用しない，家具は最小限にし固定する
ベッド	ストッパーが止まっていない（動きやすい），高すぎる，ベッド柵がない	ストッパーをかける，ベッドを低くする，ベッド柵をつける
床，廊下	畳や絨毯の端がめくれている，段差，コードや障害物がある，滑りやすい，濡れている，手すりがない	マットや絨毯の裏に滑り止めをつける，段差をなくすコードは部屋の隅を通すかテープで固定，床に物を置かない，手すりをつける，床が濡れた場合はすぐにふき取る
階段	急，手すりがない，滑りやすい	手すり・滑り止めをつける
照明	まぶしい，暗い	フットライト使用，枕元にライトのスイッチを置く，スクリーン・ブラインド使用
浴室	手すりがない，滑りやすいタイル，浴槽が高い	タイルにストッパーや滑り止めのマットを敷く，浴槽を低くする
ポータブルトイレ	固定されていない，手すりがない	動かないよう固定，手すりをつける
衣服が不適切	靴が足に合っていない，滑りやすい靴，裾の長いズボン・スカート	高いヒールや滑りやすい靴底は避ける
補助具が不適切	杖，歩行器，車いす，シルバーカー	杖に滑り止めをつける
天候	雨，雪，強風など	悪天候の日はなるべく出かけない

（文献 2, 5 をもとに筆者が作成）

4) 環境要因❹（表2）

転倒は，高齢に伴う身体的変化がその危険性を助長させるが，直接的には環境の不備によることが多い。

3. 転倒の帰結

わが国の高齢者の転倒によるけがの頻度は54～70%程度と報告されている[9]。

① 骨折

転倒によるけがで最も多く，そのなかでも，大腿骨頸部骨折が最も多い[10]。加齢による骨粗鬆症と関連がある。

② 転倒後症候群

転倒を経験した人にみられる症状で，転倒への恐怖や心配のため，生活動作の低下をきたし，歩行など身体を動かすことを嫌がるようになり，その結果として廃用症候群を起こしてしまう状態をいう[1]。

このように，身体的・心理的状態から身体の活動が低下すると，全身の筋や関節などが使われなくなるために廃用症候群が引き起こされ，それに続く合併症が起こる危険性が増大する。身体活動性の低下が顕著になると生活意欲が低下し，希望を失うことにより死期を早めたり，それが死につながることもある。

Ⅱ 看護ケアとその根拠

1. 転倒の危険性に対するアセスメント

転倒を予防するためには，現在どのような要因を危険性としてもっているのかということをアセスメントし，それに応じた対応策が必要となる。Ⅰ-2.「転倒の原因」であげた項目をチェックする。転倒リスクの評価のために考案された簡易式「転倒スコア」（Fall Risk Index：FRI）を表3に示す。

2. 高齢者とその家族への教育

高齢者に対する教育としては，加齢に伴う心身の変化を説明しながら，なぜ転倒したのかという原因を共に考え，アセスメントを行う。そして，転倒予防のための具体策について指導し，実行が難しいものなどはその都度話し合って，調整を行うようにする。在宅の場合には，転倒したときのために緊急通報システムなどの装置を身につけておくように指導する[5]。

3. 身体的要因に対するケア

① 運動・活動の促進[9]

日常の生活において身体・社会的に活動的な状態でいることが重要であり，徐々に活動を増やしていく[9]。運

表3 Fall Risk Index（FRI）の質問調査項目

		点数
過去1年に転んだことはありますか	はい	5点
歩く速度が遅くなったと思いますか	はい	2点
杖を使っていますか	はい	2点
背中が丸くなってきましたか	はい	2点
毎日お薬を5種類以上飲んでいますか	はい	2点
7点以上で転倒ハイリスク		

（鳥羽研二監：高齢者の転倒予防ガイドライン．p2，メジカルビュー社，2012．より）

動量の確保，脚力強化という観点で，「歩幅を広げてしっかり歩くこと」が重要である。杖などの補助具を用いるなど，安全性を十分に確保したうえで，歩行練習を促す。

▶転倒の身体的要因で最も重要なものは「脚力の低下」である。健脚を保ち，それを高めることは，転倒予防に重要である[10]。また，姿勢が正しくなることで，下肢機能・バランス機能を向上させ，転倒を防止する。

● 転倒予防運動プログラム

転倒を予防するために基礎的な筋力やバランス能力を強化するための運動プログラムが考案されている（図2～4）。

② 肥満予防[9]

定期的に身長と体重を測定して，BMIを算出する（→ワンポイントケア「栄養状態の把握」参照）。肥満予防の必要性について説明し，理解を得る。

▶肥満になると，身体の重心の位置が上がり，バランスが悪くなり，転倒しやすくなる。また，脂肪組織が増えて筋肉が減るので，脚力が衰えて，身体を支え移動する能力や，とっさの防御動作に必要な筋力が発揮できなくなる。全身持久力が衰え，移動の後半で足元がふらつきやすくなる。そのため，適正な体重を維持することが必要である。

③ 視力・聴力の調整[5]

必要に応じて眼鏡の使用を検討する。眼鏡が汚れている場合には眼鏡をきれいにし，耳垢がたまっている場合には取り除く援助を行う。明るさや暗さに，眼が十分慣れてから動くようにする。

④ 起立性低血圧の予防

事前に数回深呼吸を行い深い吸気に合わせて，ベッドやいすからゆっくり立ち上がるように指示する。

▶突然動くと急激に血圧が下がり，めまいが生じるこ

図2 転倒予防運動プログラム①ストレッチング

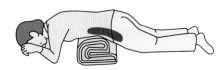

腸腰筋

① 腹臥位で行う方法：
円背や股関節の屈曲拘縮が強い場合
には，腹部の下に枕などを挿入する
（5 ～ 10 分間寝ているだけで簡単
にストレッチングが行える）。

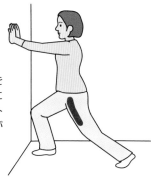

② 立位で行う方法：
壁に両手をついて，両脚を
前後に開きながら，後方に
引いた脚側の腸腰筋のスト
レッチングを行う。腰部が
反らないように注意する。

広背筋

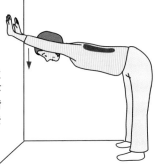

① 立位で行う方法：
肩の高さで両手を壁に
つく。少しずつ頭を下
げていきながら，広背
筋のストレッチングを
行う。

② 床上で行う方法：
両手と両脚を軽く広げ，四
つん這いになる。膝と腰の
位置はそのままで，両手を
前にすべらせる。背中を反
らさないように，お尻を後
ろに突き出す。肘は曲げず
に，おでこを床に軽くつけ
て，ストレッチングを行う
（片側ずつでも行える）。

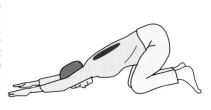

ハムストリングス

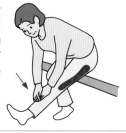

① いすに腰掛けて行う方
法：
いすに浅く腰掛けて，片脚
を前に伸ばす。背中を伸ば
したまま，前に出した脚の
ほうに上体を傾けながら，
ハムストリングスのスト
レッチングを行う。

② 床上で行う方法：
軽く脚を広げて座る。片方
の脚は軽く曲げて，楽な姿
勢をとる。背中が丸くなら
ないように，腹部を支点に
して上体を伸ばした脚の側
にゆっくりと倒しながら，
ハムストリングスのスト
レッチングを行う。

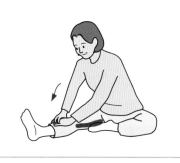

（文献 12，pp83-84 より）

とがあり，転倒に結びつきやすい。

5 疾患の治療とコントロール

転倒の要因に基礎疾患がある場合には，基礎疾患の治
療を行う。

4. 精神的要因に対するケア

1 薬物・アルコール摂取の調整[5]

現在使用している薬剤が身体にどのような影響を与え
ているかを評価し，中止，減量，種類の変更を検討す
る。多種の薬物の併用はできるだけ避ける。睡眠剤を使

用している場合には不眠を解消するためのその他の方法
を試みる（→ **16**不眠参照）など，できるだけ薬物に依存
しない対処方法を考える。アルコールに対しては，飲酒
のコントロールを行う。

2 認知機能の強化，感情の安定化[5]

作業療法や音楽療法，グループ活動などをとおして，
認知機能の回復・強化をはかる。また，不安の緩和をは
かるなど，精神的に安定させる。

5. 環境整備

図3 転倒予防運動プログラム②筋力強化運動

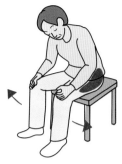

中殿筋

① いすに腰掛けて行う方法：
両膝を軽く曲げた状態で，両脚同時に軽く横に開くことで中殿筋の運動を行う。両脚は，足底部を滑らせるようにしながら同時に動かす。筋力に余裕がある場合には，両手で大腿外側部を押さえることで，十分な抵抗感が得られる。

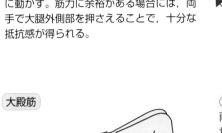

② 仰臥位で行う方法：
膝蓋骨とつま先を天井に向けたまま両脚を同時に開くことで，中殿筋の運動を行う。筋力に余裕がある場合には，女性用のストッキングや，市販のトレーニング用ゴムバンドなどで大腿部を巻くことで，十分な抵抗感が得られる。

大殿筋

① 仰臥位で行う方法：
両膝を曲げて膝を立てた状態で殿部をもち上げることで，大殿筋の運動を行う。腰背部まで反らないように気をつける。

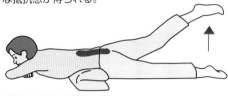

② 腹臥位で行う方法：
腹部の下にクッションなどを入れて，腰部を軽く屈曲させた状態で腹臥位をとる。踵を天井に向けながら脚を上にあげることで，大殿筋の運動を行う。殿部や腰背部をねじらないように気をつける。

下腿三頭筋

① 座位で行う方法：
いすに浅く腰掛ける。つま先を床面につけたまま両踵をあげることで，下腿三頭筋の運動を行う。筋力に余裕がある場合には，両手で大腿前面を押さえることで，十分な抵抗感が得られる。

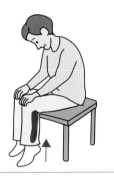

② 立位で行う方法：
転倒しないように壁に手をつきながらつま先立ちをすることで，下腿三頭筋の運動を行う。

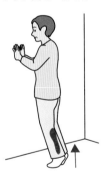

（文献12，pp83-84 より）

転倒を防止するためには，適切な環境の整備が必要である（表2参照）。

また，無理をしてでも自分で何でも行おうとせず，必要なときには手助けを求めることが重要であることを説明し，具体的にどのような方法がとれるか相談する。

6. 転倒によるけがの防止

高齢者の転倒を予防することは重要であるが，同時に転倒してしまった場合のけがの防止も重要な視点である。大腿部頸部骨折を予防するために開発されたヒッププロテクター（図5）は，大腿骨頸部を保護するもので，

転倒による衝撃を緩和して骨折を防ぐ[13]。

7. 転倒後のケア—早期離床

転倒により骨折やその他のけがにいたった結果，廃用性症候群が引き起こされるおそれがあるので，早期離床のためのリハビリテーションを行う必要がある。また，転倒後症候群などで心理的要因により，活動が低下している場合には，身体活動の重要性と安全な方法について説明し，身体活動を促すことが重要である。

［五十嵐歩］

図4 転倒予防運動プログラム③バランス運動

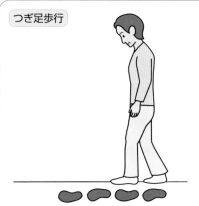

つぎ足歩行

つま先と踵をしっかり合わせるように，直線上（家屋内では廊下の板1本の間隔や，畳の縁などが目安になる）をゆっくり歩く。10歩以上続けて歩けることが一応の目安。

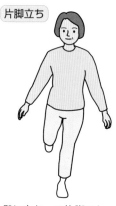

片脚立ち

壁に向かって片脚でしっかりと立つ。左右の脚が接触しないようにしながら，左右とも30秒間続けて立っていられることが一応の目安。

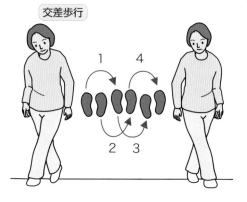

交差歩行

脚を前後に交差させながら，ゆっくりと横歩きを行う。前から脚を交差する方法や，後ろから交差する方法，交互に交差しながら歩く方法がある。

（文献12，pp83-84 より）

図5 ヒッププロテクター

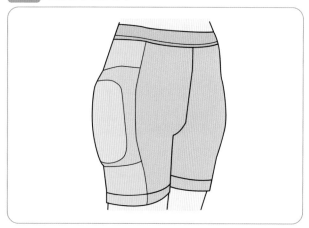

《引用文献》
1）流石ゆり子：転倒予防のための看護観察．水戸美津子編，看護観察のキーポイントシリーズ 高齢者（改訂版），pp234-251，中央法規出版，2006.
2）川上勝・他：事故予防のための看護観察．水戸美津子編，新看護観察のキーポイントシリーズ 高齢者，pp257-271，中央法規出版，2011.
3）南澤汎美：老人の理解と老人看護の特徴．井上幸子・他編，看護学大系第13巻 老人の看護，日本看護協会出版会，1996.
4）秋谷典裕：ふらつき，歩行障害と転倒．臨牀看護23(13)：1919-1923，1997.
5）森山美知子：転倒・転落の要因とその対策．臨牀看護20(3)：326-332，1994.
6）川島和代：高齢者の転倒・転落のアセスメント．臨牀看護20(3)：337-341，1994.
7）南澤汎美・尾崎フサ子：治療に伴う老人の看護．前掲3
8）金森雅夫：まず全体像を把握する転倒・転落原因マップ．鈴木みずえ編，ベッドサイドですぐできる！ 転倒・転落ベストプラクティス，pp6-11，南江堂，2013.
9）武藤芳照・太田美穂・高杉紳一郎：高齢者の転倒予防のための運動・生活指導．臨牀看護23(1)：76-81，1997.
10）萩野浩：高齢者の転倒の結果とその予後．武藤芳照監，ここまでできる高齢者の転倒予防—これだけは知っておきたい基礎知識と実践プログラム，pp8-13，日本看護協会出版会，2010.
11）鳥羽研二監：高齢者の転倒予防ガイドライン．メジカルビュー社，2012.
12）上内哲男：家庭内で継続できる基本運動プログラム．前掲10，pp82-84.
13）武藤芳照監：転倒による大腿部頸部骨折を防ぐヒッププロテクター．前掲9，pp165-167.
《参考文献》
● 鈴木裕介：転倒・骨折．葛谷雅文・秋下雅弘編，ベッドサイドの高齢者の診かた，pp40-49，南山堂，2008.

ワンポイントケア 転倒

　転倒が患者に及ぼす影響は大きい。厚生労働省の統計では，高齢者が要介護となる原因として，認知症（18.1％），脳血管疾患（脳卒中）（15.0％），高齢による衰弱（13.3％）に次いで，「転倒・骨折」（13.0％）が4番目に挙がっている（図）[1]。1～3番目に挙がっている認知症や脳血管疾患，高齢による衰弱は，注意障害や判断力の低下，筋力や姿勢保持力の低下などを起こし，これらもまた骨折の原因となる。このように高齢者の転倒は，骨折などから要介護状態や寝たきりに至るケースも多く，認知機能やQOLに及ぼす影響も非常に大きい。そのため，本稿記載のとおり，転倒予防を目的とした入院時あるいは入院前からの早期の転倒リスクアセスメントや介入が必須である。

　これまでさまざまな取り組みがなされてきたが，転倒および転倒による骨折はなかなか減少していないのが実情である。

　鳥羽らは「高齢者の転倒は疾患であり，事故ではない」と述べている[2]。すなわち人は加齢に伴うさまざまな機能低下などの影響から逃れられず，転倒は事故というより，身体的原因に起因する「疾患」「症候群」としてとらえる必要があると述べている[2]。そのうえで，鳥羽らは日本7地域の住民を対象に行った調査結果をふまえ，エビデンスに基づき，効果的な転倒予防策として，転倒予防手帳（鳥羽らが作成した転倒危険因子と生活注意を平易に記載した啓発手帳）の配布，運動介入，服用薬剤の見直し（特に向精神薬，循環器用薬などの減薬介入），ビタミンD摂取，アロマセラピー（ラベンダーによる嗅覚刺激が施設入所者の転倒予防に効果あり）を挙げている[2]。

　また，米国の14病院が参加した研究では，明確な4つの目的をもった毎時（1時間ごと・2時間ごと）の患者ラウンドの導入により，転倒発生率が12％減少したことが報告されている[3]。明確な4つの目的とはPain（痛みのアセスメントと対応），Potty（排泄の援助），Position（体位の交換），Possession（身の回りのものの整頓）である[3]。これらの4つのニーズを積極的に満たす毎時のラウンドをチームで継続的に行うことが日本においても転倒予防につながる可能性があると考える。

[山下悦子]

《文献》

1) 内閣府：令和4年版高齢社会白書．p29.
2) 鳥羽研二，運動器の不安定性に関与する姿勢と中枢制御機能に着目した転倒予防ガイドライン策定研究班：高齢者の転倒予防ガイドライン．pix，pp117-131，メジカルビュー社，2012.
3) Meade CM, et al: Effects of nursing rounds on patients' call light use, satisfaction, and safety. Am J Nurs 106(9)：58-71, 2006.

図　65歳以上の要介護者等の性別に見た介護が必要となった主な原因

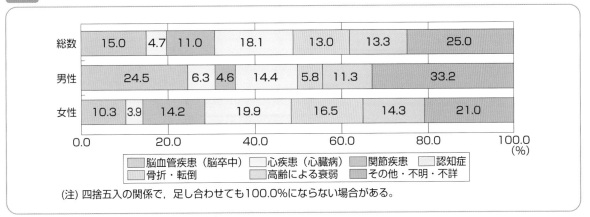

（注）四捨五入の関係で，足し合わせても100.0％にならない場合がある。

（厚生労働省「国民生活基礎調査」（令和元年）より）

16 不眠

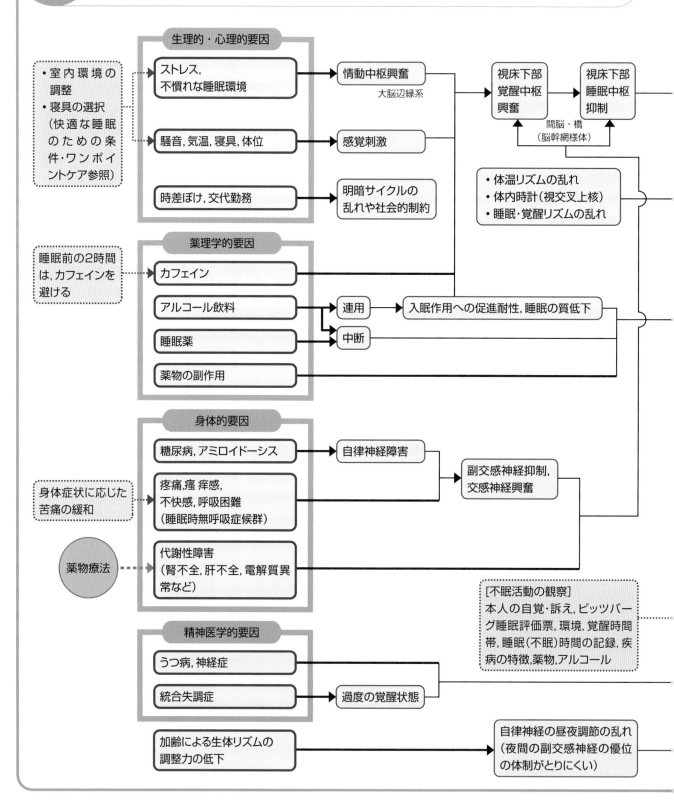

生理的・心理的要因

・室内環境の調整
・寝具の選択（快適な睡眠のための条件・ワンポイントケア参照）

ストレス, 不慣れな睡眠環境 → 情動中枢興奮　大脳辺縁系

騒音, 気温, 寝具, 体位 → 感覚刺激

時差ぼけ, 交代勤務 → 明暗サイクルの乱れや社会的制約

視床下部覚醒中枢興奮 → 視床下部睡眠中枢抑制

間脳・橋（脳幹網様体）

・体温リズムの乱れ
・体内時計（視交叉上核）
・睡眠・覚醒リズムの乱れ

薬理学的要因

睡眠前の2時間は, カフェインを避ける

カフェイン

アルコール飲料 → 連用

睡眠薬 → 中断

薬物の副作用

連用 → 入眠作用への促進耐性, 睡眠の質低下

身体的要因

身体症状に応じた苦痛の緩和

糖尿病, アミロイドーシス → 自律神経障害

疼痛, 瘙痒感, 不快感, 呼吸困難（睡眠時無呼吸症候群）

薬物療法

代謝性障害（腎不全, 肝不全, 電解質異常など）

副交感神経抑制, 交感神経興奮

精神医学的要因

うつ病, 神経症

統合失調症 → 過度の覚醒状態

[不眠活動の観察]
本人の自覚・訴え, ピッツバーグ睡眠評価票, 環境, 覚醒時間帯, 睡眠（不眠）時間の記録, 疾病の特徴, 薬物, アルコール

加齢による生体リズムの調整力の低下 → 自律神経の昼夜調節の乱れ（夜間の副交感神経の優位の体制がとりにくい）

凡例: 誘因·原因 → 病態生理·状態　症状　医学的処置 → 看護ケア ┈▶ （疾患）から生じる全体像　分類,あるいは特殊な部分

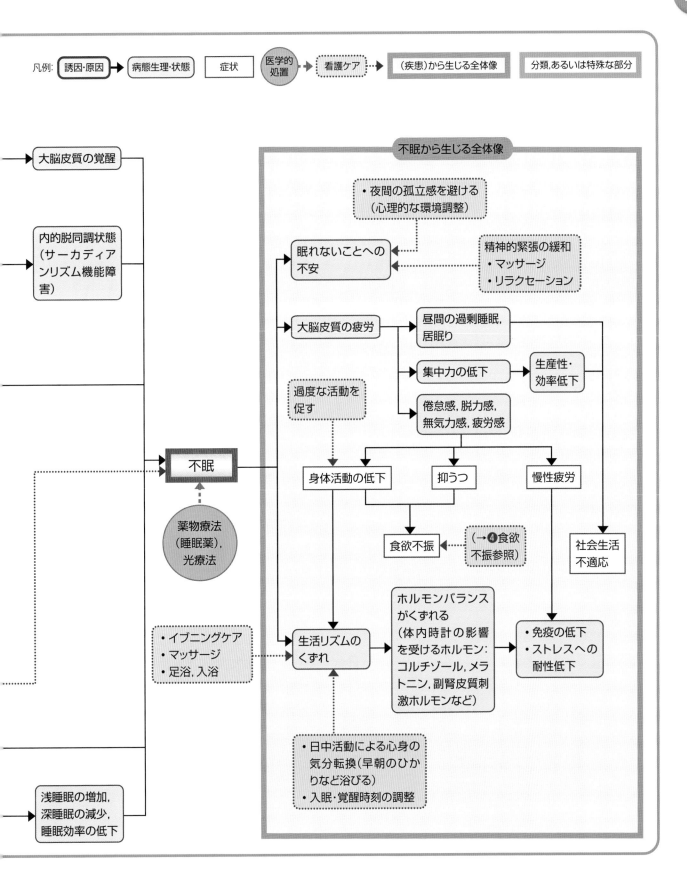

不眠から生じる全体像

大脳皮質の覚醒

内的脱同調状態（サーカディアンリズム機能障害）

不眠

薬物療法（睡眠薬）,光療法

・イブニングケア
・マッサージ
・足浴,入浴

浅睡眠の増加,深睡眠の減少,睡眠効率の低下

・夜間の孤立感を避ける（心理的な環境調整）

眠れないことへの不安

精神的緊張の緩和
・マッサージ
・リラクセーション

大脳皮質の疲労 → 昼間の過剰睡眠,居眠り

集中力の低下 → 生産性·効率低下

倦怠感,脱力感,無気力感,疲労感

過度な活動を促す

身体活動の低下　抑うつ　慢性疲労

食欲不振　（→❹食欲不振参照）　社会生活不適応

ホルモンバランスがくずれる（体内時計の影響を受けるホルモン：コルチゾール,メラトニン,副腎皮質刺激ホルモンなど）

・免疫の低下
・ストレスへの耐性低下

生活リズムのくずれ

・日中活動による心身の気分転換（早朝のひかりなど浴びる）
・入眠·覚醒時刻の調整

16 不眠

I 症状が生じる病態生理

1. 睡眠とは[1,2]

睡眠とは，周期的に繰り返される意識消失に類似した状態で，外観的に周囲の環境に反応しなくなり，感覚や反射機能も低下している状態をいう。睡眠は，大脳皮質の休息が主な目的と考えられる本能的行動で，日常生活活動で消費されたエネルギーを補給して疲労からの回復を促し，さらに心身の活動エネルギーを蓄積するという意義をもつ[1]。

1）睡眠のメカニズム

睡眠のメカニズムには，**恒常性維持機構（ホメオスタシス機構）**と**体内時計機構**の2つがはたらいている。

恒常性維持機構は，昼間に身体と脳を活動させ，疲れると眠くなるという睡眠と覚醒を発現させる中枢の神経機構である。

体内時計機構は，視床下部にある視交叉上核がコントロールしており，生物の覚醒と睡眠の周期性をつくりだす機構である。体内時計は25時間周期であり，地球の**サーカディアンリズム（概日リズム）**との間に1時間の

ずれが生じている。このずれは，日光を浴びたり食事をする，仕事に行くなどの刺激によって修正され，体内時計を24時間に保つことができる。

2）睡眠の種類

睡眠の種類には，**ノンレム睡眠**と**レム睡眠**がある。ノンレム睡眠は大脳皮質の休養であり，眠りの深さにより段階1〜4に分類される。ノンレム睡眠中には成長ホルモンなどさまざまなホルモンが分泌され，タンパク同化や免疫増強作用がみられ，身体の疲労回復と修復機能が活発になされている。

レム睡眠期には，急速眼球運動が認められ，骨格筋の緊張低下や呼吸・脈拍・血圧などの変動がみられる。この時期に夢をみていることが多く，「身体は眠っているが脳は目覚めている状態」といえる。

睡眠経過は，第1段階から第4段階へと深い睡眠に達し，入眠から90〜120分経過して最初のレム睡眠があらわれる。レム睡眠の持続時間は5〜30分であり，ノンレム睡眠とレム睡眠のセットを**睡眠周期**という。睡眠周期は，一晩に4〜5回繰り返される（図1）。

2. 不眠のメカニズム

不眠の原因は，大別すると**表1**に示した6つがあげられる。

図1 夜間睡眠の経過

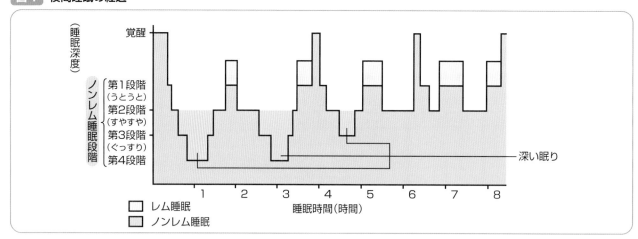

表1 不眠の原因

1）生理的要因 （Physiolosical）	4）精神医学的要因 （Psychiatric）
①環境関連因子	5）薬理学的要因 （Pharmacological）
●不慣れな睡眠環境	6）加齢
●騒音	
●気温	
●寝具	
●体位	
②睡眠スケジュールと関連 するもの	
2）身体的要因（Physical）	
3）心理的要因 （Psycholosical）	

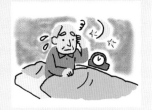

（文献3をもとに筆者が作成）

1）生理的要因（Physiolosical）

1 環境関連因子

●不慣れな睡眠環境

旅行時など，不慣れな環境の下では入眠困難や中途覚醒などが起こることがある。このタイプの不眠は，1〜2日で改善するものである[3]。

●騒音

音への感受性は個人差が大きく，音量だけでなく音のもつ情報的価値も重要である[3]。ふつう40〜50ホーンの音で覚醒し，連続騒音よりも間欠的・断続的な騒音のほうが眠りを浅くするといわれる[4]。

●気温

気温の高低による睡眠障害は，入眠時ではなくむしろ睡眠の維持に影響する[3]。

●寝具

硬すぎたり軟らかすぎる寝具は熟眠感が得られない。寝床内気候も影響する。温度28〜30℃，湿度40%前後が快適である。枕の変化に影響される者もいる[5]。

●体位

上半身を起こした状態での睡眠では，睡眠中の覚醒量が増加するという実験結果が出ている[3]。

2 睡眠スケジュールと関連するもの

時差飛行や交代勤務のとき，身体のリズムが急激な外界のスケジュールの変化についていけず睡眠障害を生じることがある[6]。

2）身体的要因（Physical）[7]

疼痛や瘙痒感，咳嗽，呼吸異常，夜間頻尿，不快感などが原因で不眠をきたすものである。夜間無呼吸症候群

では，上気道の閉塞などが原因となって起こり，無呼吸による中途覚醒が増加するために，深睡眠が減少して浅睡眠が主体となる。

3）心理的要因（Psycholosical）[1,8]

精神的なストレスは，睡眠・覚醒リズムを障害する。睡眠前に不安や心配事が気にかかると，大脳が刺激されて入眠が困難になる。また，無理やり眠りについても充足感が得られない。

4）精神医学的要因（Psychiatric）

躁うつ病や統合失調症，神経症，アルコール依存症，認知症などの精神疾患では，不眠が症状として現れる。

5）薬理学的要因（アルコール・薬物）
（Pharmacological）

アルコールの入眠促進作用には耐性が生じやすく，またアルコールの血中濃度が低下する時期に覚醒しやすくなる。そのため，睡眠を目的とする飲酒は，長期的にみると有効でも安全なものでもないといえる。また，アルコールの摂取を中断した場合，睡眠は断続的で不安定なものとなり，入眠困難，熟眠感の欠如，早朝覚醒，悪夢・多夢が出現することもある[9]。

アルコールの離脱時と同様に，BZ系の睡眠薬，バルビツール酸系の睡眠薬を連用後に，使用を急に中断した場合にも，不眠が生じる。薬物の副作用として不眠をきたす場合もある[9]。また，夜間や就寝時にコーヒーなどでカフェインを摂取したことによる睡眠障害もここに含まれる[10]。

6）加齢

40歳以降は加齢に伴って，入眠潜時の延長，中途覚醒回数の増加，浅睡眠の増加，深睡眠の減少，睡眠効率の低下などがみられる。高齢者では，加齢に伴い，運動機能・感覚受容器の機能低下，認知機能の低下など同調因子の減弱しやすい環境下におかれており，概日リズム調整は障害されやすい[11]。そのため何らかの誘因が加われば，容易に不眠をきたす。

3. 不眠の分類

不眠は，その睡眠経過から5つの型に分類される（表2）。

表2 不眠のタイプ

タイプ	特徴
入眠障害	寝つきが悪く，60分以上経っても睡眠に入れない状態。不眠の中で最も高頻度にみられる。
熟眠障害	睡眠時間はとれているが，睡眠が浅く熟眠感がない状態。
睡眠維持障害（中途覚醒）	寝つきはよいが夜中に2回以上目覚め，一度目が覚めるとなかなか眠れない状態。
早朝覚醒	普段の起床時刻より2時間以上早く目が覚め，それ以後眠れない状態。
睡眠時間の短縮	一夜の全睡眠時間が，過去あるいは普段と比べて短くなり，それを不眠と訴える状態。

（文献1より）

表3 不眠のタイプの把握

覚醒時間帯・睡眠時間	●就寝時刻，離床時刻 ●寝ようとしてから実際に寝つくまでの時間 ●覚醒時刻 ・中途覚醒の頻度 ・再入眠の時刻 ●一晩の睡眠時間の合計
本人の訴え	●早く目が覚めてしまう ●なかなか眠れない ・すぐに目が覚めてしまう ・一晩に何度も起きる

（文献4より）

4. 不眠に伴って生じる症状 [12]

1 集中力の低下

不眠が続くと，睡眠で充足されるべき大脳の休息がとれず，大脳が疲労してくる。そのため集中力が低下し，その結果，生産性・効率性の低下が起こる。

2 倦怠感・脱力感・無気力・疲労感

大脳の疲労により起こる。その結果，抑うつや慢性疲労が生じ，身体活動の低下，食欲不振にもつながる。

3 免疫力の低下・ストレスへの耐性低下

不眠により，生活リズムの崩れ，サーカディアンリズムの崩れを増強する。サーカディアンリズムの崩れはホルモンバランスを崩し，その結果，免疫ストレスへの耐性が低下する。また，慢性疲労によっても，免疫力は低下する。

4 不安

眠れないこと自体が，心配や不安を生じさせ，それにより不眠を増強させるという悪循環に陥る。

II 看護ケアとその根拠

1. 不眠の把握

不眠は，極めて主観的であり，個人差が大きいものであるため，まず個人の自覚や訴えを尊重した態度で接し，苦痛を受け止めることが大切である。そのうえで，覚醒時間帯，睡眠時間の記録，本人の訴えから睡眠のタ

イプを把握する（表3）。不眠の原因は何であるのか，それは取り除けるものなのか，ということをアセスメントする。ピッツバーグ睡眠調査票（Pittsburgh Sleep Quality Index：PSQI）（図2）は，睡眠障害の程度を評価することができる [13]。

2. 睡眠環境の調整

①室内環境の調整 [4, 8]

室内気候と寝床気候を整える。冷房を使用する際には設定温度や風向きに十分注意する必要がある。

不要な環境音（人の話し声，ドアの開閉音，金属音など）の回避に努める。個人が入眠時に安心できる明るさを考慮したうえで，遮光する。また，不快な臭いがあれば，それも除去する。

> ▶冷房刺激は，体熱の産生が間に合わないほど冷やすと，ブドウ糖の分解が不完全となり，乳酸発生により筋肉の柔軟性を失わせることになる。その結果，頭痛・肩こり・倦怠感などの症状を引き起こすことになる。睡眠の充足は，遮光したほうが高いといわれている。

②寝具の選択 [8]

枕は，使い慣れているものを使用するなど，個人に合った高さや素材のものを選択する。敷き寝具は太陽光線に当てて乾燥させる。また，マットレスの硬さなども，適度なものにする。

> ▶枕が不慣れであるためと頸椎の前彎に合わないことで，睡眠が障害されることがある。敷き寝具は不感蒸泄によって湿潤しやすいので，常に乾燥させて清潔な状態に保つ。

③入眠・覚醒時刻の調整 [8]

最後のレム期の終了時に起床時刻を設定していく。

図2 ピッツバーグ睡眠調査票（PSQI）

過去1カ月間における，あなたの通常の睡眠の習慣についておたずねします。
過去1カ月間について大部分の日の昼と夜を考えて，以下のすべての質問項目にできる限り正確にお答えください。

問1 過去1カ月間において，通常何時ころ寝床につきましたか？

就床時刻
（1. 午前　2. 午後）　　　　時　　　　分ころ

問2 過去1カ月間において，寝床についてから眠るまでにどれくらい時間を要しましたか？

約　　　　分

問3 過去1カ月間において，通常何時ころ起床しましたか？

起床時刻
（1. 午前　2. 午後）　　　　時　　　　分ころ

問4 過去1カ月間において，実際の睡眠時間は何時間くらいでしたか？これは，あなたが寝床の中にいた時間とは異なる場合があるかもしれません。

睡眠時間
1日平均　　　　時間　　　　分

過去1カ月間において，どれくらいの頻度で，以下の理由のために睡眠が困難でしたか？最もあてはまるものに1つ○印をつけてください。

問5a 寝床についてから30分以内に眠ることができなかったから。
0. なし
1. 1週間に1回未満
2. 1週間に1～2回
3. 1週間に3回以上

問5b 夜中または早朝に目が覚めたから。
0. なし
1. 1週間に1回未満
2. 1週間に1～2回
3. 1週間に3回以上

問5c トイレに起きたから。
0. なし
1. 1週間に1回未満
2. 1週間に1～2回
3. 1週間に3回以上

問5d 息苦しかったから。
0. なし
1. 1週間に1回未満
2. 1週間に1～2回
3. 1週間に3回以上

問5e 咳が出たり，大きないびきをかいたから。
0. なし
1. 1週間に1回未満
2. 1週間に1～2回
3. 1週間に3回以上

問5f ひどく寒く感じたから。
0. なし
1. 1週間に1回未満
2. 1週間に1～2回
3. 1週間に3回以上

問5g ひどく暑く感じたから。
0. なし
1. 1週間に1回未満
2. 1週間に1～2回
3. 1週間に3回以上

問5h 悪い夢をみたから。
0. なし
1. 1週間に1回未満
2. 1週間に1～2回
3. 1週間に3回以上

問5i 痛みがあったから。
0. なし
1. 1週間に1回未満
2. 1週間に1～2回
3. 1週間に3回以上

問5j 上記以外の理由があれば，次の空欄に記載してください。

[理由]
そういったことのために，過去1カ月間において，どれくらいの頻度で，睡眠が困難でしたか？
0. なし
1. 1週間に1回未満
2. 1週間に1～2回
3. 1週間に3回以上

問6 過去1カ月間において，ご自分の睡眠の質を全体として，どのように評価しますか？
0. 非常によい
1. かなりよい
2. かなりわるい
3. 非常にわるい

問7 過去1カ月間において，どれくらいの頻度で，眠るために薬を服用しましたか（医師から処方された薬あるいは薬屋で買った薬）？
0. なし
1. 1週間に1回未満
2. 1週間に1～2回
3. 1週間に3回以上

問8 過去1カ月間において，どれくらいの頻度で，車の運転中や食事中や社会活動中など眠ってはいけないときに，起きていられなくなり困ったことがありましたか？
0. なし
1. 1週間に1回未満
2. 1週間に1～2回
3. 1週間に3回以上

問9 過去1カ月間において，物事をやり遂げるのに必要な意欲を持続するうえで，どのくらい問題がありましたか？
0. 全く問題なし
1. ほんのわずかだけ問題があった
2. いくらか問題があった
3. 非常に大きな問題があった

総合得点

（Doi Y, et al：Psychometric assessment of subjective sleep quality using the Japanese version of the Pittsburgh Sleep Quality Index（PSQI-J）in psychiatric disordered and control subjects. Psychiatry Res 97（2-3）：165-172, 2000. ／土井由利子・他：ピッツバーグ睡眠質問票日本語版の作成. 精神科治療学 13（6）：755-769, 1998. より）

▶睡眠のサイクルのなかで，最後のレム期の終了時に目覚めると最も寝起きがよく，爽快感が得られ，交感神経の緊張度の高まりと一致して，起床時の活動意欲が高まるとされている。

3. イブニングケアの実施

イブニングケアは，就寝前に歯磨き，含嗽，洗面，排泄を済ませ，寝衣，寝具の整えなど，就寝のための環境調整などを行う一連のケアである。このことが，患者の睡眠への心の準備を促し，入眠をスムーズにする。

■ 入浴・足浴[4,8]

入浴や足浴は，身体的に睡眠に適した効果を与えるイブニングケアである。

▶適温での入浴が脳波のα波を増大させることや，足浴後の心拍数は足浴前より減少するということがその効果を表している。また，気持ちをほぐすというリラックス効果も期待できる[8]。

▶通常，体温の下降期に睡眠が始まり，最低体温から上昇するときに覚醒する。すなわち，入眠時には末梢血流がよくなり身体内部の熱放散が促進され，体温が適度に下がるような入浴・足浴条件が適している。足浴において入眠を促すという効果を得るためには，湯温 40 ～ 42℃，浸す時間は 10 分程度が妥当であるという報告がある。

4. 苦痛の軽減・リラックス

1 筋弛緩法・リラクセーション[4]（方法，根拠は，→㉓ストレス参照）

リラクセーションの方法には，呼吸法や筋弛緩法，自律訓練法，イメージ法，音・香りを使ったものなどさまざまな方法がある。

▶身体と精神は相互に影響しあっているため，どちらかの緊張をほぐすことで，もう片方の緊張もとることができる。

2 マッサージ[8,14]

▶マッサージは，血液やリンパ液の循環を促進させる効果がある。循環の促進によって，老廃物が速やかに除去され，筋肉疲労が少なくなり，倦怠感を緩和する。

▶マッサージによって痛みが軽減することが認められているが，これはマッサージが太い神経線維であるインパルスを増して，痛みに対する門を閉ざす効果

によるものである（ゲートコントロール説）。また，中枢への影響による鎮静効果も認められる。

▶また，マッサージには心身の緊張をもみほぐし，リラックスを促すという効果もある。そして，身体的接触（タッチ）それ自体が，患者の安心感や気持ちの落ち着きを生み出し，苦痛の緩和につながるのである。

5. 精神的緊張の緩和 [4,12]

病気に対する不安や，仕事，生活上の心配事，対人関係の不安や不満などが原因となって，不眠を増強させている。それらの訴えに耳を傾け，一緒に考えたり，看護者が解決できるようなことならば，そのための援助をしていく。

不眠が続いていたり神経症などで，不眠に対し過度の不安を抱き，何とか眠ろうと焦る気持ちから不眠が生じている場合には，たとえ，不眠が数日間続いたとしても，心身に心配するような問題は生じないということを説明し，安心させることが重要である。

▶不安や心配事を緩和したり解決することによって，不眠が解消されることがある。また，患者の訴えを傾聴し，一緒に解決策を見い出していく姿勢自体が，患者の不安やストレスを緩和することもある。

6. 身体的苦痛の緩和 [4]

疼痛，発熱，発汗，瘙痒感，心迫亢進，咳嗽，喘鳴，鼻閉，呼吸困難，悪心，頻尿，吃逆などの身体的苦痛は不眠に直結するので，それぞれに対して対症療法を実施して，苦痛の緩和をはかる。

7. 生活リズムの調整 [8,15]

個人の状態に合わせた活動を促す。歩行困難な場合でも車いすで散歩に出たり，ベッド上で行える運動を行う。

朝および日中は太陽光にあたる時間を確保し，メラトニンの合成を促し松果体にたくわえておくこと，夜間は無用な光刺激を与えないようにして（携帯電話の液晶画面もよくない），メラトニンが十分に分泌されるようにすることで，メラトニンの合成・分泌のリズムをつくることが重要である。

▶昼間は活動する，夜間は睡眠といった生活のリズムを確立することで，夜間睡眠の質が高まる。つまり，

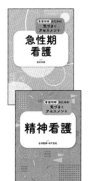

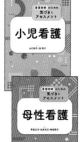

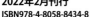
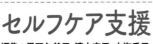
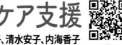

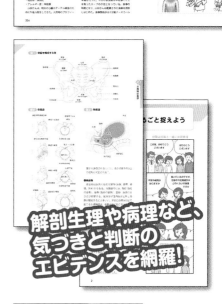
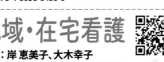

予習・復習、国試対策にも使えます

看護学生のための わかりやすい 法律・制度
新刊

ISBN 978-4-8058-8814-8

著：望月聡一郎

A5判／330頁
定価2,860円（税込）

2023年2月刊行

苦手意識を持ちやすい法律・制度をとことんわかりやすく解説！国試の過去問も収載。

看護診断の 看護過程ガイド
ゴードンの機能的健康パターンに基づくアセスメント

ISBN 978-4-8058-8748-6

編集：上野栄一
　　　西田直子

AB判／240頁
定価2,970円（税込）

2022年8月刊行

情報収集から正確な看護診断をどのように導くかをわかりやすく事例で解説！

看護にいかす 文献検索入門
学び続けるための情報探索スキル

ISBN 978-4-8058-8406-5

著：富田美加
　　松本直子

B5判／182頁
定価2,200円（税込）

2021年12月刊行

情報を効率的に検索・入手するためのノウハウを実際の検索画面でわかりやすく解説！

精神科看護 ポケットガイド

ISBN 978-4-8058-8773-8

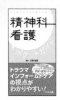

編集：川野雅資

新書判／256頁
定価2,420円（税込）

2022年9月刊行

臨床で役立つ161項目を、エビデンスに基づいた最新の内容で解説！

看護のための 検査値の見かた ポケットガイド

ISBN 978-4-8058-8774-5

編集：
東京女子医科大学
附属足立医療センター看護部

新書判／326頁
定価2,200円（税込）

2022年12月刊行

基準値・異常値にとどまらず、検査の目的や結果を読み解くポイントを整理！

ナースのための レポートの書き方
第2版
仕事で使える「伝わる文章」の作法

ISBN 978-4-8058-8102-6

著：水戸美津子

A5判／104頁
定価2,200円（税込）

2020年3月刊行

会議録や研修報告書等の書き方、Power Pointのスライド作成のコツを解説！

改訂 身近な事例で学ぶ 看護倫理

ISBN 978-4-8058-8118-7

著：宮脇美保子

A5判／184頁
定価2,200円（税込）

2020年3月刊行

日常的なジレンマに悩む看護師や看護学生に倫理的な考え方・行動を示す一冊。

新版 精神看護学

ISBN 978-4-8058-8177-4

監修：
一般社団法人
日本精神科看護
協会
編集：遠藤淑美
　　　末安民生

B5判／502頁
定価3,960円（税込）

2020年7月刊行

基礎的な知識や理論をわかりやすく解説した「精神看護学」のテキスト。事例を多数収載。

公衆衛生看護学
第3版

ISBN 978-4-8058-8388-4

編集：上野昌江
　　　和泉京子

B5判／650頁
定価4,180円（税込）

2021年12月刊行

2022年度からの新カリに対応した、「地域・在宅看護論」でも活用できるテキスト。

日中の適度の負担によって適度にエネルギーを消耗し，夜間の睡眠が促される．意識障害がある患者に対しても，睡眠・覚醒リズムの確立には五感刺激が有効だったという報告がある．

[五十嵐歩]

《文献》
1) 高木永子監：看護過程に沿った対症看護―病態生理と看護のポイント第4版．pp716-738，学研メディカル秀潤社，2010.
2) 鈴木良子：不眠．相馬朝江編，目でみる症状のメカニズムと看護，pp162-168，学研メディカル秀潤社，2005.
3) 杉田義郎：不眠の原因が生理的要因による例．治療81(3)：12-16，1999.
4) 黒田久美子：睡眠の確保．奥宮暁子・他編，症状・苦痛の緩和技術，pp26-30，中央法規出版，1995.
5) 小板橋喜久代・他：入院患者の頸椎彎曲に適合する頭部枕の評価．北関東医学49(1)：17-24，1999.
6) 粥川裕平・早河敏治：概日リズム睡眠障害―24時間社会の陥穽．こころの科学119：80-85，2005.
7) 井川真理子，平沢秀人：高齢者の不眠の特徴とその治療について．治療81(3)：39-43，1999.
8) 小板橋喜久代，柳奈津子：眠れない患者のための看護技術．看護技術46(2)：12-24，2000.
9) 清水徹男：不眠の原因がアルコール，薬物などによる例．治療81(3)：29-33，1999.
10) 道下聡，石束嘉和：不眠．鳥羽研二編，老年症候群の診かた，pp26-33，メジカルビュー社，2005.
11) 佐藤浩徳：加齢と睡眠障害．こころの科学119：37-42，2005.
12) 伊藤洋・他：不眠の原因が心理的要因による例．治療81(3)：17-22，1999.
13) 土井由利子・他：ピッツバーグ睡眠質問票日本語版の作成．精神科治療学13(6)：755-769，1998.
14) 坂田三允：手の活用．前掲4，pp31-43.
15) 中原真理子・他：意識障害患者の睡眠・覚醒リズムの確立と意識レベルの改善の一方法．臨床看護研究の進歩1：39-42，1989.

NOTE

快適な睡眠のための条件

　睡眠は，心身の疲労を回復する働きがあり，健康の維持・向上には不可欠である。

　健康日本 21（第 2 次）では，生活習慣病を予防するため栄養・食生活，身体活動・運動，休養，飲酒，喫煙および歯・口腔の健康に関する生活習慣と社会環境の改善に関する健康指針が示されている[1,2]。睡眠については，「休養・こころの健康づくり」の中心的課題として，平成 26 年（2014 年）「健康づくりのための睡眠指針 2014—睡眠 12 箇条」が策定され[3]，よい睡眠のための生活習慣や環境整備の重要性，睡眠不足・睡眠障害の予防や対応策がまとめられた。

1. 適切な「寝室環境」と「寝床内環境」

　快眠のため寝室の温度／湿度・音・光といった寝室環境を整えることは重要である（図 1）[4]。快眠に適した室温は，夏場は約 25 〜 26℃，冬場約 22 〜 23℃，湿度については 50 〜 60％が理想とされ[5]，雨や風など自然の音が聞こえる程度の静けさや，真っ暗ではなくおぼろげに周囲が見える程度（30 ルクス以下）の暗さを保つことが望ましいとされている[6]。

　寝床内環境とは，寝ているときの布団のなかの環境，つまり掛け布団と敷き布団の間にある空間のことを指し，快眠のための適切な寝床内環境は，気温が 33±1℃，湿度が 50±5％といわれている[5,6]。この寝床内環境を保つため，ふとんには保湿性や吸湿性，水分を放散させる放湿性が求められ，季節や室温の変化に応じて，ふとんの組み合わせを変えることが大切である（図 2）[6]。

2. 適切な寝具の条件

1 マットレス・敷き布団

● 硬さ：身体の各部位が占める体重の割合は，一般的に頭部 8％，胸部 33％，腰部 44％，下肢等その他の部分が 15％程度である[5]。仰向けに寝たとき，背骨が軽い S 字型になるのが好ましい状態であるが，ベッドマットや敷き布団がやわらかすぎると腰部と胸部が深く沈み込んで S 字型が保たれずに腰痛の原因となる。一方，硬すぎると体重の重い部分に体圧がかかり過ぎてしまうため，血流や発汗が妨げられ熟眠できなくなる[4]。ベッドマットや敷き布団には，頭部，胸部，腰部をきちんと支え，体圧を分散させて補助する硬さが必要であるといえる[4~6]（図 3）。

● 素材：眠っている間は 20 回以上の寝返りをうち，コップ 1 杯分もの汗をかくとされている。そのため，マットレスや敷き布団は，寝返りに対応するカバー力と吸湿性や放湿性を兼ね備えたものが適している[6]。

2 掛け布団

　掛け布団には吸湿性や放湿性と共に保湿性が求められる。また，寝返りの妨げとならないよう，適度な軽さとフィット性が必要とされる。これには，羽毛布団が優れている[6]。

3 枕

　枕はまっすぐに立った状態を寝た姿勢で保つため，後頭部から首のすき間を埋める役割を果たしている[6]。ベッドマットや敷き布団と首の角度が約 5 度になるのが理想的であるとされ，体型に合わせて 1 〜 6cm の高さで，頭から首・背骨の自然なカーブを保てるものを選択するとよい（図 4）[4]。

［齋藤弓子］

図1 寝室環境と寝床内環境

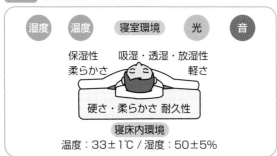

湿度　温度　寝室環境　光　音

保湿性　吸湿・透湿・放湿性
柔らかさ　軽さ

硬さ・柔らかさ　耐久性

寝床内環境
温度：33±1℃／湿度：50±5％

（文献 4 より）

図2 室温による布団の組み合わせ例

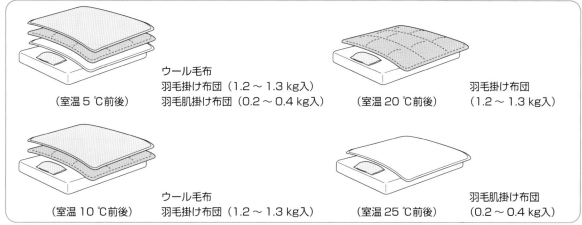

（室温 5 ℃前後）　ウール毛布
羽毛掛け布団（1.2 〜 1.3 kg入）
羽毛肌掛け布団（0.2 〜 0.4 kg入）

（室温 20 ℃前後）　羽毛掛け布団
（1.2 〜 1.3 kg入）

（室温 10 ℃前後）　ウール毛布
羽毛掛け布団（1.2 〜 1.3 kg入）

（室温 25 ℃前後）　羽毛肌掛け布団
（0.2 〜 0.4 kg入）

（文献 6 より）

図3 マットレス・敷き布団の硬さ

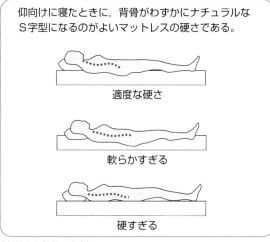

仰向けに寝たときに，背骨がわずかにナチュラルな
S字型になるのがよいマットレスの硬さである。

適度な硬さ

軟らかすぎる

硬すぎる

（文献 4 を参考に改変）

図4 枕の高さ

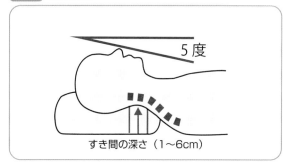

5 度

すき間の深さ（1〜6cm）

（文献 4 より）

《文献》

1) 厚生労働省：健康日本 21（第 2 次）. https://www.mhlw.go.jp/stf/seisakunitsuite/bunya/kenkou_iryou/kenkou/kenkounippon21.html（2023 年 3 月 10 日閲覧）
2) 公益財団法人健康・体力づくり事業財団：健康日本 21. https://www.kenkounippon21.gr.jp/（2023 年 3 月 10 日閲覧）
3) 厚生労働省：健康づくりのための睡眠指針 2014. https://www.mhlw.go.jp/file/06-Seisakujouhou-10900000-Kenkoukyoku/0000047221.pdf（2023 年 3 月 10 日閲覧）
4) 有竹清夏：快眠のためのテクニック―よく眠るために必要な寝具の条件と寝相・寝返りとの関係. 厚生労働省 生活習慣病予防のための健康情報サイト，e-ヘルスネット，https://www.e-healthnet.mhlw.go.jp/information/heart/k-01-003.html（2023 年 3 月 10 日閲覧）
5) 日本睡眠科学研究所 nishikawa：睡眠 TOPICS. https://www.nishikawa1566.com/company/laboratory/topics/（2023 年 3 月 10 日閲覧）
6) 三輪恵美子：より豊かな眠りのための睡眠のメカニズムと寝具との関係. 快眠・安眠できる本，pp52-55，あすか書房，1998.

17 疼痛（外傷性・術後）

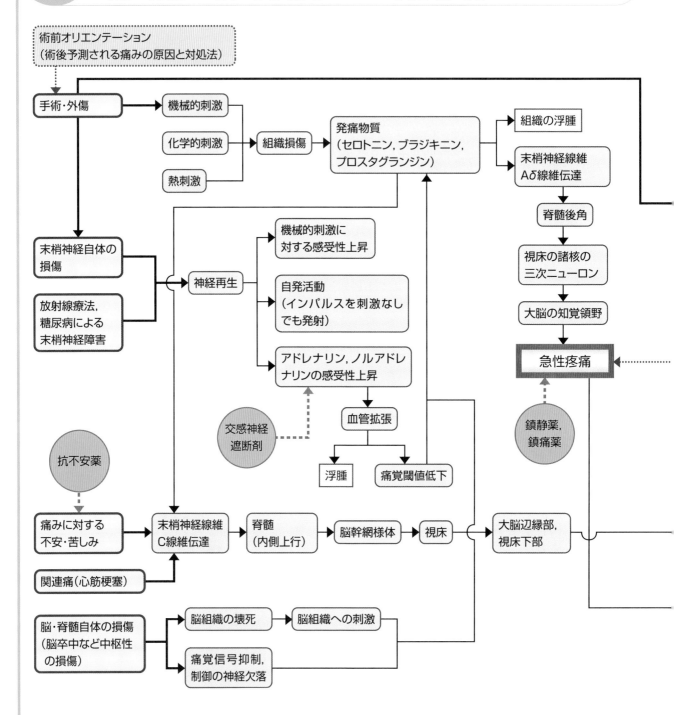

凡例: 誘因・原因 → 病態生理・状態 　症状　 医学的処置 ⇢ 看護ケア ⇒ (疾患)から生じる全体像 　分類,あるいは特殊な部分

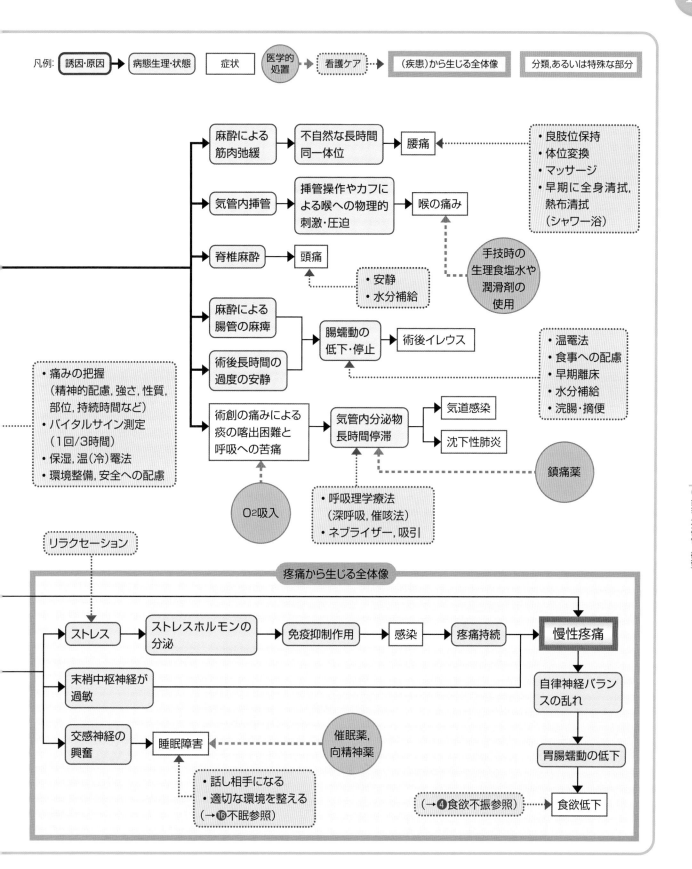

麻酔による筋肉弛緩 → 不自然な長時間同一体位 → 腰痛 ⇠ ・良肢位保持 ・体位変換 ・マッサージ ・早期に全身清拭,熱布清拭(シャワー浴)

気管内挿管 → 挿管操作やカフによる喉への物理的刺激・圧迫 → 喉の痛み

脊椎麻酔 → 頭痛

・安静 ・水分補給

手技時の生理食塩水や潤滑剤の使用

麻酔による腸管の麻痺 → 腸蠕動の低下・停止 → 術後イレウス

術後長時間の過度の安静

・温罨法 ・食事への配慮 ・早期離床 ・水分補給 ・浣腸・摘便

・痛みの把握(精神的配慮,強さ,性質,部位,持続時間など) ・バイタルサイン測定(1回/3時間) ・保湿,温(冷)罨法 ・環境整備,安全への配慮

術創の痛みによる痰の喀出困難と呼吸への苦痛 → 気管内分泌物長時間停滞 → 気道感染 / 沈下性肺炎

O₂吸入

・呼吸理学療法(深呼吸,催咳法) ・ネブライザー,吸引

鎮痛薬

⑰ 疼痛(外傷性・術後)
7 感覚

疼痛から生じる全体像

リラクセーション

ストレス → ストレスホルモンの分泌 → 免疫抑制作用 → 感染 → 疼痛持続 → 慢性疼痛

末梢中枢神経が過敏

交感神経の興奮 → 睡眠障害 ⇠ 催眠薬,向精神薬

・話し相手になる ・適切な環境を整える (→⑯不眠参照)

自律神経バランスの乱れ

胃腸蠕動の低下

(→❹食欲不振参照) ⇢ 食欲低下

17 疼痛（外傷性・術後）

I 症状が生じる病態生理

1. 痛みとは

痛みとは，本人にしかわからない主観的な症候で他の人からみても理解できるものではない。また，痛みの受け止め方や感じ方も人それぞれである。

① 急性疼痛

手術や外傷によって組織が侵害され刺激されることで生じる。痛みの原因がなくなると消失するような痛みであるが，適切な治療が行われないと慢性疼痛に移行してしまうこともある。

② 慢性疼痛

痛みの原因がなくなったと判断されても痛みが3～4週間持続する場合とされている。痛みに心理的・情動的な因子がかかわっている場合が多い。

2. 痛みのメカニズム

1）侵害性刺激による痛み

手術や外傷で，体の組織が損傷されることによって刺激が"侵害受容器"に伝わると細胞体から，発痛物質であるセロトニン・ブラジキニン・プロスタグランジン・サブスタンスPなどのホルモンが放出され，侵害受容器を刺激する[1]。

次に刺激によって神経線維網を興奮させ，末梢神経から脊髄へ向かう痛覚神経（Aδ感覚神経線維・C感覚神経線維）からひとつづきの神経インパルスが発生する（→一次感覚ニューロン）[1]。

痛覚神経からの痛みは，脊髄の後角へ入る。後角へ入ると伝達物質が分泌され，二次感覚ニューロンに痛みが伝達されていく。そこからAδ侵害受容線維から興奮性アミノ酸，C侵害受容線維からは興奮性アミノ酸と神経ペプチドがそれぞれ放出されて，脊髄灰白質にあるAMPA，NMDA受容体に伝わっていく。また一方で，脊髄後角にはエンケファリン・エンドルフィン類を分泌

するニューロンが存在し，外因性モルヒネや麻薬拮抗剤はこの受容体に付着することで痛覚伝達抑制となってはたらく（図1）。

最後に，脊髄後角から［脳幹網様体➡視床➡大脳皮質の知覚領野］に伝達され，「痛み」として認知される[1]。

逆に身体のリラックスを保つことで，脳内のモルヒネ物質エンドルフィン・エンケファリンなどが脳や脊髄の痛みの伝達物質の放出を抑制したり，延髄の大縫線核のセロトニン，青斑核からのノルアドレナリンの産生も疼痛抑制にはたらいている。これらを下行性疼痛抑制系と呼ぶ。そのため，慢性疼痛に対しては，リラクセーションが非常に効果的である。

2）神経損傷による痛み

手術や外傷により，末梢神経自体が損傷を受けることにより生じる痛みである。これは神経損傷によって，神経は欠落・変性の道をたどる。変性線維の残骸は近くに存在する特殊化した細胞により吸収され，その一方で新

図1 痛みの伝達経路

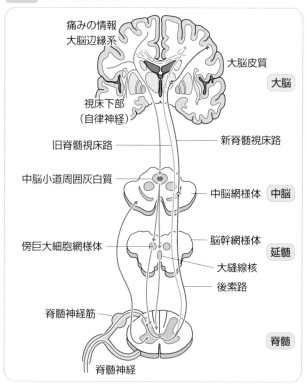

痛みの情報
大脳辺縁系
大脳皮質 — 大脳
視床下部（自律神経）
旧脊髄視床路 — 新脊髄視床路
中脳小道周囲灰白質 — 中脳網様体 — 中脳
傍巨大細胞網様体 — 脳幹網様体 — 延髄
大縫線核
後索路
脊髄神経筋 — 脊髄
脊髄神経

しい神経が再生してくる（1～3mm/日程度）。

その再生中の神経（神経腫も含めて）は，次のような特徴をもつため，「痛み」が非常に発生しやすい条件がそろうのである。

❶ 機械的刺激に対する感受性が強く，ほんのわずかな刺激でもインパルスを発生する。

❷ 多くの感覚神経線維は通常刺激のない状態では静止状態であるが，再生中の神経は明確な刺激がなくてもインパルスを自発的に発射させてしまう。

❸ 神経芽の特性のもう1つはノルアドレナリン・アドレナリンへの高い感受性である。これらのホルモンは血管を拡張させ，浮腫を発生するのと同時に痛覚閾値を低くする作用がある。

また，神経障害性「体性感覚神経系の損傷か疾患によって起こる」と定義される疼痛もある。脊髄損傷後や脳卒中などの疾患が挙がるがこちらも厳密にいえば，侵害受容性の疼痛も含まれる可能性も強く，どちらか一方に限定できないこともある [5]。

3）心因性の痛み（表1）

痛みの訴えが器質的所見を，かつ心理的な要因の関与が疑われる痛みを総称する。神経障害性との区別は困難なことも多く，両方の可能性を視野に入れてかかわる必要がある [2]。

痛覚閾値（痛みが発生するための最低の刺激の強度）は変わらないが，ここで過去の痛みに対する体験や痛みに対する不安や緊張が，痛み知覚閾値（痛いと患者が感じられる刺激強度）や痛みの許容閾値に影響を与える。

こうして大脳辺縁系・視床下部で痛みに対する感情的な修飾がさらに加わり，痛みが増強したり，（神経過敏になることもプラスして）痛みの原因となる病変が治癒しても痛みが残ったりするのであると考えられている。

表1 心因性の痛み

痛覚閾値	刺激に対して感じる最低の刺激強度（どの人も同じ値）
痛み知覚閾値	刺激が痛いと患者が述べる最低の刺激強度
痛みの許容閾値	痛みに対して刺激部位を引っ込めたり，やめてほしいという強度

Ⅱ　看護ケアとその根拠

痛みを訴える人はそれぞれ原因も内容も異なってくる。まず，患者の話をできるだけ詳しく聞き，表情や態度など客観的にこちら側（医療者側）からも患者の「痛み」に近づいていくことが大切である（図2）。

ここからは主に術後の患者に焦点を当てる。

1. 痛みへのケア

1 術前オリエンテーション

術前オリエンテーションでは手術の内容や必要物品などに加えて起こりうる痛みと可能な対処法について知らせる（表2）。

▶ 対処法を知らせることは手術への患者の主体的取り組みを促し，不安を軽減する。

2 痛みの把握

強さ，性質，部位，持続時間など。

▶ これらをアセスメントすることで痛みの原因・誘因に対応した緩和法を選ぶ。また疼痛をアセスメントするのにさまざまなスケール（図3）を患者に合わせて活用する。

3 保温，温・冷罨法

▶ 温熱刺激は血管を拡張させ，血液循環を促進し，また筋を弛緩させることで痛みを和らげる（腹痛，胸痛の場合や関節の可動域制限のある痛みなどに対して）。逆に寒冷刺激は交感神経を刺激して血管を収縮させて，急性の炎症症状を抑えて痛みを緩和する作用がある。これらを患者の状態に合わせて臨機応変に利用する。

4 環境整備・安全管理

手術室や病室は患者にとって慣れない場所である。病室のものなどを患者にとって使いやすいもの・身近なものにして，部屋の環境もきちんと整える。

5 精神的配慮

共感する，付き添う，手を当てるなどがあげられる。

▶ 痛みは主観的な体験であり，持続する痛みには，精神的な原因がかかわっているといわれており，他者による受け止めは緩和効果がある。

図2 痛みに対する看護の方向性

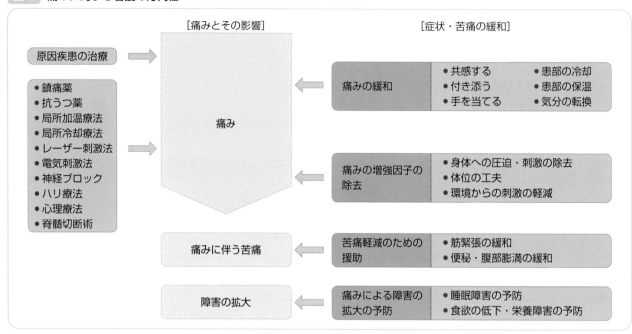

表2 術前オリエンテーション

- 痛い場所はどこですか
- 発病はいつですか　　　　　　年　月
- 痛みの発症はいつですか　　　年　月
- ほかに病気がありますか
- 季節に関係ありますか　　　　ない　ある
- 天候に関係ありますか　　　　ない　ある
- 1日のうち，いつが痛いですか
- どんな痛みですか
　針で刺すような　火傷のような　刃物で切るような
　走るような
　キリキリ　シクシク　しびれる　異物感　その他
- どのくらい続きますか（分，秒，その他）
　発作性　持続性　拍動性　その他
- 痛みを誘発する原因がありますか
　食事　体動　風　接触　温熱　寒冷　労働
　酒　その他のアルコール　その他具体的に
- 痛みを軽減する方法がありますか
　安静　温める　冷やす　服薬　体位
　その他あれば具体的に
- この病気で困っていること（または痛みのためでも）
　仕事　食事　睡眠　その他　その他悩みがあれば
- この外来を受診されるまでどんな治療を受けましたか
　どこで　いつ　どんな

患者氏名　　　　　　　　　記入看護師名

2. 腰痛・筋緊張に対するケア

1 良肢位の保持（体位の図：→ ⑭褥瘡参照）

● 臥位

基本は30度側臥位で1回/2時間の体位変換を行う。

● 座位

90度の姿勢で15分ごとの腰のプッシュアップを試みる。

2 体位変換

基本的には1〜2時間に1回となっているが，患者の状態に合わせて行う（褥瘡予防のためにも，なるべく頻回行う）。

3 マッサージ，早期に全身清拭→徐々にシャワー浴へ

4 軽い運動を行う（ストレッチングなど）（図4）

1〜4 ▶手術などのための麻酔により，筋肉が弛緩し，そのため不自然な体位を長時間続けなくてはならない。それにより，腰痛が生じやすい。

　▶術後，少しでも術創以外の疼痛を和らげるためにも良肢位の保持と適度の体位変換，さらに血液の循環を良好にして組織への虚血を防ぐためにもマッサージや温罨法，適度の運動（ストレッチング）を行う必要がある。

また，患者の心理的な状況が痛みに影響を与えて，増

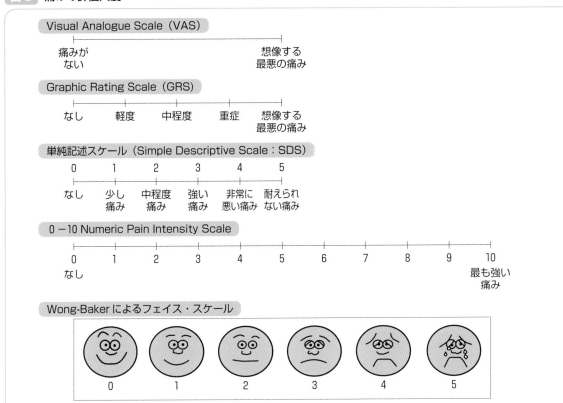

図3 痛みの評価尺度

Visual Analogue Scale（VAS）

痛みが　　　　　　　　　　　　　　　想像する
ない　　　　　　　　　　　　　　　　最悪の痛み

Graphic Rating Scale（GRS）

なし　　軽度　　中程度　　重症　　想像する
　　　　　　　　　　　　　　　　　　最悪の痛み

単純記述スケール（Simple Descriptive Scale：SDS）

0　　　1　　　2　　　3　　　4　　　5

なし　　少し　　中程度　　強い　　非常に　　耐えられ
　　　　痛み　　痛み　　　痛み　　悪い痛み　ない痛み

0－10 Numeric Pain Intensity Scale

0　　1　　2　　3　　4　　5　　6　　7　　8　　9　　10

なし　　　　　　　　　　　　　　　　　　　　　　最も強い
　　　　　　　　　　　　　　　　　　　　　　　　痛み

Wong-Baker によるフェイス・スケール

0　　　1　　　2　　　3　　　4　　　5

0＝まったく痛みがなくとても幸せ　1＝ちょっとだけ痛い　2＝それよりも少し痛い　3＝もっと痛い　4＝かなり痛い
5＝必ず泣くほどではないが，想像できる最も強い痛み。今の痛みを最もよく表す顔を患者にさしてもらう

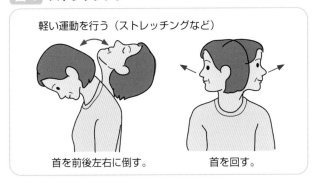

図4 ストレッチング

軽い運動を行う（ストレッチングなど）

首を前後左右に倒す。　　　　首を回す。

強させていることも多い。そのために，マッサージや深呼吸を促しながら，患者のもつ疼痛や精神的な苦痛に共感を示したり言葉で患者の表現を助けたりすることが，痛みを緩和することにつながる[4]。

3. 呼吸理学療法と酸素療法

1 呼吸理学療法－深呼吸，催咳法（パーカッション・スクイージング）

2 ネブライザーを用いた呼吸理学療法あるいは吸引

　これらのケアは，術後患者が疼痛に苦しんでいることを考えたうえで行う。よって，鎮静薬・鎮痛薬を組み合わせて効率よく患者が気道内分泌物・痰を体外へ排出できるようにしなくてはならない。

　"痛い"という訴えにただ単純に鎮痛薬を投与し，呼吸理学療法などを行うのではなく，意識のある患者に対しては「今日はどのようなことを行うのか」「それはなぜ行うのか」を率直に丁寧に話す必要がある。患者が主役に立って，計画を進めていくことで，これらのケアは効率が非常に高いものとなる。

　▶術後は麻酔による肺の拡張の低下や術創の痛みによる痰や気道内分泌の喀出が困難になり，呼吸をすることも苦痛となる。その結果，気道内分泌物・痰は

体内（気管・気道・肺）に長時間停滞することとなり，細菌の温床となる。これを防ぐためにも上記のケアを患者が自分で主体的に自力呼吸・痰の喀出をできるようになるまで行わなければならない。

3 酸素療法－患者の全身状態と呼吸状態

痛みの推移を観察し，必要時医師との相談のもと行っていく必要がある。

▶ 上腹部術後，開胸術後は疼痛のために呼吸の抑制が起こり，これは患者の不快感だけでなく，全身・呼吸状態に大きく影響する。

4. 鎮痛薬（表3）の使用

術後は痛みの訴えがない場合でも，患者の表情・バイタルサインの測定を行い，痛みの程度について確認する必要がある。

一般的な術後創痛の経過としては，以下のような経過をたどる。

1 術後1日目：麻薬効果消失直後から創痛（ピークは術後9〜13時間ごろ）

2 術後2日目：腸蠕動不全による膨満感

▶ 蠕動回復による蠕動痛

3 術後3〜4日目：大部分の疼痛消失。疼痛が続けば創感染を考慮する。

▶ 近年では患者が痛みを感じないように前もって鎮痛処置を行うことも一般的となり，ペインスケールを用いながら種々の薬剤が使用されている。

4 術後5〜10日目：縫合不全を考慮して，全身状態，創部，ドレーンチューブ等をアセスメントする[4]。

▶ 鎮痛薬の投与については，WHO（世界保健機構）

方式3段階鎮痛法（❶第1段階の軽度の痛み，❷第2段階の軽度〜中等度の痛み，❸第3段階の中等度〜高度の痛み）を念頭に置きながら，①アセトアミノフェン，非ステロイド系抗炎症薬（NSAIDs），②弱オピオイド（トラマールなど），③強オピオイド（フェンタニル，モルヒネなど）へ段階を追って選択してく必要がある。

▶ 術直後〜術後においては，術式と手術内容により，PCA（patient controlled analgesia：自己調整鎮痛法）ポンプが体内（硬膜外，神経ブロック，静脈内）に挿入され，鎮痛がよりタイムリーに得られる装置システムも頻繁に活用されている。

5. 腸蠕動低下へのケア

1 食事への配慮

患者の状態をみて，医師と相談しながら少しずつ食事の段階をアップしていく。同時に十分に水分も補給する。状態と兼ね合わせながら，高カロリー輸液・補液と経口摂取とを併用させることも考える。

2 早期離床

体位変換を術後から頻回に行い，ベッド上の運動（末梢から中枢にかけて）から歩行へと移行させていく。

3 温罨法・浣腸，摘便

一般的に術後2〜3日後ごろになると腸管運動が再開され排ガスがみられる。開腹手術では消化管そのものが損傷を受けていたり，血液の付着・腹腔内洗浄などで刺激を受け，腸蠕動運動の再開が遅れがちとなる[4]。

[今田奈津子]

184

表3 鎮痛薬の一覧

種類	非オピオイド系		オピオイド系		
	アセトアミノフェン	非ステロイド抗炎症薬（NSAIDs）	部分作動薬	弱オピオイド	強オピオイド
商品名	● カロナール ● アンヒバ ● アセリオ	● ボルタレン ● ロキソニン ● ロピオン	● ソセゴン ● レペタン ● ノルスパン	● コテイン ● トラマール	● モルヒネ ● フェンタニル
特徴と合併症	● 副作用が少ない ● 高用量投与で肝機能障害あり	● 侵害受容性疼痛に効果あり ● シクロオキシゲナーゼ（COX）阻害薬：発痛物質の増強にかかわる	● 呼吸抑制 ● 悪心・嘔吐 ● 便秘 ● 傾眠作用 ● 依存度	● トラマールは比較的呼吸抑制が少ない	● モルヒネで腎障害

《引用文献》
1) 柴田政彦：痛みの病態・機序．日医師会誌 149(1)：21-24，2020．
2) 内出容子・他：心因性疼痛．成人病と生活習慣病 46(7)：903-907，2016．
3) 柴田政彦：痛みのメカニズムと評価—神経障害性疼痛．整・災外科 54(12)：1455-1461，2011．
4) 太田博文編：特集 術後のケアがこんなに変わる！—見直したい術前・術後の管理．Expert Nurse 28(2)：24-51，2012．
5) 西村大輔：術後鎮痛の方法・考え方．整形外科看護 23(7)：702-710，2011．

《参考文献》
● 西上智彦，柴田正彦：疼痛および鎮痛の神経メカニズム．リハ医学 53(8)：591-595，2016．
● 芝紘一・他：術後患者の疼痛に関連する背景因子の探索—テキストマイニングによる看護記録の分析．
横浜看護学雑誌 15(1)：20-29，2022．
● 高橋直人・他：押さえておきたい「痛み」の基礎知識．月刊薬事 60(5)：787-792，2018．
● 土岐祐一郎監，新人ナースのための消化器外科看護ダンドリ BOOK—キホンから術式・治療別のケアまで全部にチェックシートつき．消化器外科 NURSING，2018 春季増刊，pp110-118，メディカ出版，2018．
● 春田淳志・他：身体的苦痛 —痛みの治療．成人病と生活習慣病 43(6)：689-700，2013．
● 西上智彦：痛みの基礎知識．コーチング・クリニック 32(10)：4-7，2018．
● 三ッ井圭子：腹痛のある患者の看護．系統看護学講座専門分野 成人看護学 5 消化器 第 15 版，pp283-285，医学書院，2019．
● 南川雅子：手術療法を受ける患者の看護．前掲 7，pp323-356．

NOTE

7 感覚
⑰ 疼痛（外傷性・術後）

「疼痛」 ——温めること・冷やすこと

1. 温めること（温熱刺激）によって 生じる体のメカニズムと適用（表1）

■ 注意・禁忌

- 外傷，関節痛など体の組織の炎症によって生じてくる痛みに対しては，温めるとかえって，

  ［元々生じる炎症熱➡さらに温める➡タンパク質の崩壊➡疼痛物質の放出➡痛みの増強］

  とつながっていく（注：タンパク質は43℃以上の熱にさらされると非常に壊れやすくなる）。

- また，「④組織液の循環を促進」する効果のある反面，血管を拡張させる反応があるため，毛細血管の浸透圧が上昇し，かえって浮腫を増強させてしまう場合もある。

- 42〜43℃以上（皮膚との接触部分）の温熱刺激を与える場合，長時間になると低温やけどになる危険が大きくなる。

  ▶ 意識障害のある患者，知覚鈍麻・麻痺のある患者に対して行う際には十分に観察・注意が必要である。また，直接皮膚に当たらないような工夫（道具の種類によって）が必要である。

2. 冷やすこと（寒冷刺激）によって 生じる体のメカニズムと適用（表2）

■ 注意・禁忌

- ③については，最初はしばらく，冷やすことによって逆に神経が過敏になって痛みが増強することもあるが，20〜40分冷却を続けることによって，徐々に鎮静効果がもたらされる。

- 寒冷に対するアレルギーやレイノー現象のある人には症状を悪化させる可能性がある。

- 直接寒冷刺激を40分以上与え続けると今度は，神経麻痺や血圧上昇（血圧循環の阻害より）をまねく危険性があるので，時間と冷却する位置（一度に冷却する場合には2か所以内にとどめるなど）への配慮が必要である。

- 一般的に冷罨法は腹痛には効果がない。

3. その他（注意することなど）

温めること，冷やすこと，どちらにせよ行う際には十分な観察が重要となってくる。

観察項目としては，次のようなものがあげられる。

- 意識状態
- 疼痛部位，持続時間，強さ，随伴症状

表1　温熱刺激

体のメカニズム	適用
①熱伝導	低体温，発熱時の悪寒（セットポイントに到達するまで）。
②血行の循環を促進	筋緊張や関節の硬直を緩和する（筋緊張や関節の硬直は血流の虚血から生じてくることが多いのである）。循環不全から生じる腹痛，生理痛，肩こりなど。
③神経への鎮静効果（ただし，一時的なもの）	腹部，腰部への刺激となり，腸蠕動が高まって，排便・排ガスが促される。
④組織液の循環を促進	腎血流量が増加することにより，利尿作用が促され，浮腫・体のむくみが緩和される。

表2　寒冷刺激

体のメカニズム	適用
①血管を収縮させ，細胞の代謝を低下させる	損傷の軽減，損傷部位の浮腫の緩和，止血。
②病原微生物の活動が低下	感染の危険性の低下（損傷部位も含めて）。
③鎮静効果（炎症熱が下がるとともに鎮痛物質も減少）	組織の損傷による痛みの軽減（打撲，捻挫など），発熱の緩和。
④血行が盛んになる血管収縮後の二次性拡張	関節痛，頭痛など。

- バイタルサイン，全身状態
- 既往歴，原疾患の確認（循環障害，知覚・意識障害，出血傾向の有無）
- 痛みへの感じ方，患者の表現の仕方

また，同時に心理的な支援（共感的態度，付き添うこと）や環境整備（ベッドサイド，体位への工夫など），緊急対応・処置（酸素吸入，血管の確保など）を十分配慮する必要がある。

［今田奈津子］

《参考文献》
1) 見目智紀：第 3 回「リハビリテーションでよく行われる温熱療法ってなんですか？」関節外科 41(4)：434-435, 2022.
2) 水落和也：物理療法の基本と実際(1) 温熱療法・寒冷療法. 総合リハ 45(7)：723-729, 2017.
3) 杉野美里：物理療法. MB Med Reha (204)：33-39, 2016.
4) 春田淳志, 岩瀬哲：身体的苦痛―痛みの治療. 成人病と生活習慣病 43(6)：689-700, 2013.

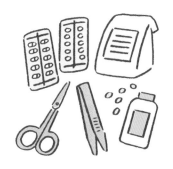

瘙痒感

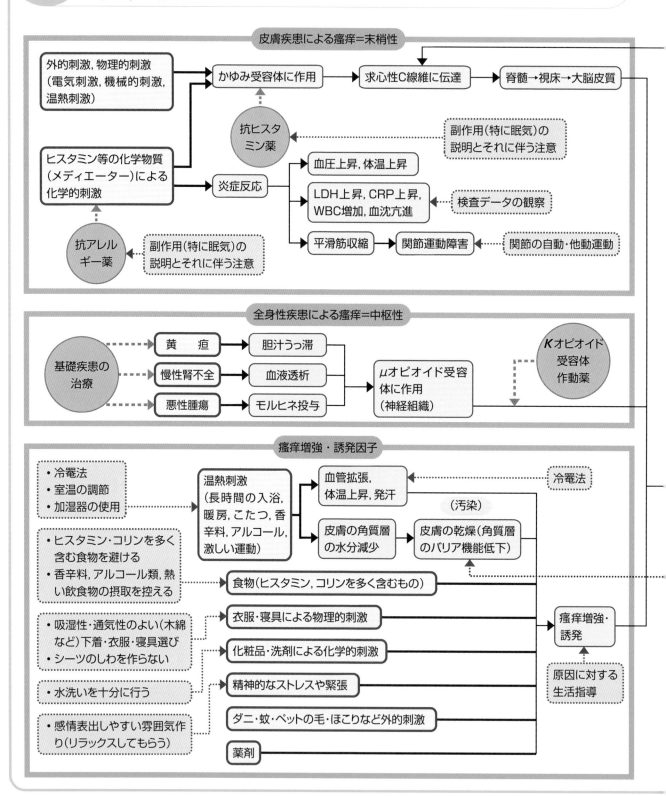

皮膚疾患による瘙痒＝末梢性

外的刺激, 物理的刺激
（電気刺激, 機械的刺激,
温熱刺激）
→ かゆみ受容体に作用 → 求心性C線維に伝達 → 脊髄→視床→大脳皮質

抗ヒスタ
ミン薬 ← 副作用（特に眠気）の
説明とそれに伴う注意

ヒスタミン等の化学物質
（メディエーター）による
化学的刺激
→ 炎症反応
→ 血圧上昇, 体温上昇
→ LDH上昇, CRP上昇,
WBC増加, 血沈亢進 ← 検査データの観察
→ 平滑筋収縮 → 関節運動障害 ← 関節の自動・他動運動

抗アレル
ギー薬 ← 副作用（特に眠気）の
説明とそれに伴う注意

全身性疾患による瘙痒＝中枢性

基礎疾患の
治療
→ 黄　疸 → 胆汁うっ滞
→ 慢性腎不全 → 血液透析
→ 悪性腫瘍 → モルヒネ投与
→ μオピオイド受容
体に作用（神経組織） ← Kオピオイド
受容体
作動薬

瘙痒増強・誘発因子

・冷罨法
・室温の調節
・加湿器の使用
→ 温熱刺激
（長時間の入浴,
暖房, こたつ, 香
辛料, アルコール,
激しい運動）
→ 血管拡張,
体温上昇, 発汗 ← 冷罨法
→ 皮膚の角質層
の水分減少 → （汚染）皮膚の乾燥（角質層
のバリア機能低下）

・ヒスタミン・コリンを多く
含む食物を避ける
・香辛料, アルコール類, 熱
い飲食物の摂取を控える
→ 食物（ヒスタミン, コリンを多く含むもの）

・吸湿性・通気性のよい（木綿
など）下着・衣服・寝具選び
・シーツのしわを作らない
→ 衣服・寝具による物理的刺激

→ 化粧品・洗剤による化学的刺激
→ 瘙痒増強・
誘発

・水洗いを十分に行う
→ 精神的なストレスや緊張
→ 原因に対する
生活指導

・感情表出しやすい雰囲気作
り（リラックスしてもらう）
→ ダニ・蚊・ペットの毛・ほこりなど外的刺激

薬剤

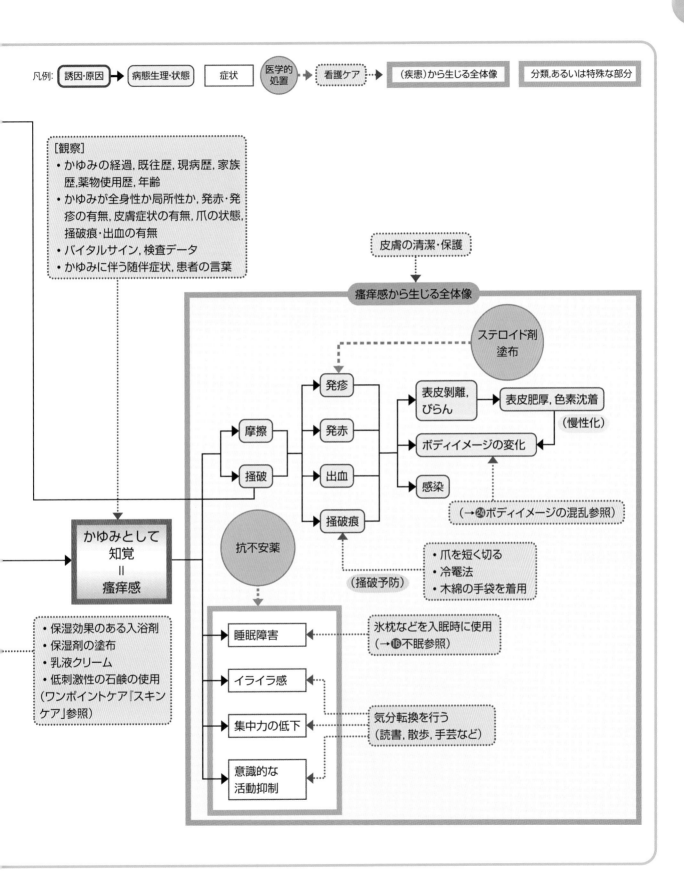

18 瘙痒感

I 症状が生じる病態生理

1. 瘙痒感とは

瘙痒感とは，皮膚を掻きたいという欲求を引き起こす皮膚の不快な感覚である。慢性的または強い瘙痒感は，繰り返しの掻破につながり，皮膚損傷や感染症などの二次的な障害を引き起こす。また，かゆみのために睡眠障害，食欲低下などの精神症状につながることがあり，生活の質へ大きな影響を及ぼすことから，的確な対処が必要な症状である。

2. かゆみのメカニズム

通常，かゆみには末梢性のかゆみと中枢性のかゆみの2つがあるといわれている[1]。

1）末梢性のかゆみ—皮膚疾患によるもの（表1）

アトピー性皮膚炎などの皮膚疾患に伴うかゆみの多く

表1 瘙痒を引き起こす主な皮膚科的疾患

アトピー性皮膚炎	真菌症
湿疹・皮膚炎	皮膚瘙痒症
蕁麻疹	扁平苔癬
痒疹	乾癬
ドライスキン	水疱症
虫刺症	肥厚性瘢痕
疥癬	薬疹　など

は末梢性である[1]。表皮・真皮境界部に存在する末梢神経の終末（図1）が刺激されて起こる[1]。

物理的またはヒスタミンなどの化学物質（メディエーター）による化学的な刺激が，表皮・真皮接合部に存在する末梢神経上のかゆみ受容体を刺激して，生じたインパルスがかゆみを選択的に伝える求心性C線維（末梢神経のなかで最も伝導速度が遅く細い）により脊髄に伝達され，視床，大脳皮質まで到達するとかゆみとして知覚

図1 末梢神経におけるかゆみ受容体

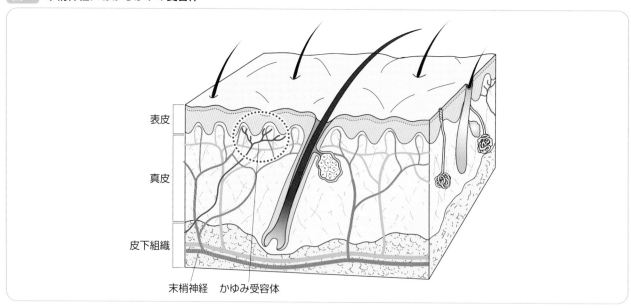

表皮

真皮

皮下組織

末梢神経　　かゆみ受容体

図2 皮膚疾患による瘙痒が起こるメカニズム

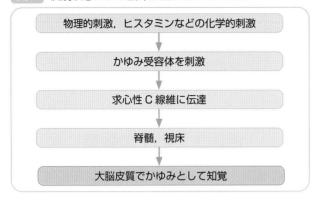

される（図2）[1]。

　末梢性のかゆみを引き起こすメディエーターは，これまでヒスタミンが主要メディエーターと考えられ，ヒスタミン受容体拮抗薬が第一選択として用いられてきた。しかし近年，ヒスタミン以外のメディエーターの関与と，それらの異なる刺激の伝達方法もわかってきた[2]。

　ヒスタミンが基本的に急性のかゆみに関与する一方，ヒスタミン以外のメディエーターによるかゆみは慢性的なかゆみに関与していると考えられており，抗ヒスタミン剤への反応が乏しい[1]。

　ヒスタミン以外のメディエーターの1つであるサイトカインは，アトピー性皮膚炎などにおけるかゆみの原因物質として関与することがわかってきている。

2）中枢性のかゆみ—全身性疾患によるもの（表2）

　黄疸や透析患者などの全身性疾患に伴うかゆみは中枢性かゆみの伝達が関与する[1]（図3）。

　中枢性瘙痒においては，脊髄や脳などの中枢側にある神経細胞のオピオイド受容体の関与が注目されている。オピオイド受容体にはμ，κ等のサブタイプが存在するが，これまでの研究からμオピオイド系の賦活化はかゆみを増強させ，κオピオイド系の賦活化はかゆみを抑制することがわかってきた[1]。このことから，オピオイド受容体の特性に沿った治療的アプローチ（κ受容体作動薬，μ受容体拮抗薬）が開発され，効果をあげてきている[3,4,9]。

　以下，主な疾患と瘙痒の関係についてあげておく。

1 肝疾患

● 主な疾患

閉塞性黄疸や胆汁うっ滞で生じる。

● 原因

胆汁うっ滞性肝疾患患者の80％以上でかゆみの症状

表2 瘙痒を引き起こす主な内科的疾患

- 肝・胆道疾患：原発性胆汁性肝硬変，胆汁うっ滞症，肝硬変など
- 腎疾患：慢性腎不全，血液透析
- 内分泌・代謝疾患：糖尿病，甲状腺機能異常など
- 血液疾患：真性多血症，鉄欠乏性貧血など
- 悪性腫瘍：悪性リンパ腫，消化器がんなど
- 神経疾患：多発性硬化症，脳腫瘍など
- 心因性精神疾患：寄生虫妄想，神経症など
- その他：AIDS，妊娠，薬剤など

図3 全身性疾患による瘙痒が起こるメカニズム

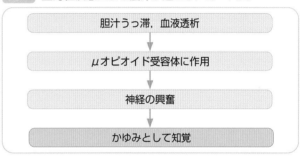

出現があると報告されている[5]。肝疾患に伴うかゆみは，胆汁の血液内や皮内の濃度の他に，肝疾患に伴うドライスキン（末梢性瘙痒）と，オピオイド受容体が関与する中枢性瘙痒が関与していると考えられている[1,5]。

　肝疾患による瘙痒にもκ受容体作動薬の適応が拡大され，効果が確認されているが，服用を中断するとかゆみが戻るため継続的な服用が必要となる[1,5]。

2 腎疾患

● 主な疾患

慢性腎不全で生じる。

● 原因

　慢性腎不全，また血液透析患者に起こる瘙痒感の発生機序は未だ不明であるが，血液透析患者の60〜90％に瘙痒感の訴えが認められ[4,6,11]，生活の質（QOL）に深くかかわる症状である。慢性腎不全・血液透析における皮膚瘙痒感は，ドライスキンなどの皮膚自体の異常，透析器具との接触や腎機能低下によるメディエーター産生（末梢性のかゆみ）などの要因に加え，中枢におけるオ

ピオイドペプチドの過剰産生が関与していると考えられる[6]。その作用に基づいて，ドライスキンへの対応，抗ヒスタミン剤，κ受容体作動薬などが治療法となる[6]。

3 内分泌・代謝性疾患

● 主な疾患

甲状腺機能亢進症，甲状腺機能低下症，糖尿病[11,12]で生じる。

● 原因

・甲状腺機能亢進症：皮膚瘙痒を伴う代表的な内分泌疾患である。疾患に伴う皮膚温上昇によりかゆみ閾値が低下することにあるといわれている[7]。

・甲状腺機能低下症：皮膚の乾燥との関係が指摘されている[7]。

・糖尿病：合併症である皮膚病変による。ドライスキンを伴いやすい[7]。

4 悪性腫瘍

かゆみとの統計学的検討は少ないが，悪性腫瘍の中ではリンパ腫にかゆみの合併が高く，ホジキン病の30％には汎発性瘙痒（全身性のかゆみ）を伴うとされている[8]。

3. かゆみに伴って生じる症状

かゆみが起こると掻破・摩擦という行動にでることが多い。これは強く掻くことで痛みを起こし瘙痒感を軽減しようとしているのである[3]。しかしこれは一時しのぎにすぎず，掻破・摩擦を繰り返していると掻き傷（掻破痕）が生じ，さらなる皮膚のかゆみを起こし，悪循環をまねく（**イッチ・スクラッチの悪循環**）[9]。

強く掻き続けると出血したり，発赤・発疹が形成され

図4　かゆみに伴って生じる症状

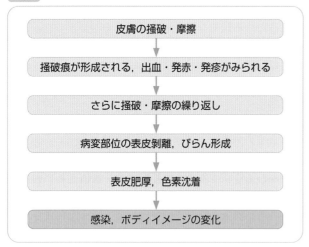

- 皮膚の掻破・摩擦
- 掻破痕が形成される，出血・発赤・発疹がみられる
- さらに掻破・摩擦の繰り返し
- 病変部位の表皮剥離，びらん形成
- 表皮肥厚，色素沈着
- 感染，ボディイメージの変化

てしまうこともある。それにより病変部位の表皮が剥離したりびらんを形成したりするとともに二次感染を起こす可能性がある。病変部位の悪化が進むと表皮が肥厚して色素が沈着し，ボディイメージの変容をきたすことも考えられる（図4）[8]（→⦿ボディイメージの障害参照）。

II 看護ケアとその根拠

1. 観察

1 かゆみの経過，既往歴，現病歴，家族歴，薬物使用歴，年齢

かゆみが起こる主な基礎疾患は，本人に出現している疾患であると同時に家族間の遺伝的体質が影響しているとも考えられるので，これらの情報を総合的に判断し，原因・増悪因子を把握する必要がある[10]。薬物が原因でかゆみが生じることもある（表3）ので，瘙痒感が現れる前の薬物使用歴を聞く[3,10,11,14]。年齢は皮膚の生理的変化を考慮するうえで必要な情報である。

2 かゆみが全身性か局所性か，発赤・発疹の有無，皮膚の症状，爪の状態，掻破痕・出血の有無

かゆみが全身性か局所性（外陰部，肛門部など）かに

表3　瘙痒感を誘発する薬剤（一部）

オピオイド	モルヒネ，コデイン等
中枢神経作用薬	ベンゾジアゼピン系，イミプラミン，バルビタール系等
抗マラリア薬	クロロキン
消炎鎮痛薬	アスピリン，セレコキシブ，ジクロフェナク，イブプロフェン等
心血管作動薬	カプトプリル，バルサルタン，クロニジン，アミオダロン，アセブトロール，ジギタリス製剤等
利尿薬	フロセミドなど
抗生剤	βラクタム系，ペニシリン系，セフェム系等
ホルモン剤	プロゲステロン，エストロゲン，ステロイド，テストステロン等

よってかゆみの部位をつかむとともに基礎疾患を予測する。発赤・発疹がある場合は皮膚疾患が疑われる[11, 12]。また皮膚の乾燥・湿潤度から発汗状態がわかる。掻破・摩擦を繰り返すと点状・線状出血や掻破痕に生じた血痂がみられることがある[12, 13]。出血，掻破痕，掻破後の感染の有無を確認する[13]。

3 検査データ

検査データはかゆみをもたらす基礎疾患の発見やそれを予測した患者への対応，看護計画の情報源となる[11]。

4 随伴症状，患者の言葉

かゆみの原因によってさまざまな全身的症状が現れる。睡眠障害（夜間不眠），食欲不振，集中力・注意力の低下，イライラ感，精神状態の不安定などが引き起こされると患者の日常生活活動（ADL）は低下する可能性がある。このような症状が認められた場合は患者の訴えをよく聴いて，客観的な情報と統合して原因・誘因を明確にし看護計画につなげていく[14]。

2. ドライスキンのスキンケア

ドライスキンはアトピー性皮膚炎，腎不全，糖尿病，加齢などに合併し，瘙痒の原因としても頻度が高い[8]。

ドライスキン（図5）に伴う瘙痒感は，皮膚の乾燥により角層のバリア機能が障害されているため，外界からの刺激を受けやすい状態となっていることで生じる。また，近年正常では表皮真皮境界部に存在する知覚神経が，アトピー性皮膚炎などのドライスキンでは角層直下まで侵入し，かゆみ閾値を下げていることでも発生すると考えられている[10]。些細な刺激でかゆみを生じやすく，掻破行動が皮膚炎症を引き起こし，さらなるかゆみと皮膚バリア機能の破壊をまねく。この過程で湿疹の症状を呈したものを**皮脂欠乏性湿疹**という[8]。

角層のバリア機能とは外界からの有害物質の侵入を防いだり，水分を保持して皮膚の潤いを保つはたらきのことである[16]。また皮脂が少ないと角層の水分の蒸散を防ぐはたらきをする皮脂膜をつくったり，外部の機械的・化学的刺激から皮膚を保護するはたらきが鈍くなる[10]。

図5 ドライスキンの起こる仕組み

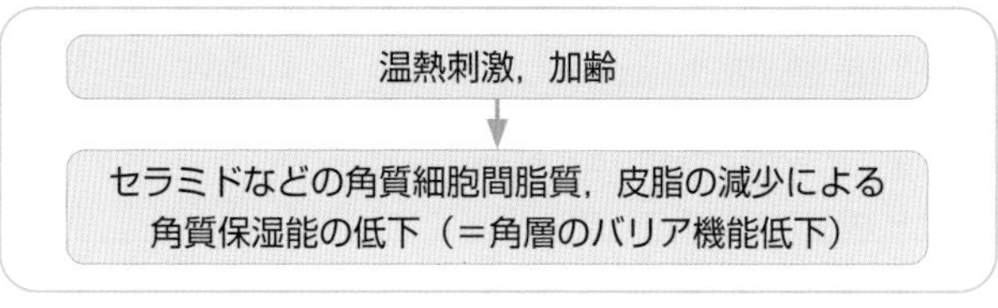

温熱刺激，加齢

↓

セラミドなどの角質細胞間脂質，皮脂の減少による
角質保湿能の低下（＝角層のバリア機能低下）

このためさまざまな外界からの刺激を受けやすくなってしまう。そこで皮膚を清潔に保ち，皮膚が本来もっている保湿能を高め，角質の水分量を保持できるように正しいスキンケアを行う必要がある。

1）保湿への配慮

1 入浴後は乳液やクリーム・保湿薬（外用薬）を塗布する

角層の水分量を保持することを目標とする[10]。

乳液やクリーム，ワセリンなどの油脂性基剤を含むものは，角層の水分の蒸散を防ぎ，バリア機能を補完しようとする[10]。ウレパール®などの尿素製剤やヒルロイド®などのヘパリン類似物質は水分と結合し，角質水分量を増加させる効能をもつが，油脂性基剤よりバリア機能補完作用，保湿の持続は弱い[10, 15]。さらにはセラミドを含有する外用薬も市販されている[13]。

掻破による湿疹病変がある場合は，ステロイド軟膏も使用される[3, 15]（→ワンポイントケア「スキンケア」参照）。乳液や保湿薬は，入浴後数分以内に塗布する。

▶ 入浴後は急速に皮膚からの水分蒸発が起こりドライスキンの状態になってしまう[10]。

2 保湿効果のある入浴剤を使用する

失われた水分保持成分を補給する。

2）刺激を避ける

1 清拭回数に注意し低刺激性の石鹸を使う

▶ 清拭の回数や入浴の温度に気をつける。また長時間の入浴も温熱刺激となるため避けることが望ましい。お湯の温度は42℃で皮膚にかゆみを起こさせるため，39℃程度のぬるめに設定する[10]。石鹸は弱酸性の低刺激なものを使用し，よく泡立てて使用することが推奨される。また，石鹸を用いた洗浄は一日1回にするなど必要最低限の使用にとどめる[8, 10]（→ワンポイントケア「スキンケア」参照）。

2 石鹸の使いすぎに気をつける

▶ ナイロンタオル，たわし，ボディブラシ類による摩擦，刺激の強い石鹸の使用は必要以上に皮脂を落としてしまう[8, 10]。水溶性の汗やほこりなどによる簡単な汚れは水で洗うだけでも落ちるので特に冬期は石鹸の使い方に注意する。夏期は汗が刺激となって，かゆみや湿疹を起こすので，薄着を心がけ，温度調節をこまめに行う[10]。

3. 生活環境の整備

かゆみを誘発・増悪する因子を除去することが大切である。

1 温度・湿度の調節
- 加湿器を使用し低湿状態を改善する
- 適切な室温（低めに設定）を保つ
  ▶ 血管拡張をもたらす温熱刺激は知覚神経を刺激し，かゆみを誘発する。暖房器具の風や熱が直接当たることにより，皮膚の水分の蒸発が促進されたりして皮膚が乾燥してしまう[10]。冬は特に注意する。

2 衣服・寝具の工夫
機械的刺激を避ける。
- 吸湿性・通気性の優れた木綿の衣類，肌着・寝具の使用を勧める
- シーツのしわをつくらないようにする，シーツ交換を頻繁に行う
- 布団を干す
  ▶ 化学繊維やウールは皮膚への刺激が強いので避けるようにする[10]。身体を締めつけたり，縫い目がかゆみのある部分に当たったりするとかゆみが増強されることもある[13]。またシーツのしわによって摩擦が起こるとかゆみが誘発される。睡眠中に発汗が多いので皮膚の汚れがシーツや布団に付着しやすい。布団を干すと，布団に吸収された睡眠中の発汗による水分が蒸発し，布団が軽く柔らかくなりダニなどが減少し爽快感も得られる。

3 食物・栄養摂取
- 唐辛子などの香辛料，アルコール類，熱い飲み物・食べ物の摂取を控える[7,10]。
  ▶ このような刺激物は血管拡張によりかゆみを誘発する。

表2 瘙痒治療薬

薬剤名	生理・薬理作用	副作用	注意点
抗ヒスタミン薬 第1世代 （レスタミンコーワ，アタラックス®-P，ポララミン®等）	● H₁受容体拮抗薬（第1世代）	● 中枢神経系：鎮静作用，眠気，倦怠感など ● 抗コリン作用：口渇，粘膜乾燥感，尿閉，便秘，眼圧上昇 ● 消化器系：悪心，嘔吐，下痢	● 第1世代抗ヒスタミン薬は眠気をきたすため，就寝前の投与を十分にし，昼間は少量がよい。 ● 中枢神経抑制作用のある抗ヒスタミン薬は夜の止痒効果とともに安眠効果も得られる。 ● 高齢者，緑内障，前立腺肥大をもつ患者への投与は禁忌である。
抗ヒスタミン薬 第2世代 （アレグラ®，アレジオン®，ジルテック®，アレロック®，ザジテン®等）	● H₁受容体拮抗薬（第2世代）	● 抗コリン作用，催眠作用が第1世代より弱い（血液脳関門を通過しにくいため）。	● 第2世代の抗ヒスタミン薬は比較的新しいので妊婦への投与の安全性は確立されていない。
メディエーター遊離抑制薬 （インタール®，リザベン®，ケタス®等）	● 肥満細胞から遊離するヒスタミン，プロスタグランジンD₂などのメディエーターを抑制する。 ● 抗ヒスタミン薬の一部	● 抗ヒスタミン薬の一部で中枢神経系の副作用 ● 膀胱炎様症状 ● 肝障害	● 妊婦には禁忌
経口瘙痒症改善薬 （レミッチ®等）	● 選択的なオピオイドκ受容体作動薬	● 肝障害，黄疸，眠気	● 血液透析患者では血液透析開始まで十分な時間をあけて服用する。
ステロイド外用薬	● 免疫抑制作用 ● 抗炎症作用	● 抗炎症作用，免疫抑制作用：リンパ球の機能抑制 ● 負性フィードバック作用：多量または長期間の使用で副腎機能低下，皮膚萎縮，酒皶様皮膚炎を起こす可能性がある。	● 自己判断による中止をしないようにする。急な中止により皮膚の炎症が再燃する可能性がある。
鎮痒薬 （オイラックス®）	● 表皮ケラチノサイト等に発現するかゆみの伝達にかかわる細胞膜チャネルの輸送機能を阻害し，かゆみを抑制する。	● 皮膚刺激感，接触性皮膚炎など	

（文献15〜17をもとに筆者が作成）

- アレルギー性（蕁麻疹など）食品である卵・牛乳・小麦・ソバ・カニなどを避けるとともに，非アレルギー食品であるサバ，マグロ，イワシ，タケノコ，マツタケ，ナス，トマト，ビール，ワインなどの摂取も控える。
  ▶かゆみを起こす原因であるヒスタミンやコリンを多く含む食物は避ける必要がある。
- 過去にかゆみを生じたことのある食品は控える[13]。

4 睡眠への援助―冷罨法
▶冷感を刺激してかゆみの閾値を上げるとともに爽快感も得ることができる。かゆみのある部位ではなくても，頭部などを氷枕で冷やすことは気分を落ち着け，ヒスタミン受容体に作用し，かゆみを抑える効果がある[13]。不眠が続くと体力が落ち，抵抗力も低下するので安眠できるように援助する（→⑯不眠参照）。

5 室内の環境整備
蚊やダニなどの害虫の駆除やペットの毛，ほこりなどのかゆみの誘因となる物質の除去を行う[13]。

4. 掻破の予防

掻破は皮膚損傷による二次感染や末梢神経の損傷によりさらなる掻破欲を高める[13]。

1 爪を切る
皮膚に与える刺激を少なくするために爪を短く切って清潔に保つ。

2 木綿の手袋をする
掻破しても，皮膚を傷つけないように夜間だけでも手袋をする。

3 冷罨法 （→前述参照）

5. 精神的な援助

1 関心のある趣味などで気分転換をはからせる
2 感情表出できるような雰囲気をつくる
▶かゆみとそれに伴うさまざまな不快な症状によって焦燥感，不安などから情緒が不安定になり，かゆみにばかり意識が集中してしまいがちである。皮膚の変化は目に見えるものなのでボディイメージにも深くかかわる[14]。精神状態が不安定だとストレスが蓄積し，かゆみが悪化し掻破したくなる。患者の性格，生活背景など個別性を考慮し援助する必要がある。

6. 治療薬 （表2） の副作用に関する説明

■ 抗ヒスタミン薬
- 眠気が強いときは教えるよう説明する。
  ▶眠気の少ない薬剤への変更の検討を行い，眠気による生活への支障を少なくする。
- 服用後は車の運転をしない。
  ▶副作用による眠気があるため危険である。
- 市販の風邪薬や花粉症の薬を併用するときは医師や薬剤師に相談する。
  ▶薬効が同じようなものがあるため。

[湯本淑江]

《文献》
1) 入江浩之・他：かゆみ研究の現在地―伝達経路を分類，そしてかゆみを引き起こす疾患の治療へ．実験医学 39(3)：354-359，2021.
2) 江川形平：皮膚のかゆみのメカニズム．アレルギー 69 (4)：256-259，2020.
3) 佐藤貴浩，横関博雄，室田浩之・他：皮膚瘙痒症診療ガイドライン 2020. 日皮会誌 130(7)：1589-1606，2020.
4) 熊谷裕生・他：血液透析患者の痒みに対する，κ受容体作動薬ナラルフィンの効果．アレルギー・免疫 17(9)：1520-1529，2010.
5) 水城由季：Q18 黄疸に伴う痒みへの有効な介入とエビデンスは？ 月刊薬事 64(2)：254-256，2022.
6) 升谷耕介：かゆみと疾患―腎疾患．臨牀と研究 99(3)：42-45，2022.
7) 蓮澤奈央・他：かゆみと疾患―かゆみと代謝・内分泌疾患．臨牀と研究 99(3)：335-338，2022.
8) 小川文秀：皮膚掻痒症，皮脂欠乏性湿疹の診断と治療．診断と治療 99(suppl)：12-18，2011.
9) 冨永光俊・他：かゆみメディエーターとイッチ・スクラッチ・サイクル．実験医学 39(3)：360-367，2021.
10) 加藤則人：痒みを伴う皮膚疾患の生活指導とスキンケア．臨牀と研究 99(3)：307-310，2022.
11) 室田浩之：皮膚瘙痒症．門脇孝・他監，日常診療に活かす診療ガイドライン UP-TO-DATE 2020-2021，pp710-715，メディカルレビュー社，2020.
12) 片山一朗：原発性皮膚病変による慢性掻痒．薬局 69(6)：2379-2385，2018.
13) 小林直美：皮膚の兆候別アセスメントとケアの実際 ②掻痒．一般社団法人日本創傷・オストミー・失禁管理学会編，スキンケアガイドブック，pp31-35，照林社，2017.
14) 高島玉青，吉田秀美：ナースが知っておくべきかゆみのケア．日本看護協会出版会，2004.
15) 金蔵拓郎：かゆみの薬物治療―外用剤．臨牀と研究 99(3)：301-306，2022.
16) 浦部明夫，島田和幸，川合眞一編：今日の治療薬 2019―解説と便覧．南江堂，2019.
17) 高久史麿・他監，北原光夫・他編：治療薬マニュアル 2019. 医学書院，2019.

⑱瘙痒感 7 感覚

19 知覚障害

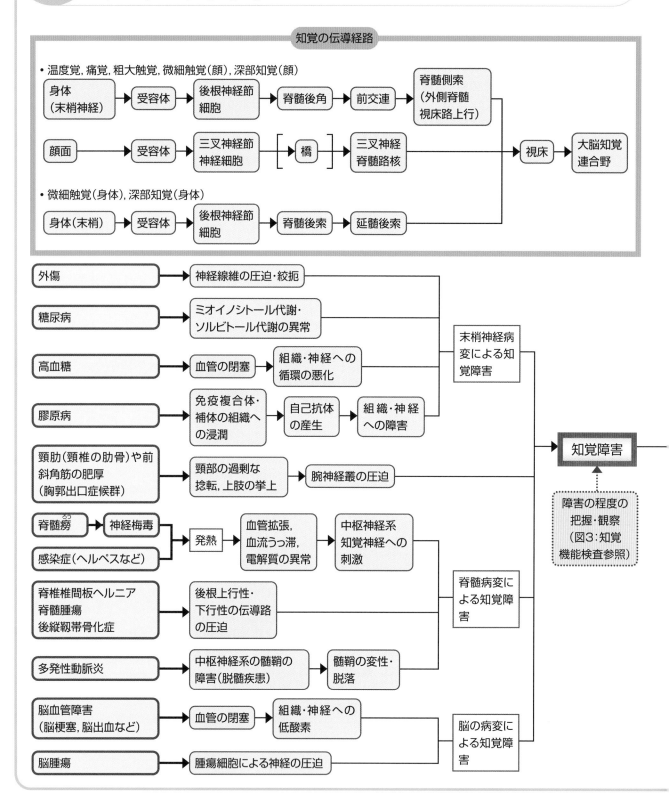

知覚の伝導経路

・温度覚, 痛覚, 粗大触覚, 微細触覚(顔), 深部知覚(顔)

身体(末梢神経) → 受容体 → 後根神経節細胞 → 脊髄後角 → 前交連 → 脊髄側索(外側脊髄視床路上行)

顔面 → 受容体 → 三叉神経節神経細胞 → [橋] → 三叉神経脊髄路核

→ 視床 → 大脳知覚連合野

・微細触覚(身体), 深部知覚(身体)

身体(末梢) → 受容体 → 後根神経節細胞 → 脊髄後索 → 延髄後索

外傷 → 神経線維の圧迫・絞扼

糖尿病 → ミオイノシトール代謝・ソルビトール代謝の異常

高血糖 → 血管の閉塞 → 組織・神経への循環の悪化

膠原病 → 免疫複合体・補体の組織への浸潤 → 自己抗体の産生 → 組織・神経への障害

→ 末梢神経病変による知覚障害

頸肋(頸椎の肋骨)や前斜角筋の肥厚(胸郭出口症候群) → 頸部の過剰な捻転, 上肢の挙上 → 腕神経叢の圧迫

脊髄癆 → 神経梅毒

感染症(ヘルペスなど)

→ 発熱 → 血管拡張, 血流うっ滞, 電解質の異常 → 中枢神経系知覚神経への刺激

脊椎椎間板ヘルニア 脊髄腫瘍 後縦靱帯骨化症 → 後根上行性・下行性の伝導路の圧迫

多発性動脈炎 → 中枢神経系の髄鞘の障害(脱髄疾患) → 髄鞘の変性・脱落

→ 脊髄病変による知覚障害

脳血管障害(脳梗塞, 脳出血など) → 血管の閉塞 → 組織・神経への低酸素

脳腫瘍 → 腫瘍細胞による神経の圧迫

→ 脳の病変による知覚障害

→ 知覚障害

障害の程度の把握・観察(図3:知覚機能検査参照)

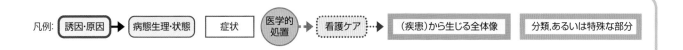

凡例: 誘因・原因 ➡ 病態生理・状態　症状　医学的処置 ➡ 看護ケア ┄➤ （疾患）から生じる全体像　分類,あるいは特殊な部分

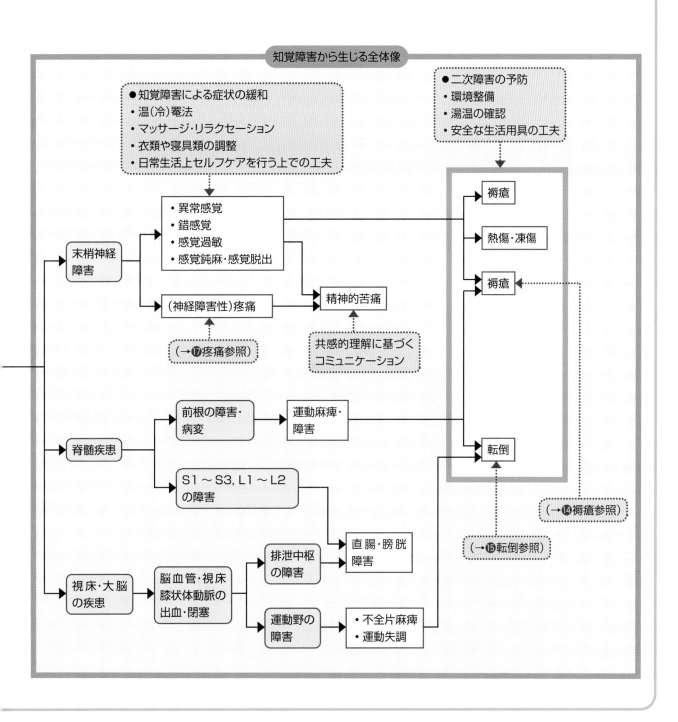

知覚障害から生じる全体像

●知覚障害による症状の緩和
・温（冷）罨法
・マッサージ・リラクセーション
・衣類や寝具類の調整
・日常生活上セルフケアを行う上での工夫

●二次障害の予防
・環境整備
・湯温の確認
・安全な生活用具の工夫

末梢神経障害 → ・異常感覚 ・錯感覚 ・感覚過敏 ・感覚鈍麻・感覚脱出 → 褥瘡 / 熱傷・凍傷 / 褥瘡

（神経障害性）疼痛 → 精神的苦痛

（→⑰疼痛参照）

共感的理解に基づくコミュニケーション

脊髄疾患 → 前根の障害・病変 → 運動麻痺・障害

S1〜S3, L1〜L2 の障害

直腸・膀胱障害

転倒

（→⑭褥瘡参照）

（→⑮転倒参照）

視床・大脳の疾患 → 脳血管・視床膝状体動脈の出血・閉塞 → 排泄中枢の障害 / 運動野の障害 → ・不全片麻痺 ・運動失調

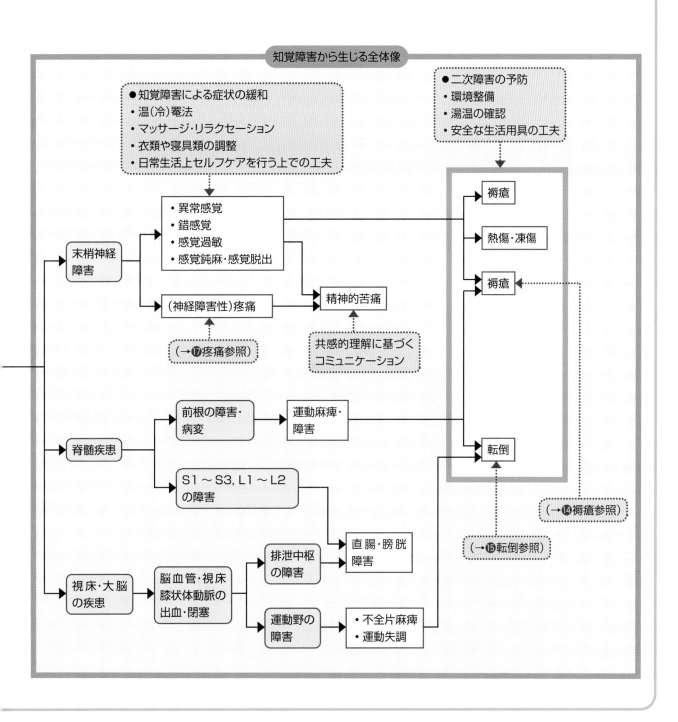

⑲ 知覚障害 7 感覚

19 知覚障害

Ⅰ 症状が生じる病態生理

1. 知覚障害とは

知覚（感覚）障害とは，「感覚伝導路の障害や転換性障害などの心因性の反応により，感覚受容器から入る種々の刺激を正常に知覚できない状態」[1]である。

知覚刺激は，感覚受容体から求心性神経路を介して大脳皮質の感覚中枢に達し[2]，**表在感覚**（触覚，痛覚，温・冷覚など），**深部感覚**（振動覚，運動覚，位置覚など），**内臓感覚**，それらが組み合わされた**複合感覚**（立体覚，書画感覚，2点識別覚など）として，感知される[3]。

2. 知覚障害のメカニズム

同じレベルの脊髄神経の神経節からでた神経根は末梢神経として一定の皮膚領域を支配しており，この皮膚領域の感覚の分布を**皮膚分節（デルマトーム）**という[4,5]（図1）。

感覚受容体から大脳皮質の感覚中枢に至る感覚伝導路の障害される部位により，知覚障害は出現する分布が異なる[1-5]（図2）。

1）末梢神経病変による知覚障害

1 単神経の障害

単一の末梢神経が障害された場合，その支配領域に知覚障害と運動麻痺が同時に生じる。上肢では正中神経麻痺，橈骨神経麻痺，尺骨神経麻痺，下肢では腓骨神経麻

図1 皮膚分節の後面・側面図

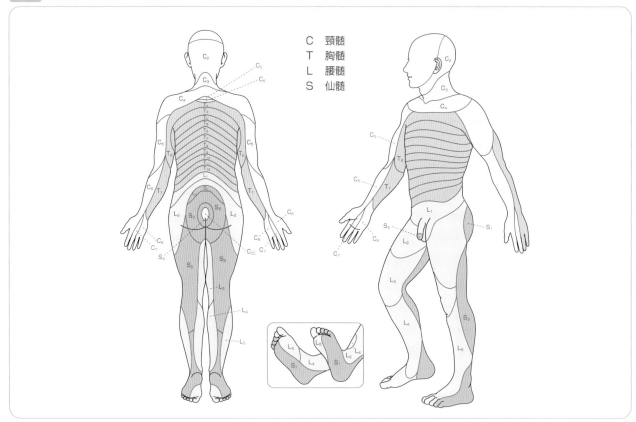

C 頸髄
T 胸髄
L 腰髄
S 仙髄

（文献5より）

図2　知覚障害の部位による分布

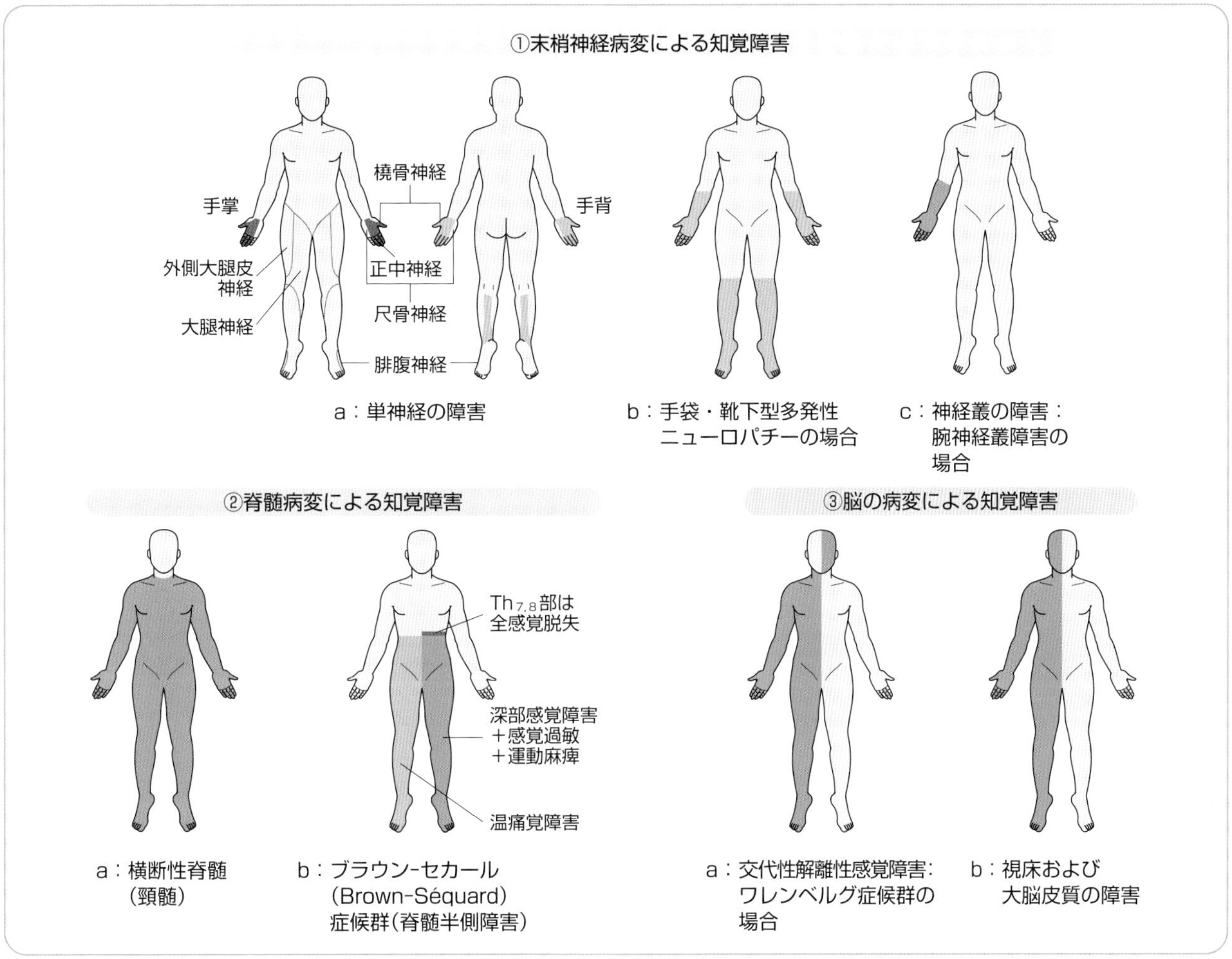

① 末梢神経病変による知覚障害

橈骨神経
手掌　　　正中神経　　　手背
外側大腿皮神経
大腿神経　　尺骨神経
腓腹神経

a：単神経の障害

b：手袋・靴下型多発性ニューロパチーの場合

c：神経叢の障害：腕神経叢障害の場合

② 脊髄病変による知覚障害

Th₇,₈部は全感覚脱失
深部感覚障害＋感覚過敏＋運動麻痺
温痛覚障害

a：横断性脊髄（頸髄）

b：ブラウン-セカール（Brown-Séquard）症候群（脊髄半側障害）

③ 脳の病変による知覚障害

a：交代性解離性感覚障害：ワレンベルグ症候群の場合

b：視床および大脳皮質の障害

（文献1, 3, 4をもとに作成）

痺が多くみられる[4]。

2 多発性ニューロパチー

　末梢神経が四肢の末端部で多発性に障害された場合，左右対称性に四肢抹消部より遠位部から近位部に向かって進行していくものが多い。手袋型・靴下型障害ともいわれる[4]。

3 神経叢の障害

　神経叢は多数の末梢神経が絡み合う部分であるため，障害された場合，単神経障害よりも広範囲に知覚障害と運動麻痺が生じる[4]。

4 神経根の障害

　神経根が障害された場合，デルマトームに沿って知覚障害が生じる[4,6]。知覚障害が生じている部位から病巣部を同定することができるため，皮膚の感覚領域を神経根単位にしておくことは重要である[7]。

2）脊髄病変による知覚障害

1 横断性障害（頸椎）

　完全横断の場合，病変部以下の全知覚の脱失や運動麻痺，膀胱直腸障害が生じる[4]。

2 ブラウン-セカール症候群（脊髄半側障害）

　一側の錐体路，後索，脊髄視床路の障害により，病変側の運動麻痺，深部知覚障害，対側の温痛覚障害が生じる（触覚は保持される）[3,4]。

3 前方障害，後方障害

　前方障害型は脊椎視床路が障害され後索は保持されるため，温痛覚の障害が起こる。一方，後方障害型は検索が障害され脊椎視床路は保持されるため，深部感覚の障害が起こる[4,6]。

199

3）脳の病変による知覚障害

◾ ワンベルグ症候群

延髄背外側が障害された場合，顔面は病変と同側，頸部以下は病変と反対側に温痛覚障害が生じる（交代性解離性感覚障害）[3]。

◾ 視床の障害

すべての感覚情報は視床に集約される。視床に集まった神経線維はすでに交叉しているため，障害側とは反対側の全感覚障害が起こる[3,4]。

◾ 大脳皮質の障害

感覚情報は大脳皮質体性感覚野で統合される。大脳皮質体性感覚野が障害された場合，複合感覚が低下する[6]。

3. 知覚障害に伴い生じる症状

知覚障害の種類を表1に示した。

Ⅱ 看護ケアとその根拠

---

1. 知覚障害による症状の把握

知覚障害が生じている部位や程度を把握することで，原因疾患の特定につながる情報を得ることができる[7]。それらの情報に基づき治療の検討に役立てるとともに，看護計画を立案して二次障害を予防する[9,10]。

知覚（感覚）障害は，本人が自覚症状として訴える**自覚的感覚障害**と診察や検査により客観的にとらえられる**他覚的感覚障害**に大別される[8,11]。患者への問診とベッドサイドでできる知覚機能検査により，知覚障害による症状を正確に把握する。

1）自覚症状の確認

知覚障害により生じる症状は患者の主観に基づいて表現されるため，他者が客観的にとらえることは難しい。患者の訴えを十分に聴き，本人が感じている症状や苦痛を受け止める共感的理解が重要である[1,9,12]。起こり得る症状についての知識をもち，「○○のような感じではありませんか？」と患者が感じている症状を自分の言葉で表現する助けとなるよう働きかける[3]。また，意思表示が困難な患者に対しても，十分な観察により患者の表

表1　知覚障害の種類

異常感覚	●外界からの刺激によらず自発的に生じる自覚的感覚をいう。 ●「ぴりぴりする」，「じんじんする」，「しびれる」などと表現される。 ●末梢神経から脊髄，視床，頭頂葉に至る感覚伝導路のどのレベルの病変でも起こりうる。
錯感覚	●外界から与えられた感覚刺激とは異なって感じる感覚をいう。 ●綿のような柔らかいもので触れても，「焼けるような」「刺されるような」強い刺激として表現される。
感覚過敏	●与えられた刺激を正常以上に強く感じることをいう。 ●わずかな刺激にも強く反応し，その程度がひどくなると痛みとして知覚する。
感覚鈍麻・感覚脱失	●感覚刺激に対する感受性が低下し，与えられた刺激を鈍く感じる，もしくは感じないことをいう。 ●「触っている感じがしない」「物をつかんでも落としてしまう」などと表現される。
神経障害性疼痛（神経痛）	●神経障害性疼痛とは，体性感覚系（痛覚神経）の損傷や疾患の直接的な結果として引き起こされる疼痛と定義される。 ●外界からの刺激によらず生じる自発痛と，刺激に伴い生じる誘発痛がある。 ●自発痛は間欠的な場合もあれば持続的な場合もあり，電撃痛や刺痛，灼熱痛，ズキズキする痛み，鋭い痛みなどと表現される。 ●神経損傷を反映するさまざまな感覚障害（感覚鈍麻や異常感覚など），運動麻痺や自律神経症状を伴うこともある。 ●疼痛に伴って身体機能だけでなく情動機能も障害され，抑うつ状態，不安，そして不眠などがみられることがある。

（文献1，3，8をもとに作成）

情や行動の些細な変化をとらえることが大切である。

自覚症状は，その有無と程度，部位，範囲，性質を，患者の訴えから把握する。さらに，症状の出現機序（発作性・持続性），経時的変化や持続時間，症状の増強・緩和要因についても観察し，看護ケアにつなげる[1,9,12]。

2）知覚機能検査

表在感覚，深部感覚，複合感覚の障害の有無と範囲や程度を順に評価する（図3）。どれも痛みを伴う検査ではないことを説明し，視覚からの情報を抑えるため患者に目を閉じてもらい，左右差を確認する。

これらの検査は患者の協力を必要とするため，意識が

図3 知覚機能検査

表在感覚

触覚
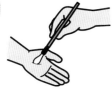
● やわらかい筆，脱脂綿または指先などで皮膚に軽く触れ，触れたか否か，何で触れたかを尋ねる

痛覚

● 針（注射針，安全ピン），痛覚計，知覚計などで皮膚表面を軽く刺激し，感じる程度を尋ねる。皮膚を損傷しないよう注意する

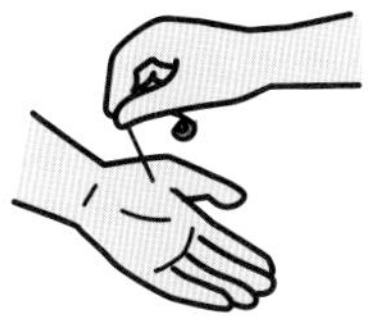

温度覚
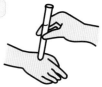
● 試験管に温水（40～50℃）と冷水（5～10℃）を入れたものを皮膚に当て，熱いか冷たいかを尋ねる

深部感覚

振動覚
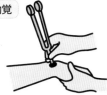
● 音叉を骨の突出部（鎖骨，胸骨，腓骨，内外果，橈骨茎状突起など）に当て，振動を感じるかどうか尋ね，振動を感じる時間や強さを確認する

位置覚・運動覚

● 患者の手指や足趾をつまみ，上あるいは下に動かし，どちらの方向に動かしているかを尋ねる

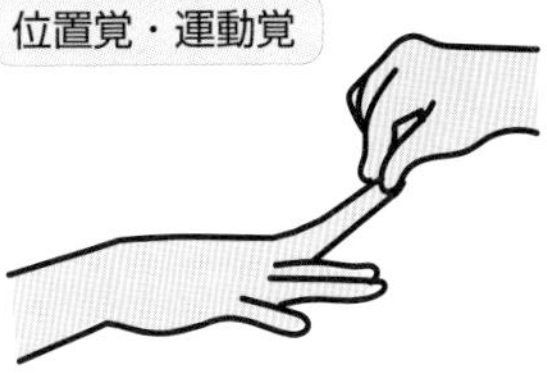

複合感覚

立体感覚
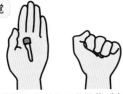
● 患者の手掌に，なじみのある物（安全ピン，輪ゴム，鍵など）をのせ，触れたり握ったりしてもらい何であるかを尋ねる

書画感覚
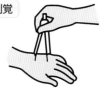
● 患者の手掌に，簡単な文字や数字を書き，何と書いたかを尋ねる

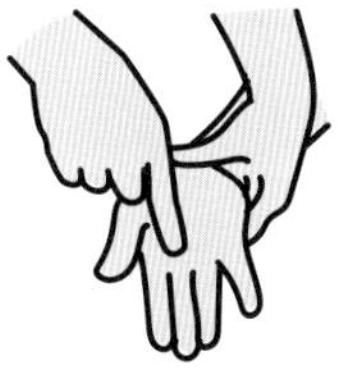

2点識別覚
● コンパスやキャリバー，2本の綿棒などを用いて，皮膚上の2点を同時に刺激し，2つに感じるか1つに感じるかを尋ね，2点に感じる最小の距離を求める

（文献 1，10，13 をもとに作成）

右側縦書き：⑮ 知覚障害　7 感覚

鮮明な患者が対象となる[13,14]。また，患者の主観的な訴えに基づき検査の結果を評価するため，患者の心理状態や環境（場所・時間）により影響を受ける可能性がある。検査の目的・手順・所要時間を説明し，患者がリラックスした状態で検査を受けられるよう配慮する必要がある[3]。

2. 知覚障害による症状の緩和

患者が感じている異常感覚は，患者によって言葉や行動で表現されなければ，他者に理解されにくい。しかし，患者にとっては苦痛や孤立感・不安を伴うものであり，患者の生活の質（Quality Of Life：QOL）や日常生活動作（Activities of Daily Living：ADL）の維持・向上に大きな影響を与える。患者の意向に沿って，症状を緩和する方法を見つけだせるようかかわりをもつことが大切である。

1）温（冷）罨法，マッサージ

温罨法やマッサージにより局所の血行が促進され，症状が和らぐ場合がある[12,14]。温罨法時は低温やけどを避けるため，あらかじめ温度を確認し，直接患者の肌に触れないようにする[1,9]。

入浴時などに患部を優しくさするようにマッサージしたり，手のひらや足の指の開閉や患部の手足の屈曲運動

を行うとよい。

また看護者によるマッサージは，患者にとっては"誰かがそばにいてくれる"という安心感につながることが考えられ[15]，リラクセーションの効果も期待できる（→⑰疼痛参照）。

2）衣類や寝具類の調整

感覚過敏のある場合には，わずかな刺激にも苦痛を感じることがある。患者の皮膚に直接触れる衣類や寝具類などは，柔らかい素材（木綿やガーゼなどの天然素材）を選ぶ[1]（→ワンポイントケア「快適な睡眠のために」（p176）参照）。

3）日常生活上の工夫

痛みやしびれなどの異常感覚や上肢の深部感覚の障害は日常生活上のセルフケア遂行の妨げとなるため[1]，患者は不便さを感じることがある。更衣・食事・整容・入浴・排泄に伴う日常生活上の動作をスムーズに行うことができるかを確認し，患者の残存機能を活かして自立できるよう工夫する[1,9]。

例えば衣服は着脱しやすいように，かぶるだけのものやボタンが大きいもの，ボタン面がファスナーのものにする。また，箸の代わりに柄が太いスプーンやフォーク，自助具を使用するなど患者の状態に合わせて工夫する[15]。

4）精神的ケア

知覚障害による症状は目に見えないため，症状が改善されず持続する場合には，患者は大きな苦痛や不安を抱えることになる[1]。これまで普通にできていた動作が行えなくなるなど，日常生活に及ぼす影響は大きく，焦りやいら立ち，抑うつにつながることもある。そのため，患者の訴えをよく聞き，本人の意向に沿って症状緩和のための対処法を検討する。

知覚障害は一時的な障害ではない場合が多いため，患者自身が症状の有無や程度などを観察し，継続的に自己管理できるように働きかけることが重要である[2]。また，知覚障害は他者からは理解されにくいといった特徴があるため，患者の状態を家族などにも説明し，家族など周囲の理解や協力が得られるよう配慮する[9]。

その際，家族が抱える困りごとについても確認し，患者への対応の仕方や対処法を一緒に検討する。

3. 二次的障害の予防

二次的障害には，外傷，転倒，熱傷，凍傷，褥瘡の発

生などが含まれ，これらは一度発症すると治癒しにくく，重症化のリスクが高い。知覚障害により生じる症状の緩和とともに，二次障害をいかに防ぐかが重要である[3]。

1）外傷・転倒の予防

知覚障害による症状が出現している時にはバランスを崩しやすく，障害物が患部に触れても気づかない場合もあるため，患者の動線を確認し，障害となり得るものは床に置かないようにするなど，外傷や転倒を防ぐための環境整備は重要である[1~3,9]。

知覚障害がある場合には視覚からの情報が重要になるため，夜間も周囲を目視で確認できるよう足元灯を使用するなど，退院後の生活を見据え環境を整備する[2]。

外傷予防の例として，患部を傷つけることがないよう，整容時の爪切りは爪やすりで，退院後の調理時に包丁を使用する際はフードプロセッサーを使用するなど，患者が安全に行える代替方法を検討し，工夫する[3]。

また転倒の予防のため，できるだけ脱げにくい履物（かかとのある靴など）やすべり止めのついている履物の使用を勧め[15]，歩行に支障がある場合には付き添い，患者へ早めに介助を依頼するよう伝える[1~3]（→⑯転倒参照）。

2）熱傷・凍傷の予防

表在感覚（触覚，痛覚，温・冷覚など）が障害されている場合，身体の危険を感知することができず，熱傷や凍傷を起こしやすい[1]。

そのため衣類や手袋，靴下などで患部を保護し，熱い物，鋭利な物に触れるときは健側の手足を使用する[12]。

特に，入浴の際に湯温を確認するときは必ず健側で行うよう指導し[1~2]，水温計の使用や可能であれば家族へも協力を依頼するなどにより，患者の安全を保持する。

3）褥瘡の予防

感覚鈍麻や感覚脱失がある場合，長時間の圧迫による痛みやしびれといった異常感覚を感知できない。また，知覚障害と運動麻痺を同時に生じている場合，異常感覚を感知しても身体を動かすことができないため，褥瘡の発生リスクは高まる[9]。

皮膚の観察を十分に行い，体位変換や除圧により，褥瘡を予防する（→⑭褥瘡参照）。

4. 排泄障害のある患者に対して

排尿や排便に関与する神経系の異常による膀胱機能障

害（神経因性膀胱）と直腸機能障害を合わせて**膀胱直腸障害**という[16]。排泄障害は，患者が社会生活を送る上での大きな妨げとなり，QOL にも多大な影響を及ぼす[17,18]。以下のような患者の全身状態や排泄障害の程度を観察するとともに，これまでの生活習慣についても聴取し，患者の日常生活に合わせたケア方法を検討する。

- 病歴・既往歴・併存疾患・内服薬の有無
- これまでの食事・運動・生活習慣や排尿・排便習慣
- 尿量，尿意・頻尿・尿失禁の有無
- 便意，排便回数・性状（ブリストル便性状スケール（p90 参照）としての評価）・量，腹痛や腹部膨満感の有無

1）排尿障害

　正常では，蓄尿時は膀胱が充満しても内圧の上昇はみられず，排尿の意志に伴い，膀胱排尿筋が収縮し排尿が起こる[19]。

　神経因性膀胱とは，中枢あるいは末梢神経障害が原因となって下部尿路（膀胱・尿道）の機能（蓄尿・尿排出）に異常が生じている状態である。近年では，神経因性下部尿路機能障害という用語が一般的である[8]。

1 末梢神経の病変による症状

　求心性・遠心性神経の障害から排尿筋過活動による尿閉，知覚低下による尿意消失が起こる。排尿筋過活動は，蓄尿期に不随意な排尿筋収縮が起こる状態をいう[17]。

2 脊髄の病変による症状

　障害部位により症状はさまざまであり，排尿筋過活動，排尿筋低活動など多様である。排尿筋低活動は，排尿筋収縮力の低下または収縮時間の短縮で，排尿時間が延長したり，正常な時間内では膀胱を空にできなくなる状態をいう[17]。

3 脳の病変による症状

　上位中枢の障害で排尿筋過活動が生じ，排尿反射への抑制が弱まり頻尿，尿失禁が生じる[17]。

● 脊髄損傷患者の尿路管理

　脊髄損傷患者では，受傷直後は安静保持と体液管理を目的に尿道カテーテルが留置されるが，尿道カテーテル留置にかかわる合併症を予防するため，患者の全身状態が安定し，患者自身で飲水量のコントロールができ，尿量が 1500mL 前後に落ち着いた時点で抜去を検討する。その後は清潔間欠導尿へ移行し，1 回導尿量が 400mL となるよう導尿回数を設定する[20]。

　しかし，上肢機能障害や尿道狭窄などの身体的理由や，患者が社会生活を重視する場合にはカテーテル留置を選択することもある[20]。個々の患者にあった排尿方法を選択できるよう支援することが重要である。

2）排便障害

　末梢神経神経系または脊髄の病変により，直腸肛門・骨盤底の感覚機能や運動機能に支障をきたすと排便調節が困難になり，便失禁または便秘を起こしやすい[18]。そのため，定期的な排便習慣を保つことができるよう支援することが重要である（→**7**便秘参照）。

[齋藤弓子]

《文献》
1) 高木永子監：看護過程に沿った対症看護—病態生理と看護のポイント 第 5 版．pp399-418, 学研メディカル秀潤社，2018.
2) 三井美恵子：しびれ・知覚障害．関口恵子・他監，根拠がわかる症状別看護過程 改訂第 3 版—こころとからだの 69 症状・事例展開と関連図．pp455-458, 南江堂，2020.
3) 井上智子，鈴木晴彦編：感覚機能の障害と看護—感覚 - 知覚機能が変化・喪失した人々．pp40-45, p64, pp104-107, 194-204, 廣川書店，1999.
4) 馬場元毅：絵でみる脳と神経しくみと障害のメカニズム 第 4 版．pp139-144, 医学書院，2017.
5) 井手隆文・他：系統看護学講座 専門分野 成人看護学 7 脳・神経 第 15 版．p34, 医学書院，2019.
6) 医療情報科学研究所編：病気がみえる vol.7 脳・神経 第 2 版．pp222-229, メディックメディア，2017.
7) 坂井建雄，松村讓児：プロメテウス解剖学アトラス 解剖学総論 / 運動器系 第 3 版．pp84-89, 医学書院，2017.
8) 伊藤正男，井村裕夫，高久史麿総編集：医学大辞典 第 2 版．医学書院，2009.
9) 小原泉：感覚障害のある患者の看護．井上智子・他編，緊急度・重症度からみた症状別看護過程 + 病態関連図 第 3 版．pp409-418, 医学書院，2019.
10) 医療情報科学研究所編：看護がみえる vol.3 フィジカルアセスメント．pp306-318, メディックメディア，2019.
11) 浅島嘉延，吉山直樹編：看護のための臨床病態学 改訂 2 版．pp428-429, 南山堂，2014.
12) 中村美也子：感覚（知覚）障害．黒岩義之・他編，新体系看護学全書 専門分野Ⅱ 成人看護学 脳・神経 第 4 版．pp283-285, メヂカルフレンド社，2018.
13) 小野田千枝子監，高橋照子・他編：実践！ フィジカル・アセスメント—看護者としての基礎技術 第 3 版．pp139-142, 金原出版，2008.
14) 山内豊明編：ナーシング・グラフィカ 疾病の成り立ちと回復の促進 1 病態生理学 第 6 版．pp278-283, メディカ出版，2022.
15) 日本がんサポーティブケア学会編：がん薬物療法に伴う末梢神経障害マネジメントの手引き 2017 年版．pp67-69, 金原出版，2017.
16) 医療情報科学研究所編：病気がみえる vol.11 運動器・整形外科.pp249-251, メディックメディア，2017.
17) 福島正人，横山修：神経疾患（中枢，脳神経，脊髄損傷など）．谷口珠美・他編，下部尿路機能障害の治療とケア—病態の理解と実践に役立つ（泌尿器 Care & Cure Uro-Lo 別冊），pp52-62, メディカ出版，2017.
18) 日本大腸肛門病学会編：便失禁診療ガイドライン 2017 年版．pp92-94, 南江堂，2017.
19) 泌尿器科領域の治療標準化に関する研究班編：EBM に基づく尿失禁診療ガイドライン．じほう，2004.
20) 日本排尿機能学会，日本脊髄障害医学会，日本泌尿器科学会，脊髄損傷における下部尿路機能障害の診療ガイドライン作成委員会編：脊髄損傷における下部尿路機能障害の診療ガイドライン 2019 年版．pp67-68, 中外医学社，2019.

20 意識障害

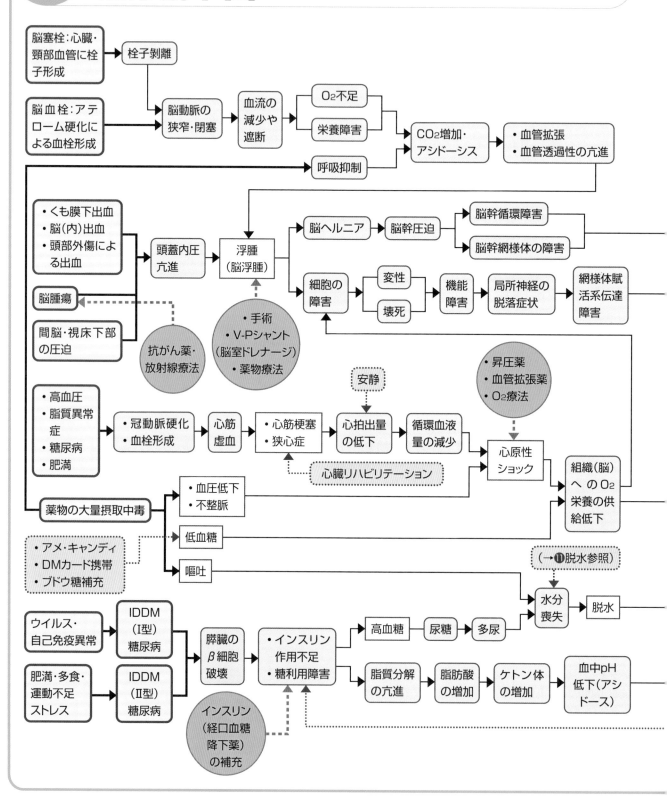

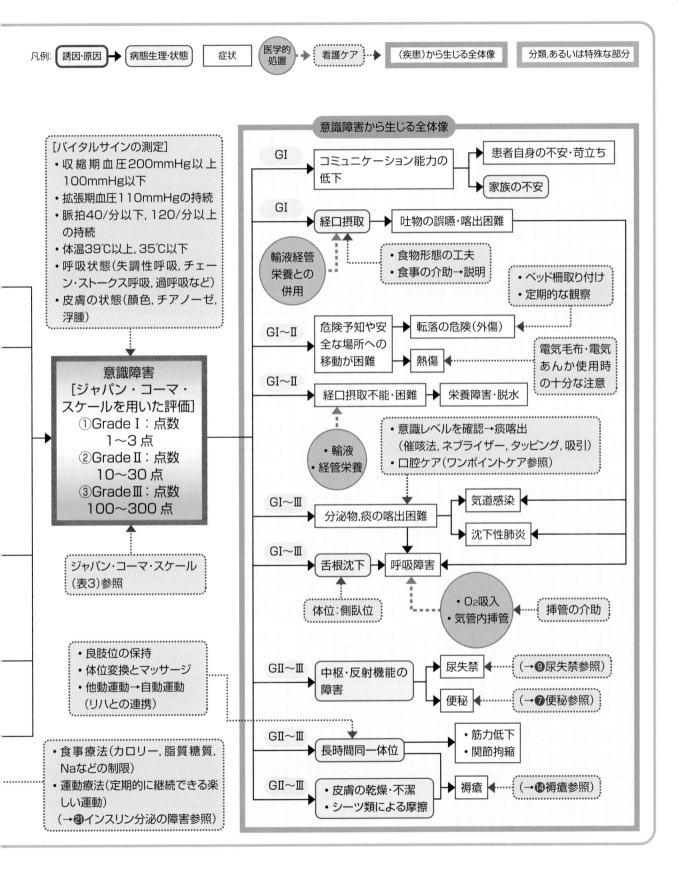

凡例: 誘因・原因 ➡ 病態生理・状態　　症状　　医学的処置 ⇢ 看護ケア ⇢ （疾患）から生じる全体像　　分類,あるいは特殊な部分

意識障害から生じる全体像

[バイタルサインの測定]
- 収縮期血圧200mmHg以上100mmHg以下
- 拡張期血圧110mmHgの持続
- 脈拍40/分以下,120/分以上の持続
- 体温39℃以上,35℃以下
- 呼吸状態(失調性呼吸,チェーン・ストークス呼吸,過呼吸など)
- 皮膚の状態(顔色,チアノーゼ,浮腫)

意識障害
[ジャパン・コーマ・スケールを用いた評価]
①Grade I：点数 1～3 点
②Grade II：点数 10～30 点
③Grade III：点数 100～300 点

ジャパン・コーマ・スケール(表3)参照

- 良肢位の保持
- 体位変換とマッサージ
- 他動運動→自動運動(リハとの連携)

- 食事療法(カロリー, 脂質糖質, Naなどの制限)
- 運動療法(定期的に継続できる楽しい運動)(→㉑インスリン分泌の障害参照)

GI　コミュニケーション能力の低下 → 患者自身の不安・苛立ち / 家族の不安

GI　経口摂取 → 吐物の誤嚥・喀出困難
- 食物形態の工夫
- 食事の介助→説明

輸液経管栄養との併用

- ベッド柵取り付け
- 定期的な観察

GI～II　危険予知や安全な場所への移動が困難 → 転落の危険(外傷) / 熱傷

電気毛布・電気あんか使用時の十分な注意

GI～II　経口摂取不能・困難 → 栄養障害・脱水

- 輸液
- 経管栄養

- 意識レベルを確認→痰喀出(催咳法, ネブライザー, タッピング, 吸引)
- 口腔ケア(ワンポイントケア参照)

GI～III　分泌物,痰の喀出困難 → 気道感染 / 沈下性肺炎

GI～III　舌根沈下 → 呼吸障害

体位：側臥位

- O₂吸入
- 気管内挿管 ← 挿管の介助

GII～III　中枢・反射機能の障害 → 尿失禁 (→⑨尿失禁参照) / 便秘 (→⑦便秘参照)

GII～III　長時間同一体位 → 筋力低下 / 関節拘縮

GII～III　皮膚の乾燥・不潔 / シーツ類による摩擦 → 褥瘡 (→⑭褥瘡参照)

20 意識障害

I 症状が生じる病態生理

1. 意識障害とは

意識の中枢とは，脳幹にある網様体と呼ばれる部分であると考えられ，そこから視床下部・視床・大脳皮質に向かって，神経線維のネットワークがある（図1）[1]。

また，意識のある状態とは自分自身と周囲の状況に気づいている状態といわれている。したがって，意識障害とは大脳皮質や視床下部・脳幹網様体・中脳などの病変・機能低下によって起こる症状である[1]。

頭蓋内そのものに病変のある一次性脳障害と頭蓋内病変以外の原因から引き起こされる二次性脳障害がある。

2. 意識障害の原因疾患（表1）とメカニズム

1）脳塞栓・脳血栓

心臓・頸部血管などの栓子が剥離，またはアテローム硬化による血栓形成により，脳動脈の狭窄・閉塞が起こる。そうすると，血流の減少・遮断が起こり，低酸素症・栄養障害が起こる。

低酸素症による CO_2 の増加・アシドーシスにより，血管拡張・血管透過性が亢進され浮腫が増強し，その結果，間脳・視床下部の圧迫が起こる。また，細胞障害による変性・壊死によって機能障害が起きて，網様体賦活系伝達障害が起きて，意識障害に至る。

2）くも膜下出血・脳（内）出血（頭部外傷による出血も含める）

脳実質内への出血により，頭蓋内圧亢進が生じ，脳循環血液量が減少する。その結果，脳浮腫が生じて，間脳・視床下部を圧迫したり，脳ヘルニアによる脳幹圧迫

図1 脳幹網様体賦活系

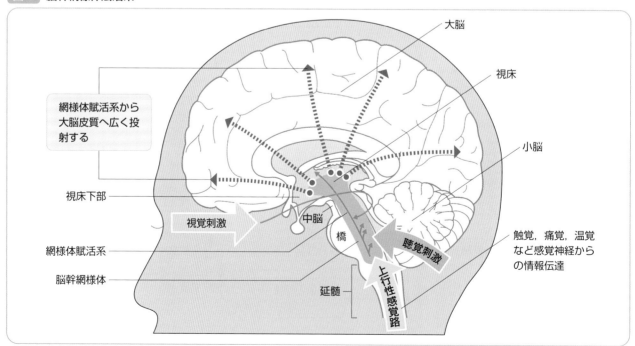

網様体賦活系から大脳皮質へ広く投射する

大脳
視床
小脳
視床下部
視覚刺激
中脳
橋
聴覚刺激
触覚，痛覚，温覚など感覚神経からの情報伝達
網様体賦活系
脳幹網様体
延髄
上行性感覚路

により脳幹網様体障害が起こり，結果，意識障害に至る。

3）脳腫瘍

腫瘍による頭蓋内圧亢進による間脳・視床下部への圧迫や脳幹網様体障害や局所神経への圧迫から，意識障害に至る。

4）心筋梗塞・心原性ショック

上記の疾患により，心拍出量がまず低下し，循環血液量が減少する。さらに心原性ショックが加わったりすると，組織（主に脳）への酸素・栄養の供給が低下して，組織の細胞が傷害されて，その部位の変性・壊死に伴い，網様体賦活系伝達障害が起こり，その結果，意識障害に至る[2]。

表1 意識障害をきたす疾患

一次性脳障害	①脳血管疾患：脳出血，脳血栓，くも膜下出血，硬膜下血腫，硬膜外血腫，その他 ②感染性疾患：脳炎，髄膜炎，脳腫瘍，その他 ③頭部外傷 ④脳腫瘍 ⑤てんかん
二次性脳障害	⑥心臓循環疾患：ショック，心筋梗塞，心ブロック，高血圧性脳症 ⑦代謝障害：糖尿病，尿毒症，アノキシア，肝性昏睡，低血糖，アジソン病，低 Na 血症，高 Na 血症，汎下垂体前葉機能不全症 ⑧中毒症：アルコール中毒，一酸化炭素中毒，睡眠薬中毒 ⑨ナルコレプシー ⑩ヒステリー ⑪子癇

5）糖尿病

糖尿病によるインスリン作用不足や糖利用障害により，高血糖や脂質分解の亢進が起こる。前者（高血糖）により，多尿傾向が強まり，適切な水分補給がなされないと，体液の喪失により脱水が起こり，意識障害が生じる。後者（過剰の脂質分解）により，ケトン体が増加して，血中の pH が低下するとアシドーシスへ向かう（→⑩酸塩基平衡異常（アシドーシス）参照）。

また，インスリン注射や経口血糖降下薬の補充を行っている際に，低血糖を起こすと，脳への栄養の低下が生じて，意識障害を起こす場合もある[3]。

糖尿病以外にも，尿毒症・アジソン病・肝性昏睡などの代謝性疾患によっても意識障害が生じる。

6）てんかん

神経細胞の異常な電気的興奮によって，意識や運動，感覚障害が生じる。部分発作と全般発作に分類される。全般発作のなかの欠神発作では，意識消失や過呼吸が生じる（これは一過性の意識障害であることが多い）。

7）薬物中毒

薬物中毒から意識障害に至る過程は，薬物の種類によってさまざまである。ここでは医薬品によるものをあげる（表2）[4]。

表2 意識障害に至る薬物

種類	商品名	機序
抗不安薬・睡眠薬	ジアゼパム（セルシン®）・トリアゾラム（ハルシオン®）・ニトラゼパム（ベンザリン®）	呼吸抑制・血圧低下を生じ，意識障害へ進行していく。
抗うつ薬	クロミプラミン塩酸塩（アナフラニール®）・イミプラミン塩酸塩（トフラニール®）	大量服用の場合，心肺機能の抑制を生じ，意識障害，致死に至る。
カルシウム拮抗薬	ニフェジピン（アダラート®）・ベラパミル塩酸塩（ワソラン®）・ジルチアゼム塩酸塩（ヘルベッサー®）	血圧低下・徐脈などの症状が現れ，意識障害へ移行する。
消炎鎮痛薬	ロキソプロフェンナトリウム（ロキソニン），ジクロフェナクナトリウム（ボルタレン）	副作用としての悪心・嘔吐などがひどくなり，脱水して意識障害へ進展していく。

1. バイタルサインの測定

- 一般的には血圧は収縮期血圧 200mmHg 以上または 100mmHg 以下
- 拡張期血圧 110mmHg の持続
- 脈拍は 40/ 分以下，120/ 分以上の持続
- 体温は 39℃ 以上，35℃ 以下
- 呼吸状態（失調性呼吸，チェーンストークス呼吸，過呼吸など）
- 皮膚の状態（顔色，チアノーゼ，浮腫）
  - ▶ 特に，脳・神経疾患患者の意識障害は軽・中等度であっても頭蓋内圧亢進により，著しく症状が変わりやすい。患者の変化を早期に発見し，生命の危険を防ぐためにも必要である。

2. 意識障害の症候の捉え方

　意識障害と一言でいっても，状態や様子はさまざまである。まず，**意識混濁状態**（表3）というものがどういうものか把握する必要がある。かつては**無関心・傾眠・昏迷・昏睡**の4つに名義 / 分類されることが多かったが，より客観的に障害の程度を判断するために，JCS（ジャパン・コーマ・スケール）（表4）と GCS（グラスゴー・コーマ・スケール）（表5）などを用いて検査していく。

■ 呼びかけ刺激
　名前などの呼びかけに言葉で反応できるか，質問・指

表3 意識混濁状態の把握

● ぼんやりした表情をしている	● 目の前の物にぶつかったり，手にした物を落としたりする
● 話しかけても返事をしない	● 行動にまとまりがない
● その場にふさわしい会話ができない	● 落ち着きがない
● 簡単な課題が解決できない	● 日常生活活動の手順を間違えやすい
● 周囲の状況に気がつかない	● 身体を掻いたり，さすったりし続ける

表4 JCS（Japan Coma Scale）

Grade	点数	意識障害の程度
Ⅰ. 刺激しなくても覚醒している状態（1桁の点数で示す）	1	だいたい清明だが，今ひとつはっきりしない
	2	見当識障害あり
	3	自分の名前，生年月日が言えない
Ⅱ. 刺激を加えると覚醒する状態（刺激をやめると眠り込む）（2桁の点数で示す）	10	呼びかけで容易に開眼する
	20	大きな声または体を揺さぶることにより開眼する
	30	痛み刺激を加えつつ呼びかけるとかろうじて開眼する
Ⅲ. 痛み刺激しても覚醒せず（3桁の点数で示す）	100	痛み刺激に対し払いのけるような動作をする
	200	痛み刺激で少し手を動かしたり顔をしかめる
	300	痛み刺激に反応しない

注：意識清明は 0 とする。R：不穏状態 / I：失禁 / A：無動無言がある場合はスケールの後にそれぞれ R，I，A をつける。「10-R」など。

表5 GCS（Glasgow Coma Scale）

観察項目	反応	スコア（点）
開眼（eye opening, E）	自発的に開眼する	E4
	呼びかけにより開眼する	E3
	痛み刺激により開眼する	E2
	開眼せず	E1
言葉による反応（verbal response, V）	見当識あり	V5
	混乱した会話	V4
	不適当な発語	V3
	理解できない発声	V2
	発語なし	V1
運動による機能（motor response, M）	命令に応じる	M6
	疼痛部位を認識する	M5
	痛み刺激から逃避する	M4
	痛み刺激に対して屈曲運動を示す	M3
	痛み刺激に対して伸展反応を示す	M2
	反応なし	M1

注：3 つの項目のスコアを合計し，重症度の評価尺度とする。最重症は 3 点，最軽症は 15 点となり，通常 8 点以下を重症例として扱う。

示に反応可能か，動作による反応ができるか（「目を開けてください」「手を広げてください」等），自覚症状に対する答え方（「痛いところはどこですか」「吐き気がしますか」等），質問に対する客観的な答え方・正確さ（生年月日・住所・日付・場所等に対する答え方や，呼びかけたときと無刺激のときとを比較，記憶の確認）をみていく[5]。

2 痛み刺激

眼窩上縁内側部・両側耳下部の圧迫，針を刺す，胸壁や四肢の内側をつねるなどを行う。痛み刺激は患者の身体を傷つけないように注意する[5]。

- **瞳孔所見について（図2）**

脳出血や脳梗塞などで脳が圧迫されたり，腫れたりするとそれにより瞳孔を支配している2つの神経（縮瞳：2mm以下→動眼神経，散瞳：5〜6mm以上→交感神経）も圧迫・麻痺したりして，左右の瞳孔の大きさや眼球の偏位，対光反射に対して影響を与えることになる[2]。

- **共同偏視**：両眼とも右または左に偏位している場合で，脳出血が被殻出血であったときに患側に生じる[7]。
- **両側内下方視**：両眼が下方へ偏位している場合で，視床出血で起こる[2]。
- **斜偏視**：左右の眼の高さが異なる場合で[2]，橋出血でみられる。橋出血は著しい縮瞳もみられる。

1 2 とジャパン・コーマ・スケール（表4）を利用しながら，さまざまな疾患や病態の原因としてあがる意識障害に対して素早い初期対応（図3）が必要となる。

3. 気道内分泌物喀出 [5)]

1 開口器・舌鉗子・エアウェイの準備
2 GCS の意識レベルに応じた痰の喀出

- Grade I：最終的に深呼吸，催咳法による呼吸理学療法によって気道内分泌物・痰の喀出ができるように援助していく。
- Grade II・III：ネブライザー，タッピング，スクイージング後に吸引していく。

1 2 ▶患者は，意識状態に多少の差はあっても，臥

図2 眼球の位置の異常

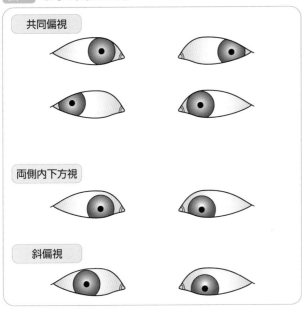

共同偏視

両側内下方視

斜偏視

図3 意識障害の初期対応

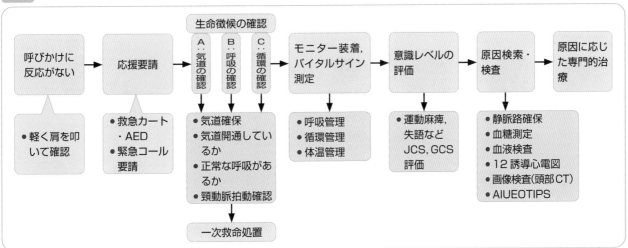

生命徴候の確認

呼びかけに反応がない → 応援要請 → A…気道の確認 / B…呼吸の確認 / C…循環の確認 → モニター装着，バイタルサイン測定 → 意識レベルの評価 → 原因検索・検査 → 原因に応じた専門的治療

- 軽く肩を叩いて確認

- 救急カート・AED
- 緊急コール要請

- 気道確保
- 気道開通しているか
- 正常な呼吸があるか
- 頸動脈拍動確認

一次救命処置

- 呼吸管理
- 循環管理
- 体温管理

- 運動麻痺，失語などJCS，GCS評価

- 静脈路確保
- 血糖測定
- 血液検査
- 12誘導心電図
- 画像検査（頭部CT）
- AIUEOTIPS

（文献6．p31 より）

床状態である時間が長かったり，体力低下によって分泌物を体外へ排出することが困難・不能である。分泌物が長く貯留すれば，そこが細菌の温床となり気道感染や沈下性肺炎を引き起こす原因となる。また，呼吸にも悪影響を与える。ケア内容は，これらを防ぐためのものである。脳出血では嘔吐が多くなり，脳梗塞では部位により，唾液の飲み込み，嚥下障害が生じることが多い。

4. 呼吸管理

1 気道の確保

吐物の誤嚥の防止のためにも，患者を回復体位や側臥位にする。患者はベッドの中央に位置させて，十分に支えをして（クッション・座布団・枕など），同時にベッド柵やナースコールの位置など，安全管理にも努める。酸素吸入の管理（準備），気管内挿管・レスピレーターの準備と介助をしっかりと行う。

▶意識障害が生じると，臥位状態が長く続く影響もあり，舌根沈下が問題となりやすい。同時に自分で分泌物・吐物を排出することも不可能となり，呼吸が不可能となることもある。吸引，体位の工夫や安全管理・酸素吸入の準備を行うことが大切なのである。

2 循環の管理

脳梗塞，脳出血の患者では急性期では特に，血圧，頭蓋内圧の管理が重要となる。高血圧，徐脈を呈する頭蓋内圧上昇・亢進に注意する。それぞれモニター装着，ステロイド与薬，マンニトール滴下などの抗脳浮腫療法が行われる。

5. 食事への援助

1) JCS：Grade I

1 咳嗽，排痰訓練，唇・下頬の運動などを進める（図4）

▶咳嗽・排痰訓練などを行うことにより，嚥下器官の訓練となる。アイスマッサージが嚥下反射や過剰唾液の分泌を抑制するはたらきもある。嚥下・咀嚼機能をアセスメントして，患者の現段階の状態を把握しながら運動訓練を行う。

2 口腔内の清潔を保持する

▶口腔内を清潔にすることで味覚が鋭くなる。

1 2 を経口摂取に先立って行うことで誤嚥性肺炎の危険を小さくする。

3 経口摂取

意識障害があっても，経口摂取が可能な患者に対しては経口摂取を試みる。その際，とろみのある食物を利用したり食物形態の工夫を試みる。他にも把持しやすい食器を利用したり，視覚障害を抱える患者に対しては色にコントラストをつけるのも食事が楽しめる。また，経口摂取のみで食物を摂取するのが困難である場合には，輸液や経管栄養で補うようにしていく。

4 吸引の準備をする

▶経口摂取を行う際は窒息の危険を防止するため，吸引の準備をする。

図4 口周囲筋群の運動訓練

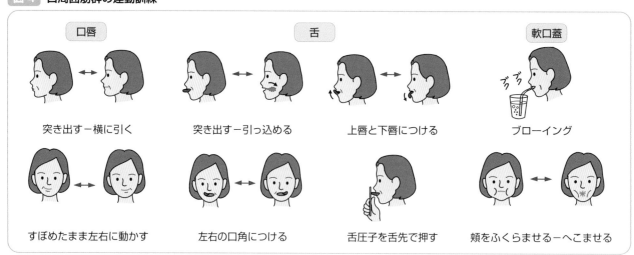

口唇	舌	軟口蓋
突き出すー横に引く	突き出すー引っ込める　上唇と下唇につける	ブローイング
すぼめたまま左右に動かす	左右の口角につける　舌圧子を舌先で押す	頬をふくらませるーへこませる

2）JCS：Grade II，III

輸液・経管栄養が中心となる。

6. 排泄への援助

患者の状態に合わせて，尿器やポータブルトイレの使用を行い，尿失禁を避ける。便秘に対しては温湿布・温罨法の使用，浣腸や摘便を行う[2]。

▶脳・神経疾患から意識障害へ移行すると中枢・反射機能の障害によって尿失禁や便秘を生じやすい[2]。尿失禁は尿が停滞することにより細菌の温床となり，尿路感染を起こす原因となる。便秘は血圧を上昇させ，頭蓋内圧を亢進させ，原疾患に悪影響を及ぼす[2]。

7. 筋力低下

良肢位の保持・体位変換・他動運動➡自動運動へとPT（理学療法士），OT（作業療法士）と連携を保ちながら，患者の少しでも早い離床・現状維持を目指す[2]。

8. ポジショニング

急性期脳出血などの意識障害のある患者は体位変換を行うことができないため，仰臥位での同一体位が長引くおそれがある。そのため，適切なエアーマットの選択，できうる限りの体位変換，関節可動域訓練（ROM訓練）などを実施していく[7]。

▶急性期を脱してからは日々の安静度を確認しながら，早期にリハビリテーション（立位，歩行，ADL，嚥下訓練など）を開始し，褥瘡や廃用症候群を防ぐ。

[今田奈津子]

《引用文献》
1）深谷春介：意識障害．落合慈之監，脳神経疾患ビジュアルブック，pp41-44，学研メディカル秀潤社，2009.
2）藤本愛：脳卒中急性期の内科治療と求められるケアのポイント．BRAIN2（5）：434-440，2012.
3）高木永子監：意識障害．看護過程に沿った対症看護―病態生理と看護のポイント　第4版，pp350-371，学研メディカル秀潤社，2010.
4）Heinz Leullmann・他，佐藤俊明訳：カラー図解 これならわかる薬理学（第2版），pp180-209，メディカル・サイエンス・インターナショナル，2012.
5）野本信篤：感覚障害．甲田英一・菊池京子監，脳・神経疾患―疾患の理解と看護計画，pp325-344，学研メディカル秀潤社，2011.
6）和田孝：呼びかけに反応しない…．Expert Nurse 27（8）：31，2011.
7）田中靖代：摂食・嚥下障害改善のための評価方法．月刊ナーシング31（9）：38-45，2011.

《参考文献》
● 森田明夫編：これだけは知っておきたい 脳神経外科ナーシングQ&A．pp6-13，総合医学社，2009.
● 山田正己：食事介助のコツ．月刊ナーシング31（9）：46-50，2011.
● 坂本聡：意識障害．エマージェンシー・ケア30（10）：934-936，2017.
● 佐野成美：高齢者に起こりやすい急変とその対応―意識障害．ナーシング・トゥデイ29（2）：14-18，2014.
● 小島直樹：意識障害．medicina59（4）：35-40，2022.
● 荒川芳輝・他：意識障害の原因疾患と対応―脳腫瘍．臨牀と研究90（3）：281-284，2013.
● 吉田朱見：脳卒中患者の栄養管理．リハビリナース9（5）：462-467，2016.
● 渡邊淑子：意識障害患者の看護ケア．老年医学51（8）：815-818，2013.
● 高木俊輔：神経認知障害群―意識障害，せん妄．臨床精神医学49（8）：1189-1198，2020.
● 井内豊子：摂食嚥下障害に対するケア．ブレインナーシング32（9）：868-874，2016.

NOTE

21 インスリン分泌の障害

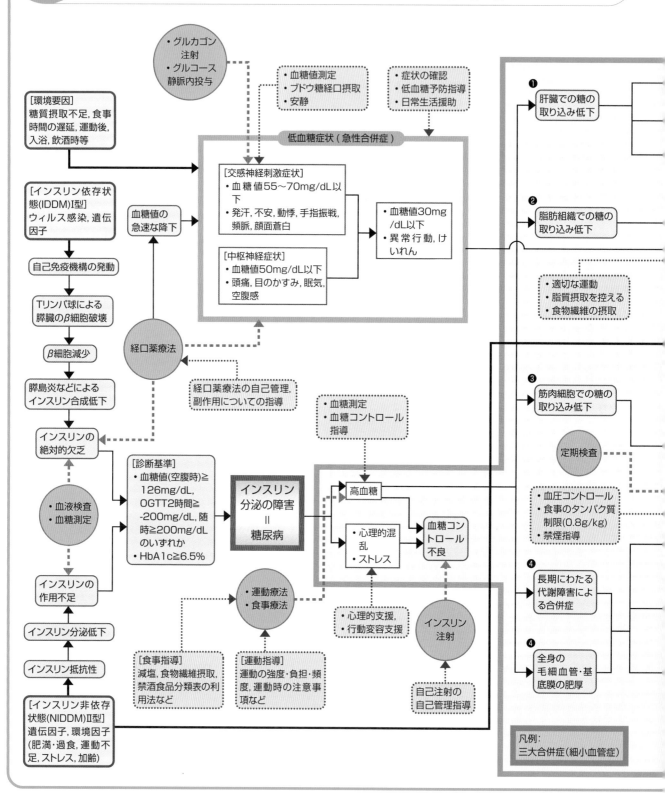

[環境要因]
糖質摂取不足, 食事時間の遅延, 運動後, 入浴, 飲酒時等

・グルカゴン注射
・グルコース静脈内投与

・血糖値測定
・ブドウ糖経口摂取
・安静

・症状の確認
・低血糖予防指導
・日常生活援助

低血糖症状 (急性合併症)

[インスリン依存状態(IDDM)I型]
ウィルス感染, 遺伝因子

血糖値の急速な降下

[交感神経刺激症状]
・血糖値55〜70mg/dL以下
・発汗, 不安, 動悸, 手指振戦, 頻脈, 顔面蒼白

・血糖値30mg/dL以下
・異常行動, けいれん

自己免疫機構の発動

Tリンパ球による膵臓のβ細胞破壊

[中枢神経症状]
・血糖値50mg/dL以下
・頭痛, 目のかすみ, 眠気, 空腹感

β細胞減少

経口薬療法

膵島炎などによるインスリン合成低下

経口薬療法の自己管理, 副作用についての指導

・血糖測定
・血糖コントロール指導

インスリンの絶対的欠乏

[診断基準]
・血糖値(空腹時)≧126mg/dL, OGTT2時間≧-200mg/dL, 随時≧200mg/dLのいずれか
・HbA1c≧6.5%

インスリン分泌の障害 = 糖尿病

高血糖

・心理的混乱
・ストレス

血糖コントロール不良

・血液検査
・血糖測定

・心理的支援,
・行動変容支援

インスリン注射

インスリンの作用不足

運動療法
食事療法

インスリン分泌低下

インスリン抵抗性

[食事指導]
減塩, 食物繊維摂取, 禁酒食品分類表の利用法など

[運動指導]
運動の強度・負担・頻度, 運動時の注意事項など

自己注射の自己管理指導

[インスリン非依存状態(NIDDM)II型]
遺伝因子, 環境因子(肥満・過食, 運動不足, ストレス, 加齢)

❶ 肝臓での糖の取り込み低下

❷ 脂肪組織での糖の取り込み低下

・適切な運動
・脂質摂取を控える
・食物繊維の摂取

❸ 筋肉細胞での糖の取り込み低下

定期検査

・血圧コントロール
・食事のタンパク質制限(0.8g/kg)
・禁煙指導

❹ 長期にわたる代謝障害による合併症

❹ 全身の毛細血管・基底膜の肥厚

凡例:
三大合併症(細小血管症)

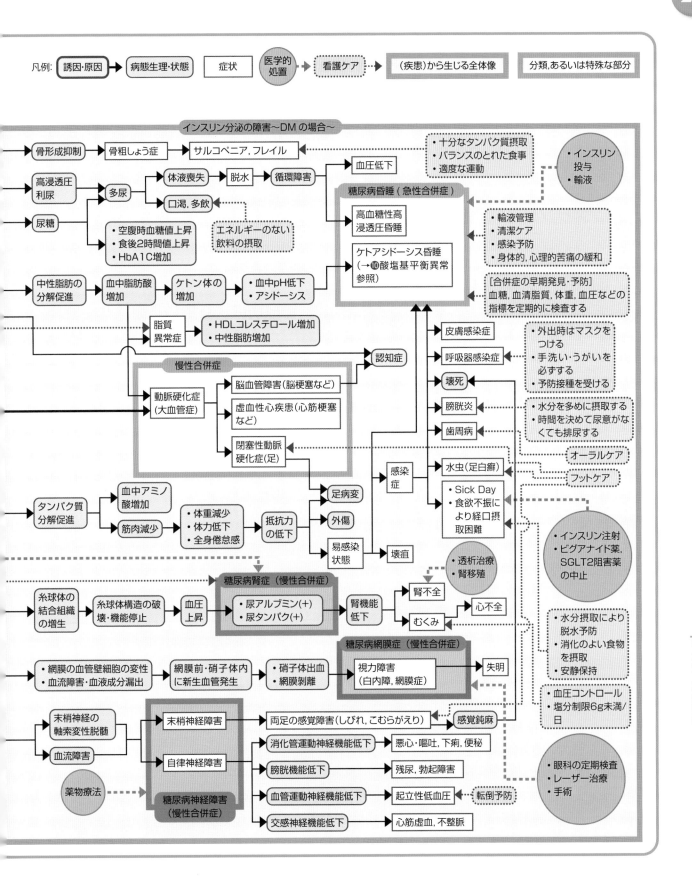

凡例：誘因・原因 → 病態生理・状態　症状　医学的処置 ⇢ 看護ケア ⇢ (疾患)から生じる全体像　分類、あるいは特殊な部分

インスリン分泌の障害～DM の場合～

骨形成抑制 → 骨粗しょう症 → サルコペニア, フレイル

・十分なタンパク質摂取
・バランスのとれた食事
・適度な運動

・インスリン投与
・輸液

高浸透圧利尿 → 多尿 → 体液喪失 → 脱水 → 循環障害 → 血圧低下

尿糖 → 口渇, 多飲 ⇢ エネルギーのない飲料の摂取

・空腹時血糖値上昇
・食後2時間値上昇
・HbA1C増加

糖尿病昏睡（急性合併症）
高血糖性高浸透圧昏睡
ケトアシドーシス昏睡（→⑩酸塩基平衡異常参照）

・輸液管理
・清潔ケア
・感染予防
・身体的, 心理的苦痛の緩和

[合併症の早期発見・予防]
血糖, 血清脂質, 体重, 血圧などの指標を定期的に検査する

中性脂肪の分解促進 → 血中脂肪酸増加 → ケトン体の増加 → ・血中pH低下 ・アシドーシス

脂質異常症 → ・HDLコレステロール増加 ・中性脂肪増加

慢性合併症
動脈硬化症（大血管症） → 脳血管障害(脳梗塞など) → 認知症
虚血性心疾患(心筋梗塞など)
閉塞性動脈硬化症(足)

皮膚感染症
呼吸器感染症
壊死
膀胱炎
歯周病

・外出時はマスクをつける
・手洗い・うがいを必ずする
・予防接種を受ける

・水分を多めに摂取する
・時間を決めて尿意がなくても排尿する

オーラルケア
フットケア

タンパク質分解促進 → 血中アミノ酸増加
筋肉減少 → ・体重減少 ・体力低下 ・全身倦怠感 → 抵抗力の低下

感染症 → 水虫(足白癬)
・Sick Day ・食欲不振により経口摂取困難

足病変
外傷
易感染状態 → 壊疽

透析治療・腎移植

・インスリン注射
・ビグアナイド薬, SGLT2阻害薬の中止

糖尿病腎症（慢性合併症）
糸球体の結合組織の増生 → 糸球体構造の破壊・機能停止 → 血圧上昇 → ・尿アルブミン(+) ・尿タンパク(+) → 腎機能低下 → 腎不全 → 心不全
むくみ

・水分摂取により脱水予防
・消化のよい食物を摂取
・安静保持

糖尿病網膜症（慢性合併症）
・網膜の血管壁細胞の変性 ・血流障害・血液成分漏出 → 網膜前・硝子体内に新生血管発生 → ・硝子体出血 ・網膜剝離 → 視力障害(白内障, 網膜症) → 失明

・血圧コントロール
・塩分制限6g未満/日

末梢神経の軸索変性脱髄
血流障害 → 末梢神経障害 → 両足の感覚障害(しびれ, こむらがえり) → 感覚鈍麻
自律神経障害 → 消化管運動神経機能低下 → 悪心・嘔吐, 下痢, 便秘
膀胱機能低下 → 残尿, 勃起障害
血管運動神経機能低下 → 起立性低血圧 ⇢ 転倒予防
交感神経機能低下 → 心筋虚血, 不整脈

薬物療法 ⇢ 糖尿病神経障害（慢性合併症）

・眼科の定期検査
・レーザー治療
・手術

21 インスリン分泌の障害

Ⅰ 症状が生じる病態生理

1. インスリン分泌の障害―糖尿病とは

インスリンとは，膵臓のランゲルハンス島の β 細胞から生成・分泌され，生体で血糖値を下げる唯一のホルモンである。このインスリン作用不足によって，ブドウ糖が有効に使われず，慢性の高血糖状態をきたす代謝性疾患が**糖尿病**である。

2. インスリン分泌のメカニズム（図1）

米やパンなどの炭水化物をとると，消化によりブドウ糖となり，小腸から吸収されて血液の中に入る。血液中のブドウ糖が増えるため，結果的に血糖値が上昇する。

膵臓のランゲルハンス島にある β 細胞から分泌されるインスリンというホルモンが，門脈を通り，肝臓に到達する。そして，インスリンは肝静脈を通じて血液により全身に運ばれ，筋肉，肝臓，脂肪細胞の表面にある受容体と結合することで，ブドウ糖が取り込まれる。その結果，血糖値が下がり，エネルギー利用をしたり，タンパク質の合成，細胞の増殖などを促進させる。

この機序により，血糖値を正常値である約70〜140mg/dL にコントロールしている。取り込まれなかったブドウ糖は脂肪やグリコーゲンとして蓄えられ，空腹時に分解されてエネルギー源として利用される。

これが健康な人の体内で起きている，血糖とインスリンの関係性である。

3. 糖尿病により生じる症状とそのメカニズム

糖尿病の合併症を**図2**に示す。

通常なら，インスリンが適切に供給されることにより代謝全体を正常に保つが，膵臓の β 細胞破壊による「**インスリンの絶対的欠乏**」，膵臓の機能低下によりインスリンが作れない「**インスリン分泌低下**」やインスリンが分泌されても筋肉や肝臓・脂肪細胞などで正常に働かなくなる「**インスリン抵抗性**」[2]（図3）が起こると，血液中のブドウ糖（血糖）が多くなり，血液中の血糖が高い状態が続き，以下の症状が起こる。

図1 インスリン分泌のメカニズム

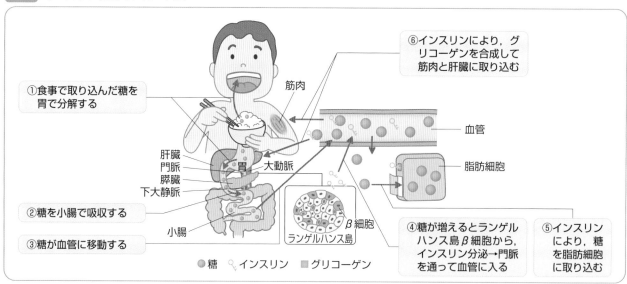

図2 糖尿病の合併症

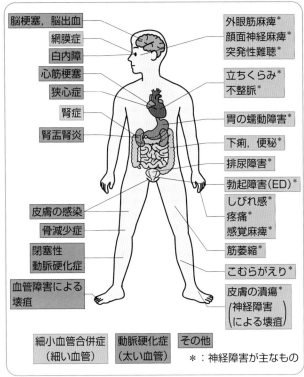

脳梗塞，脳出血
網膜症
白内障
心筋梗塞
狭心症
腎症
腎盂腎炎
皮膚の感染
骨減少症
閉塞性動脈硬化症
血管障害による壊疽

外眼筋麻痺*
顔面神経麻痺*
突発性難聴*
立ちくらみ*
不整脈*
胃の蠕動障害*
下痢，便秘*
排尿障害*
勃起障害（ED）*
しびれ感*
疼痛*
感覚麻痺*
筋萎縮*
こむらがえり*
皮膚の潰瘍*
（神経障害による壊疽）

| 細小血管合併症（細い血管） | 動脈硬化症（太い血管） | その他 |

＊：神経障害が主なもの

（文献2，p25より）

図3　インスリン分泌低下とインスリン抵抗性

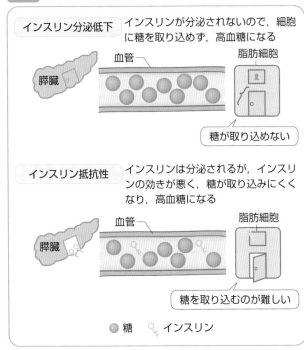

インスリン分泌低下：インスリンが分泌されないので，細胞に糖を取り込めず，高血糖になる

膵臓　血管　脂肪細胞　糖が取り込めない

インスリン抵抗性：インスリンは分泌されるが，インスリンの効きが悪く，糖が取り込みにくくなり，高血糖になる

膵臓　血管　脂肪細胞　糖を取り込むのが難しい

● 糖　🔑 インスリン

1）肝臓での糖の取り込み低下❶

インスリン分泌が低下したり，インスリン抵抗性をきたした場合，肝臓や筋肉組織にブドウ糖がグリコーゲンとして取り込まれず，血液中に貯留するため高血糖状態となる。

■1 尿糖

尿中のブドウ糖は，腎臓の糸球体で濾過され，そのほとんどが近位尿細管で再吸収され，老廃物として尿中に排泄される。しかし，血糖が180mg/dL以上と高い場合，尿細管での再吸収能を超え，尿糖が検出される。

■2 脱水，口渇，多飲，多尿

高血糖になると，血液の浸透圧が上昇し，細胞内から水分が引き出され，血液循環量が増えるため，多尿，頻尿となる。体液が奪われるため，脱水状態に傾きやすく，さらに体内の浸透圧のバランスを取り戻そうとするため，口渇，多飲を引き起こす。

■3 高血糖性高浸透圧昏睡（急性合併症）

高血糖状態で脱水になると血漿浸透圧が上昇し，脱水が悪化，血糖値はさらに高くなる。Ⅱ型糖尿病の高齢者に多くみられ，感染症，脳卒中，副腎皮質ステロイド薬および利尿薬の頻用，高カロリー輸液などが原因[2]で以下の症状が見られる。

- 所見：血糖値600〜1500mg/dL以上，血漿浸透圧高値，尿ケトン（−）
- 症状：口渇，多飲，多尿，全身倦怠感，呼吸困難，吐気，腹痛

■4 低血糖（急性合併症）

インスリン投与や傾向血糖降下薬など治療中の患者で，中枢神経の低下をまねくことで昏睡にいたることもあるため，糖尿病治療中にみられる頻度の高い緊急事態である[1]。主な症状は，血糖値により異なる。

- 交感神経刺激症状（血糖値70〜55mg/dL以下）
  →発汗，不安，動悸，頻脈，手指振戦，顔面蒼白
- 中枢神経症状（血糖値50mg/dL以下）
  →頭痛，眼のかすみ，空腹感，眠気
- 血糖値30mg/dL以下
  →異常行動，けいれんなど

2）脂肪組織での糖の取り込み低下❷

糖代謝がうまく機能しないので，その代わりに脂肪がエネルギー源として利用される。そのため中性脂肪の分解が促進され血中に脂肪酸が増加し，脂質異常症（高脂血糖），動脈硬化をまねく。

またインスリン不足では，脂肪の分解が高まり，ケトン体という物質になる。ケトン体が高くなり，血中のpHが酸性に傾くとアシドーシスとなる。主な症状を以下にあげる。

1 脂質異常症（高脂血症）による脂肪肝

肝臓の機能が低下する。

2 動脈硬化による血流障害（慢性合併症）

脳梗塞，心筋梗塞，足の動脈硬化の原因となる。

3 尿ケトンの検出

ケトン体の増加により尿中にも排出される。

4 ケトアシドーシス昏睡（急性合併症）

インスリン分泌が枯渇したⅠ型糖尿病では，インスリンの作用不足により，脂肪組織での脂肪分解が亢進し，血糖値が300mg/dLになるとケトアシドーシスを起こす[8]。Ⅰ型糖尿病患者で食事がとれずインスリン注射を中断したり，感染症や外傷によりインスリンの必要性が増加したときに起こりやすい[2]。

- 所見：血糖値250〜1000mg/dL以上，尿中・血中ケトン高値，白血球上昇，アシドーシス（pH7.3以下）
- 症状：口喝，多飲，多尿，体重減少，全身倦怠感，呼吸困難，早くて深い呼吸（クスマウル大呼吸），悪心，嘔吐，腹痛，意識障害

3) 筋細胞での糖の取り込み低下❸

インスリン拮抗や作用不足により高血糖状態になると，脂肪分解が起こり，脂肪組織で中性脂肪が分解されて体重は減少する。また，筋肉細胞と脂肪組織がもつ糖輸送体（GLUT4）を介した糖の取り込みが障害されるため，ブドウ糖を体内に取り込みにくくなり，高血糖状態となる。主な症状を以下にあげる。

1 体重減少，体力低下，全身倦怠感

糖が尿に出ると，その不足を補おうとタンパク質や脂肪がエネルギーとして利用される[2]ため，体重減少や体力低下，疲労感，倦怠感を感じるようになる。

2 易感染状態[2]

高血糖の状態が続くと，さまざまな細菌，真菌（一種のカビ），ウイルスなどによる感染症にかかりやすく，治りにくくなる。内臓の感染症には，気管支炎，肺炎，結核，胆嚢炎，腸炎，膀胱炎，腎盂腎炎などがある。皮膚では，足の指，爪，陰部などに水虫（足白癬）やカンジダなどの真菌による感染症が起こりやすくなる。また歯周病やインフルエンザにもかかりやすい。

4) 高血糖による長期間の代謝障害に伴う全身の毛細血管・基底膜の肥厚（慢性合併症）❹

糖尿病網膜症，糖尿病腎症，糖尿病神経障害は，高血糖状態が継続することによって細い血管（細小血管症）で起こる慢性合併症で，三大疾病といわれている。

1 糖尿病腎症

- 原因

通常なら，腎臓にある糸球体で血液を濾過して老廃物を排出する尿を作るが，高血糖が続くと，腎臓の働きが悪くなり，機能障害を起こすので，血圧が上昇，尿にタンパク質がもれるため，尿タンパクが増え，全身浮腫や心不全を併発することがある。

- 症状

初期は，自覚症状がなく尿検査にて診断される。進行するとむくみ，全身倦怠感，貧血といった症状が現れ，最終的には腎不全に至る[6]。腎不全になると透析療法や腎移植などの治療が必要となる[6]。病期は尿検査によるアルブミン値と血液検査からわかるGFR（糸球体濾過量）値の2軸で5段階分類される（表1）。

2 糖尿病網膜症

- 原因

網膜の血管壁細胞の変性，基底膜の肥厚による血流障害，血液成分の漏出により発症する[1]。網膜症が進行すると，硝子体出血や網膜剥離を起こして視力障害となり，失明することもある。

- 症状

- 病期は4期（網膜症なし，単純網膜症，増殖前網膜症，増殖網膜症）により症状や臨床所見が異なる[1]
- 網膜剥離に伴う視野欠損[4]
- 黄班浮腫により視力低下，変視症，中心暗点[4]

3 糖尿病神経障害[1]

- 原因

高血糖の持続により，神経細胞のなかにあるグルコースの還元物質が神経にたまり，細胞機能が低下する。また，毛細血管壁に肥厚が認められ，神経に酸素と栄養を届けるための血管の血流が悪化し，神経に障害をきたす状態を「糖尿病神経障害」という。手足の感覚や運動をつかさどる末梢神経が障害される「末梢神経障害」と，胃腸や心臓の働きを調整している自律神経を障害される「自律神経障害」の2種類に分類される。進行すると知覚低下により，足潰瘍や足壊疽の原因となる。

- 症状

- **末梢神経障害**：両足の感覚障害（しびれ，疼痛，知覚

表1 糖尿病腎症病期分類 2014[*1]

病期	尿アルブミン値 (mg/gCr) あるいは 尿タンパク値 (g/gCr)	GRF(eGFR) (mL/分/1.73㎡)
第1期 (腎症前期)	正常アルブミン尿 (30 未満)	30 以上[*2]
第2期 (早期腎症期)	微量アルブミン尿 (30 ～ 299)[*3]	30 以上
第3期 (顕性腎症期)	顕性アルブミン尿 (300 以上) あるいは 持続性タンパク尿 (0.5 以上)	30 以上[*4]
第4期 (腎不全期)	問わない[*5]	30 未満
第5期 (透析療法期)	透析療法中	

*1：糖尿病腎症は必ずしも第1期から順次第5期まで進行するものではない。本分類は厚労省研究班の成績に基づき予後（腎，心血管，総死亡）を勘案した分類である。
*2：GFR 60 mL/分/1.73m² 未満の症例は CKD に該当し，糖尿病腎症以外の原因が存在しうるため，他の腎臓病との鑑別診断が必要である。
*3：微量アルブミン尿を認めた症例では，糖尿病腎症早期診断基準に従って鑑別診断を行った上で，早期腎症と診断する。
*4：顕性アルブミン尿の症例では，GFR 60 mL/分/1.73m² 未満から GFR の低下に伴い腎イベント（eGFR の半減，透析導入）が増加するため，注意が必要である。
*5：GFR 30 mL/分/1.73m² 未満の症例は，尿アルブミン値あるいは尿蛋白値にかかわらず，腎不全期に分類される。しかし，特に正常アルブミン尿・微量アルブミン尿の場合は，糖尿病腎症以外の腎臓病との鑑別診断が必要である。
【重要な注意事項】 本表は糖尿病腎症の病期分類であり，薬剤使用の目安を示した表ではない。糖尿病治療薬を含む薬剤，特に腎排泄性薬剤の使用にあたっては，GFR 等を勘案し，各薬剤の添付文書に従った使用が必要である。

（文献1，p87 より）

低下，異常知覚），両側アキレス腱反射や両足の振動覚および触覚のうち複数の異常
- **自立神経障害**：消化管運動神経機能低下による悪心・嘔吐，便秘，下痢，膀胱機能低下による残尿，勃起障害，血管運動神経機能低下による起立性低血圧，心迷走・交感神経機能低下による心筋虚血，不整脈など

5）糖尿病の併存疾患

1 骨病変

高血糖の影響によって，骨質を維持するコラーゲンが変質する。それを補おうとして，骨をつくる骨芽細胞の働きが高まる。そのため，骨量は減少していないのに，骨質が悪く，もろくなる。

検査では見つけにくいため，運動で筋力をつけて転倒防止をする，カルシウムを十分に摂る，室内転倒防止のための環境づくり（段差を解消する，滑り止めスリッパを使う等）を行うなどの骨折予防が必要である[8]。

2 歯周病

高血糖状態が継続すると，細菌が増えやすく，白血球の働きが鈍くなるため，歯周病にかかりやすく，治りにくい。歯周病は心筋梗塞などの動脈硬化性疾患や感染性心内膜炎，呼吸器疾患，低体重児出産などの誘因となる可能性がある[1]ため，口腔ケアが大切である。

3 認知症

認知症は糖尿病特有の合併症ではないが，著しい高血糖，重症の低血糖，インスリン抵抗性，脳血管障害を起こしやすいことなどが影響して，認知症が起こりやすいと考えられている[8]。認知症を発症すると，自ら糖尿病を管理するのが難しくなるため，家族や医療者，介護者などの支援が必要である[2]。

4 がん

一部のがん（大腸がん，肝臓がん，膵臓がん）にかかりやすいといわれており[2]，日本人糖尿病患者死因の第1位である[1]。糖尿病合併症予防，早期発見のためのがん検診を受けることが大切である。

4. 糖尿病の分類

1）検査方法

糖尿病が疑われる場合，血糖測定と血液検査によるHbA1c（ヘモグロビン A1c）測定を実施する。その結果，糖尿病の診断が困難な場合は，1カ月以内の別日に再検査を行う。

2）診断基準[2]

正常の血糖値は，食前と食後を含めて約 70 ～ 140mg/dL にコントロールされているが，血糖値測定により，❶朝食前の血糖値（空腹時血糖）が 126mg/dL 以上，あるいは❷食後血糖値が 200mg/dL 以上であれば，糖尿病が非常に疑わしいとされる。

さらに，血液検査で❸ HbA1c が 6.5% 以上である場合，糖尿病と診断される。

また，HcA1c の値に関係なく，❹口喝，多飲，多尿，

図4 糖尿病の臨床診断のフローチャート

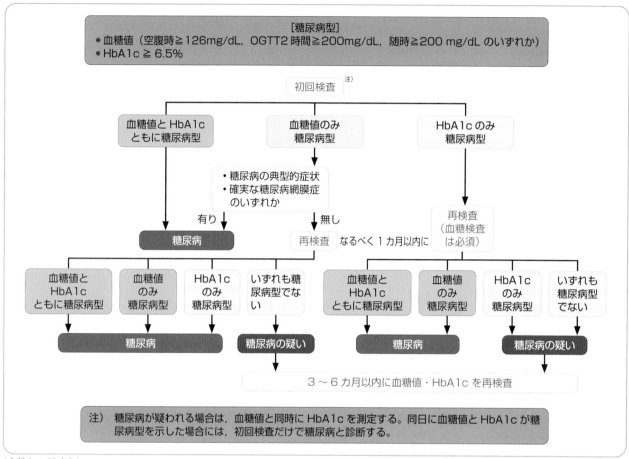

[糖尿病型]
- 血糖値（空腹時≧126mg/dL，OGTT2時間≧200mg/dL，随時≧200 mg/dL のいずれか）
- HbA1c ≧ 6.5%

初回検査 注)

血糖値とHbA1c ともに糖尿病型 ／ 血糖値のみ 糖尿病型 ／ HbA1cのみ 糖尿病型

・糖尿病の典型的症状
・確実な糖尿病網膜症
のいずれか

有り → 糖尿病
無し → 再検査 なるべく1カ月以内に

再検査（血糖検査は必須）

血糖値と HbA1c ともに糖尿病型 ／ 血糖値のみ 糖尿病型 ／ HbA1c のみ 糖尿病型 ／ いずれも糖尿病型でない → 糖尿病 ／ 糖尿病の疑い

血糖値と HbA1c ともに糖尿病型 ／ 血糖値のみ 糖尿病型 ／ HbA1c のみ 糖尿病型 ／ いずれも糖尿病型でない → 糖尿病 ／ 糖尿病の疑い

3〜6カ月以内に血糖値・HbA1c を再検査

注) 糖尿病が疑われる場合は，血糖値と同時に HbA1c を測定する。同日に血糖値と HbA1c が糖尿病型を示した場合には，初回検査だけで糖尿病と診断する。

（文献1，p26 より）

体重減少などの症状がある場合，または❺糖尿病網膜症が認められる場合，糖尿病と診断される。なお，HbA1cは，糖尿病以外でも高くなることがあるため，HbA1cが高いだけでは糖尿病と診断されない。

空腹時や食後の血糖だけで診断が困難な場合は，❻75g経口ブドウ糖負荷試験（75gOGTT）を行い，2時間値が200mg/dL である場合は糖尿病型と判定される（図4）。

3）正常型と境界型と糖尿病型

検査結果の値により，正常のことを **「正常型」**，空腹時血糖値が110〜126mg/dL で2時間血糖値が140以上200mh/dL のことを **「境界型」**，それ以上を **「糖尿病型」** と呼ぶ。

糖尿病型は，糖尿病の進行過程といわれ，狭心症や心筋梗塞，動脈硬化症疾患のリスクが高いため，生活習慣の見直しが大切である。糖尿病の原因の違いにより「糖尿病型」は，Ⅰ型糖尿病，Ⅱ型糖尿病，その他の原因による糖尿病，妊娠糖尿病の4種類に分類される[2]。

1 Ⅰ型糖尿病（IDDM：インスリン依存状態）

主に自己免疫疾患や HLA（ヒト白血球型抗原）などの遺伝因子に何らかの誘因・環境因子が加わり，インスリンを合成・分泌するランゲルハンス島の β 細胞が破壊・消失されることにより，インスリンが分泌・生成できず，「インスリンの絶対的欠乏」をきたしている場合を「Ⅰ型糖尿病」という。

そのため，食事をとっても，細胞にブドウ糖を取り込むことができず，血糖値が上昇するのが特徴である。小児〜思春期，女性に多く，中高年でも認められる傾向があり，糖尿病患者の約10%を占める[2]。

食事・運動などの生活習慣とは関係がないため，予防は難しいとされる。主な症状は，口渇，多飲，多尿，体重減少である。

2 Ⅱ型糖尿病（NIDDN：インスリン非依存状態）

インスリンは分泌されるが，高脂肪食などの過食，運動不足などの環境要因により，インスリンの働きが悪くなり，「インスリン分泌低下」やインスリンを体内に取り込むことができない「インスリン抵抗性」をきたしている場合を「Ⅱ型糖尿病」という。

過食や運動不足等により，内臓脂肪が蓄積し，脂肪から放出されるアディポサイトカインという物質が分泌異常をきたす。これにより，肉，肝臓，脂肪細胞の表面にある「受容体」にインスリンが結合しても効き目が悪くなるため，ブドウ糖をうまく取り込めず，血糖が上昇するのが特徴である。

家族歴にしばしば糖尿病があり，40歳以上に多く，糖尿病患者の約90％を占める[2]。

初期は無症状が多く，健診時や他疾患のための受診時に偶然，尿糖や高血糖の発見，糖尿病の典型的な症状の自覚，視力低下や足のしびれなどの合併症症状の出現等で発覚する。

3 その他の原因による糖尿病

「遺伝子異常によって起こる糖尿病」「他の疾病や薬剤に伴い引き起こされる糖尿病」がある。

4 妊娠糖尿病

妊娠を維持するために必要とされるホルモンが，インスリン分泌を低下させるために起こる。肥満，高齢妊娠，Ⅱ型糖尿病の家族歴，過去の妊娠歴のある人が発症する傾向があり[2]，自覚症状がない場合が多い。

Ⅱ 看護ケアとその根拠

1. 観察ポイント

糖尿病の合併症の予防をするため，❶低血糖症状の有無，❷血糖コントロール状況，❸足の状態，❹関連症状（合併症，シックデイなど）の有無，❺食事・運動・薬物療法のセルフケア状況，❻血液検査データを把握する。

また，糖尿病教育や心理的支援を行ううえで，糖尿病をどのようにとらえているのか，心理状況を把握する。

2. 看護の目標

糖尿病の治療目標（図5）は，血糖・血圧・脂質代謝の3項目におけるコントロールと適正体重の維持により，糖尿病合併症の発症予防を阻止し，糖尿病ではない人と変わらない寿命と生活の質（QOL）の実現を目指すこと[1]である。

これをふまえ，糖尿病患者・家族に，合併症の発症と

図5 糖尿病治療の目標

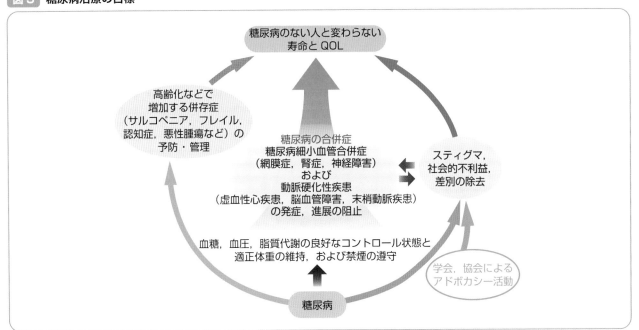

（文献1，p31より）

その進展をできる限り遅らせるため，病態では発症予防から合併症を発症した段階のケアのポイント，発達段階ではその各特徴，その患者の心理社会的状況を踏まえつつアセスメントを行い，薬物療法・食事療法・運動療法への支援を実践する[5]。

3. 食事療法

Ⅰ型糖尿病では，高血糖・低血糖予防のため食事量・時間をなるべく一定にする。血糖値の変動を小さくするため1日の総エネルギー量を朝・昼・夕に捕食を加えて5〜6回に分けて摂る「分食法」を取り入れる[2]。ただし，低血糖に注意しすぎて，1日の総エネルギー量が増加，肥満にならないよう注意が必要である[2]。

Ⅱ型糖尿病では，食事療法が基本である。食べすぎによりインスリン量が増加すると，膵臓に負担がかかり，インスリン抵抗性が増すため，食事療法により適正な体重コントロールを行う。インスリン分泌能力や働きを改善することで，インスリンの分泌能力内服薬や注射薬を減らしたり，血糖コントロールができる。

1) 食事指導の基本

初期設定として，指示エネルギー量の40〜60%を炭水化物から摂取し，食物繊維が豊富な食物を選択，タンパク質は20%まで，残りを脂質とする[1]。食事は1日3回を原則，4〜5時間の間隔をあける[2]。

1 減塩，薄味の工夫

塩分を多く摂取すると，高血圧を引き起こす可能性があり，糖尿病の合併症に悪い影響を及ぼすため，味付けは薄味にする。適切な摂取量は1日男性8g未満，女性7g未満で，高血圧を合併する患者の場合は1日6g未満にすることが望ましい[2]。また，減塩しょうゆやレモン汁，こしょうなどの香辛料の使用で薄味の工夫をする。

2 食物繊維の摂取

食物繊維には，食後の血糖値上昇を抑制し，血清コレステロールの増加を防ぎ，便通を改善する作用がある。1日20g以上の摂取が目標である[1]。

3 アルコールの禁止

アルコールは代謝を亢進させ，インスリンや経口血糖降下薬による低血糖を誘発したり，肝臓・腎臓の障害を助長し糖尿病を悪化させる可能性があるので適量（1日25g程度まで）に留め，肝疾患や合併症など問題のある症例では禁酒とする[1]。

4 食品分類表の利用

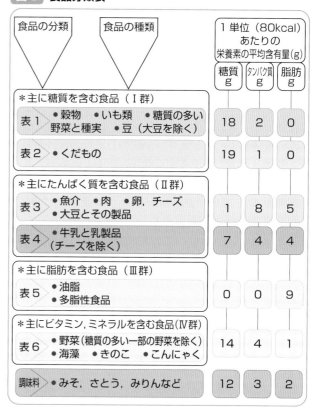

図6 食品分類表

食品の分類	食品の種類	1 単位（80kcal）あたりの栄養素の平均含有量(g)		
		糖質 g	タンパク質 g	脂肪 g
＊主に糖質を含む食品（Ⅰ群）				
表1	・穀物　・いも類　・糖質の多い野菜と種実　・豆（大豆を除く）	18	2	0
表2	・くだもの	19	1	0
＊主にたんぱく質を含む食品（Ⅱ群）				
表3	・魚介　・肉　・卵，チーズ　・大豆とその製品	1	8	5
表4	・牛乳と乳製品（チーズを除く）	7	4	4
＊主に脂肪を含む食品（Ⅲ群）				
表5	・油脂　・多脂性食品	0	0	9
＊主にビタミン，ミネラルを含む食品（Ⅳ群）				
表6	・野菜（糖質の多い一部の野菜を除く）・海藻　・きのこ　・こんにゃく	14	4	1
調味料	・みそ，さとう，みりんなど	12	3	2

（文献1，p51 より）

食品分類表は食品を4類6表に分類し，食品に含むエネルギー80Kcal ＝ 1単位と定め，食品を同一単位で交換摂取できる。同一表に属する食品で交換しながら食事内容を多彩にできるのがメリットである（図6）。

2) 食事指導のポイント

- 腹八分目で適切なエネルギー量の摂取をする。
- 食品の種類はできるだけ多く，バランスのよい食事を心がける。
- 動物性脂質（飽和脂肪酸）は控え，脂質異常症（高脂血症）予防をする。
- 食物繊維を多く含む食品（野菜，海藻，きのこなど）をとる。
- 薄味・減塩をして高血圧予防をする。
- 朝食，昼食，夕食を規則正しくとり，インスリン分泌動態を調節する。
- 食後血糖の上昇抑制するため，野菜やおかずからとる。
- ゆっくりとよく噛んで食べ，膵臓への負担軽減する。
- 食品交換表を用いて外食・間食の工夫をする。
- アルコールはなるべく禁酒して低血糖，糖尿病悪化予

防をする。

4. 運動療法

運動は，血糖コントロールの改善のみならず，肥満や高血圧，脂質代謝などの心血管リスクを是正する[6]。また心肺機能の向上，加齢による筋萎縮の改善，骨粗鬆症やがん，認知症の予防，ストレス軽減などを介して，糖尿病の総合的な病態改善に加え QOL の向上に寄与する[6]。

1）運動療法の強度・負荷・頻度

中強度の有酸素運動（歩行，ジョギング，水泳など）がすすめられるが，レジスタンス運動（腹筋，ダンベル，腕立て伏せ，スクワットなど）の併用により，さらに効果があがる[2]。

1分間の心拍数が，50歳未満では100～120拍，50歳以上では100拍未満，または「ややきつい」と感じるくらいが中強度の目安である[1]。糖質と脂肪酸の効率のよい燃焼のために20分以上，有酸素は週3回以上，運動をしない日が2日間以上続かないように行い，レジスタンス運動は連続しない日程で週2～3回行うことが勧められる[1]。

▶ 中等度の運動により，筋肉内のグリコーゲン，血中ブドウ糖，肝臓で新生されたブドウ糖の順で利用され，15分以上経つとエネルギー消費の比率が血糖中心から脂肪中心へと移行するためである。また糖質に対する運動療法の効果はおよそ48時間から持続するので，週3回の運動を心がける。

2）運動療法指導上のポイント

● 運動中の外傷や事故防止のために準備運動を行う。
● 膝や足に負担のかからない靴選びをする。
● こまめに水分を補給する。
● 寒暖差による体温調整機能低下に注意する。
● 血糖コントロールが不安定なときは控えめにする。
● 低血糖になりやすい時間帯は注意する。
● インスリンは，原則，運動の影響を受けやすい四肢は避け，腹壁に注射する[1]。
● 運動量が多いときは捕食をとる[1]。

5. 薬物療法

Ⅰ型糖尿病の治療は，原則的にインスリン療法が中心

である。Ⅱ型糖尿病の治療は，食事療法・運動療法を行い，2～3カ月で良好な血糖コントロールが得られない場合，薬物療法（経口薬療法・インスリン療法）を開始する[2]。

1）経口薬療法

次頁の表2に経口薬療法で使用する薬を示す。

2）インスリン療法と血糖自己測定

Ⅰ型糖尿病およびⅡ型糖尿病で食事療法・運動療法・内服薬治療で血糖コントロールが不良であった場合に，インスリン注射を開始する。Ⅰ型糖尿病の場合，1日4～5回のインスリン注射が原則，Ⅱ型糖尿病の場合は病状に合わせての頻度を選ぶことになる[2]。

◤1◥ 血糖の自己測定の意義

日常の血糖値を知り，患者自身が自分でインスリン量を調整することで，より厳密な血糖コントロールを目指す。

◤2◥ 自己注射のポイント[2]

● インスリンは皮下注射で，注射部位は［腹壁→上腕外側部→殿部→大腿部］の順で吸収力が速い
● 注射部位によって血糖値が変化することもあるため，同じ場所を決めて少しずつ注射部位を毎回ずらす（前回注射部位より指1本分2cmほど離す）

◤3◥ 薬物療法の注意点[2]

● スルホニル尿素（SU）薬では，低血糖の危険性があるため，低血糖に注意・対応をしっかり指導する
● 妊娠中は，内服薬は禁忌であるため，食事・運動療法で血糖コントロールが難しい場合は，妊娠希望者や授乳中の場合は妊娠前からインスリン療法を行う
● シックデイになったときに，インスリン注射を中断したり，量を減らしたりすると，ケトアシドーシスによる昏睡が起こることがある

6. 合併症予防

高血糖が続くことで引き起こされる合併症は，「急性合併症」と「慢性合併症」がある。

● **急性合併症**：高血糖高浸透圧症候群，糖尿病ケトアシドーシス，低血糖
● **慢性合併症**：細小血管症（三大合併症：神経障害，網膜症，腎症）と大血管症（脳血管障害，心虚血疾患，閉塞性動脈硬化症）

これらの合併症は，血糖値をコントロールすることで

表2 経口薬療法一覧

経口薬の種類	作用機序・作用特性	使用上の注意
スルホニル尿素（SU）薬	インスリン分泌促進 ▶血糖降下作用	● 低血糖をきたしやすい
即効型インスリン分泌促進薬	インスリン分泌促進 ▶血糖降下作用	● 食直前に投与。食前30分投与では低血糖をきたしやすい
α-グルコシダーゼ阻害薬	小腸粘膜に存在する二糖類分解酵素（α-グルコシダーゼ）の作用を阻害 ▶糖消化・吸収を遅らせ食後高血糖を抑制	● 食直前に必ず服用。腹部膨満感，放屁の増加が高頻度で起こる
ビグアナイド系薬	肝での糖新生の抑制，消化管からの糖吸収の抑制，末梢組織でのインスリン感受性の改善 ▶血糖降下作用	● 高齢者や肝・腎・心機能障害のある患者は乳酸アシドーシスに注意する
チアゾリジン系薬	脂肪組織に作用し，インスリン抵抗性を改善	● 副作用として，浮腫，貧血，血清LDH，血清CPKの上昇などが認められる
DPP-4阻害薬	インスリン分泌促進 ▶血糖降下作用	● 他薬剤との併用により低血糖をきたしやすい
SGLT2阻害薬	腎臓でのブドウ糖再吸収抑制 ▶血糖降下作用	● 他薬剤との併用により低血糖をきたしやすい
配合薬	経口薬2種類を混合した錠剤	―

発症予防と進展阻止をすることができる。そのため，血糖値，HbA1c，体重，尿タンパク，血圧などの指標を定期的に検査しながら合併症の程度を確認していくことが重要である[2]。

1）血糖コントロール目標

● **血糖自己測定（SMBG）の方法**

血糖自己測定器（簡易血糖測定器）もしくは持続血糖モニター（CGM）機器で，患者が自己の血糖値を測定することができる。

● **目標値**

血糖正常化を目指す目標値は，HbA1c 6.0%未満，合併症予防のための目標値は HbA1c 7.0%未満（空腹時値が130mg/dL未満，食後2時間値が180mg/dL未満程度）である[2]。

2）血圧コントロール目標

● **血圧測定方法**

測定は，起床後1時間以内，排尿後，座位1〜2分の安静後，降圧薬服用前，朝食前に，また夜は就床前，座位1〜2分の安静後に測定する[1]。

● **血圧目標値**

血圧目標値は130/80mmHg未満が目標である[1]。

3）血清脂質コントロール目標

糖尿病があると動脈硬化が進みやすいため，LDLコレステロールの目標値は一般よりも低く設定されている。目標値はLDLコレステロール120mg/dL未満，中性脂肪150 mg/dL未満，HDLコレステロール40mg/dL以上である[2]。

4）体重コントロール目標

目標とする標準体重は体格指数（Body Mass Index：BMI）から計算する。目標BMIは年齢や合併症によって異なり，65歳未満は22，高齢者は22〜25[1]である。
● 目標体重(kg) ＝［身長(m)］² × 22〜25（目標BMI）
● BMI ＝ 体重(kg) ÷［身長(m)×身長(m)］

5）関連症状予防対策

1 低血糖

7.「低血糖時への対応」（p223）参照。

2 糖尿病性昏睡

血糖自己管理の教育，インスリン注射をやめない，高血糖症状がある際に十分に（エネルギーのない）水分を摂取させる。

3 三大合併症

食事・運動療法を行うことで，血圧，脂質コントロールをする。

4 感染症

- 皮膚感染症：白癬，カンジタ症を発症しやすいため，身体の清潔を保つ。
- 呼吸器感染症：風邪等により肺炎にかかりやすいため，外出時はマスク着用，手洗い・うがいの徹底，予防接種を受ける。
- 膀胱炎：多めの水分摂取，時間を決めてトイレに行く
- 歯周病：9.「口腔（オーラル）ケア」(p224) 参照
- 水虫（白癬）：11.「フットケア」(p224) 参照

5 Sick Day

8.「Sick Day への対応」(p223) 参照

6 足病変

10.「フットケア」(p224) 参照

7 ストレス

心理的混乱やストレスにより血糖コントロールが悪化することがあるため，患者の心理状態を把握し，心理的援助と行動変容支援をする。11.「糖尿病教育・心理的援助」(p224) 参照。

7. 低血糖時の対応

1）低血糖になりやすいとき [2]

内服薬やインスリン治療中に，「薬物の量を増やした」「服薬・注射時間を変更した」「食事時間が遅れた」「食事量または炭水化物の摂取が少ない」「運動後」「飲酒時」「入浴時」「月経開始」などの理由から低血糖を引き起こしやすくなる。

2）低血糖の症状

→ I-3-1)-**4**「低血糖」(p215) 参照。

3）低血糖への対応方法

- **血糖値測定**
  → II-6-1)「血糖コントロール目標」(p222) 参照。
- **糖質（ブドウ糖）補給**

ブドウ糖（10g）またはブドウ糖を含む飲料（150〜200mL）を摂取する [1]。ブドウ糖を含む製品（ブドウ糖粉末，スティックシュガー，角砂糖，ブドウ糖ゼリー，糖入り清涼飲料水等）を常備する。

- **安静**

糖分摂取後は安静にすることで，15〜20分程度で低

血糖症状はおさまる。

4）低血糖コントロールの留意点

- 低血糖が起こっても低血糖に気づかない「無自覚低血糖症」がある。症状なしで急に意識障害や昏睡を起こすため，普段から血糖自己測定を行い，低血糖を未然に防ぐことが重要である
- SU 薬や速攻型インスリン分泌促進薬は低血糖を引き起こしやすい
- 高齢者は低血糖を引き起こしやすく [2]，低血糖による異常行動は，認知症と間違われやすい [1]

8. Sick Day の対応

糖尿病患者が治療中に，感染症や胃腸障害，外傷などの急性ストレスにさらされて発熱，嘔吐，下痢などをきたす状態のことを Sick Day（病気の日）と呼ぶ。この状態になると，インスリン抵抗性が増したり，インスリン分泌が低下することで高血糖となり，対応を誤ると糖尿病昏睡（ケトアシドーシス）に陥ることがある。対応を以下にあげる。

1 インスリン投与を中止しない

インスリン治療中の患者の場合，食事摂取ができないときも通常のインスリン注射を必ず行う。インスリン注射を自己判断で中断した場合，ケトアシドーシスによる昏睡に陥る危険があるためである。

2 脱水の予防

小児では脱水しやすく，高齢者では口渇などの自覚症状に乏しいので注意深い観察が必要である。十分な水分補給（1.5〜2L 程度）のためお茶やスポーツ飲料を摂取する。また，ジュースやスープ，お粥，うどん，味噌汁などの口当たりよく消化のよい食べ物をできるだけ摂取するようにし，絶食しないようにする。

3 Sick Day を引き起こす原因となった病態への対応

Sick Day の主な病気は，呼吸器感染症（かぜ症候群，急性気管支炎，急性肺炎，インフルエンザなど）と消化器疾患（腹痛，嘔吐・下痢，急性胃腸炎など）がある。

4 医療機関受診のタイミングを逃さない [1]

「まったく食事がとれない」「下痢や嘔吐が続く」「高熱が続く（38℃以上）」「腹痛が強い」「高血糖が続く（350mg/dL 以上）」などの症状がある場合は，主治医を受診すべきときがある。

9. 口腔（オーラル）ケア

高血糖により，免疫の機能が低下し，悪玉菌が多くなり，歯周病やう歯が発生しやすくなる。日常の口腔ケアを行うことで予防できるだけでなく，食事摂取のためにも咬むという行為がしっかりできるよう，口腔の状態を保っていくことも大事なケアである[5]。

■ 口腔（オーラル）ケア留意点
- 歯ブラシは硬すぎないものを使用[5]
- みがき残しをしない[5]
- デンタルフロスや歯間ブラシを使用する[5]
- 歯垢がたまりやすい部分を丁寧にみがく[5]
- 1日1回はすみずみまでみがく[8]

10. フットケア

糖尿病神経障害による知覚鈍麻により，外傷や熱傷に気づかず，治療が遅れたり，動脈硬化により足の血管が細くなり，足先まで血液や酸素が十分流れず，血行障害が起こると傷が治りにくくなる。さらに，細菌への抵抗力低下により傷が化膿しやすいため，くつずれ，外傷，白癬（水虫），足の変形や胼胝（たこ），足潰瘍，足壊疽まで糖尿病足病変が起こる。足病変があると歩行に支障をきたし，日常生活動作および活動（ADL）の低下，廃用症候群へ移行しやすい。

1 毎日足を観察する
- 足：むくみ，水ぶくれ，掻き傷，乾燥，皮膚の色
- 足の甲：発赤，腫れ
- ゆびの外側：発赤，胼胝，鶏目
- 爪：爪の色，巻き爪，変形・肥厚
- 爪のまわり：発赤，腫れ
- ゆびの間：ジクジク，皮膚のめくれ，傷，べんち
- 足裏：皮膚の色，乾燥，胼胝，鶏眼，皮下出血，傷

2 爪を正しく切る
爪は数回に分けて切り，爪上部の白い部分1mmほど残る長さが目安。深爪や角を切りすぎて巻き爪にならないよう，四角いイメージでまっすぐ切る（図7）。

3 靴の選び・異物の有無確認
靴擦れによる足のトラブル防止のため，足のサイズと形にあった靴を選ぶ。また，靴を履く際に異物の有無を確認する（図8）。

4 低温やけどへの注意
暖房器具による熱傷・低温熱傷，入浴時の湯温度による熱傷，長時間入浴による皮膚のふやけに注意する。

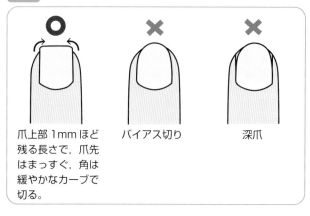

図7 フットケア①

爪上部1mmほど残る長さで，爪先はまっすぐ，角は緩やかなカーブで切る。

バイアス切り

深爪

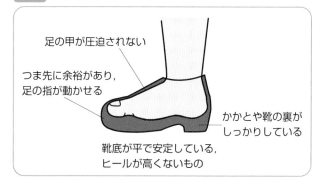

図8 フットケア②

足の甲が圧迫されない

つま先に余裕があり，足の指が動かせる

かかとや靴の裏がしっかりしている

靴底が平で安定している，ヒールが高くないもの

5 靴下の選び方
足を衝撃から守るためのクッション性の高い靴下で保温性の良いもの，出血がすぐにわかる白色を選ぶ。

6 足の清潔・保湿
毎日ぬるま湯と洗浄剤で足を洗い清潔にする。乾燥による亀裂は感染源になりやすいためクリームで保湿する。水虫は，入浴後に水分をふき取ってから薬を塗布し，治るまで中断しない。

7 禁煙する
タバコに含まれるニコチンにより末梢血管収縮され，血流障害を起こす可能性があるため禁煙する。

11. 糖尿病教育・心理的援助[1]

糖尿病と診断されたことに伴う患者やその家族の心理的混乱は大きく，突然の健康の喪失は，否認，悲しみ，憂うつ，不安，怒りなどの心理的反応を引き起こすとともに，食欲不振や不眠などの身体反応が出現する。

糖尿病であることや治療に対する強い拒否感，家族の非協力，社会的適応（学校や職場）の問題，人生（生

活）の問題，強いストレスや精神科的疾患の有無の確認が必要であり，必要な心理的支援を行っていくことが欠かせない。

また，患者自身が治療法を十分に理解して日常生活のなかで実践できるかどうかに治療の成否はかかっているため，患者の行動変化への支援が必要である。

具体的に，糖尿病教育するとともに，目的達成のための動機付けを，対話を通して提供していく。

できないことを批評非難するのではなく，患者と協力して問題解決にあたることを伝え，信頼関係を築いていくことも医療者としての役目である。

12. 年齢別の糖尿病の特徴とケア

1）小児

小児糖尿病の治療目標は，糖尿病児と同等の発育とQOLの確保である[1]。

食事療法の基本は，正常な発育のために必要十分なエネルギーの摂取，良好な血糖コントロールの維持，重症低血糖を起こさないようにすることである[7]。学校生活を送る場合は，糖尿病の治療に関して学校や社会での友人や周りの人から理解や協力を得られるよう，差し支えないところまで糖尿病であることを伝える必要がある。

また，インスリン注射や血糖測定が必要な場合は，いつ，どこで，何を行うのか，学校関係者等と事前の相談が必要である。学校行事等がある際には，低血糖が起こりやすいため，インスリン注射量や事前の補食などによる予防を主治医と相談しておく。

2）妊娠中

妊娠中の耐糖能異常では，母体の合併症として「糖尿病ケトアシドーシス，流産・早産，妊娠高血圧症候群，羊水過多，将来の糖尿病など」，児の合併症として「巨大児，難産による脱臼・骨折，胎児発育不全，胎児死亡，新生児低血糖症など」が起こる可能性があるため，放置せず，医師の指示のもとインスリン投与治療などで血糖値をコントロールする必要がある[6]。

3）高齢者

高齢者の糖尿病の臨床上の特徴としては，高血糖症状（口喝，多飲，多尿）が現れにくい[3]。低血糖を起こしやすく，自律神経症状（発汗，動悸，手のふるえ）が減弱して無自覚性低血糖や重症低血糖を起こしやすい。

低血糖は転倒・骨折の危険因子であり，うつやQOL低下の誘因，重症化すると認知症や心疾患発症，死亡の危険因子[3]となるため，患者が黙っていたり，あくびをしたり，虚ろな状態の時は低血糖を疑い，糖の摂取をさせる[2]。

食事療法では，食事摂取量の低下が問題になることがあり，十分なエネルギー摂取をさせないことはサルコペニアやフレイルの誘致になる可能性があるため，軽度の肥満であれば無理に減量をしなくてもよいと考えられる[6]。

ただし，加齢とともに筋肉量や骨量が低下することで，ロコモティブシンドローム（運動器症候群）になり，歩行困難になる可能性があるため，日常生活維持のためにも運動療法は欠かせない。また，高齢になると記憶力低下によりインスリン注射を忘れたり，再度注射をしてしまうなどにより血糖コントロールが難しくなることがあるため，自己管理ができているか確認する必要がある。

[朝比奈晏那]

《文献》
1) 日本糖尿病学会編：糖尿病治療ガイド 2022-2023. 文光堂，2022.
2) 日本糖尿病学会編：糖尿病治療の手びき 2017 改訂第 57 版. pp4-116, 南江堂，2017.
3) 日本糖尿病学会，日本老年医学会編：高齢者糖尿病治療ガイド 2021. pp15-16, p73, 文光堂，2021.
4) 横手幸太郎監，小川佳宏・他編：内分泌疾患・糖尿病・代謝疾患―診療のエッセンス. p211, 日本医師会，2021.
5) 日本糖尿病教育・看護学会編：糖尿病に強い看護師育成支援テキスト. 日本看護協会出版会，2008.
6) 小田原雅人：糖尿病・代謝・内分泌のしくみ. p59, 175, マイナビ出版，2021.
7) 日本糖尿病学会編：糖尿病診療ガイドライン 2019. p306, 南江堂，2019.
8) 伊藤裕：糖尿病は先読みで防ぐ・治す. p30, 44, 64, 講談社，2019.

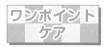

食事療法中の参考に

食事療法中のカロリー計算は重要であるが，あまり神経質になると患者にとってストレスとなることもある。そこで普段よく摂取するご飯，パンなどの1単位当たりの目安量を知ってもらい，単位の計算に慣れてもらうことがまず大切といえる。また退院後は外食をしたりコンビニのお弁当などを食べる機会も増えてくる。

このような場合も患者の生活になるべく制限が加わることがないよう，表1〜3のようなカロリーの表を渡して，患者自身が予め外食のカロリーを大まかに把握して自己管理ができるよう支援していく。患者が自分自身で調節できるよう，退院が近づいてきたら患者の生活スタイルに合わせた情報を提供して，援助していく必要がある。

［坂井志麻］

表1 1単位（80kcal）に相当する主な食物

品目	重量（g）	目安量
ごはん	50	小さい茶碗軽く半杯
食パン	30	6枚切り半分
ロールパン	25	1個
もち	35	4×5×1.5cm大
りんご	180（皮・芯含む）	1/2個
みかん	200	小2個
バナナ	100	小1本
ロースハム	40	2枚
ソーセージ	30	2本
鶏卵	50	小1個
プロセスチーズ	20	6個入り扇形1個
豆腐（木綿）	100	1/3丁
納豆	40	1包
まんじゅう	25	1/2個
ドーナツ	20	1/3個
シュークリーム	35	1/2個

（文献1をもとに作成）

表2 外食のカロリー（単位：kcal）

うな重	754	ピザ	538
ざるそば	284	チャーハン	754
きつねうどん	392	かつ丼	893
スパゲッティ（ミートソース）	593	親子丼	731
スパゲッティ（たらこ）	524	天丼	805
オムライス	843	たこ焼き（8個）	442
カツカレー	957	お好み焼き（1枚）	553
ラーメン（しょうゆ）	486	たい焼き（つぶあん）	211
ラーメン（みそ）	486	今川焼き	197
ハンバーグ（デミグラス）	582		

（文献2をもとに作成）

表3 ソフトドリンク・アルコール類のカロリー（単位：kcal）

コカ・コーラ（500mL）	225	キリンラガービール（350mL）	147
アクエリアス（500mL）	95	発泡酒グリーンラベル（350mL）	102
午後の紅茶（ストレート500mL）	80	キリンチューハイレモン（350mL）	172
C.Cレモン（500mL）	200	キリンフリー（350mL）	39
カフェオーレ（200mL）	111	ワイン（赤・白100mL）	73
純水りんご（470mL）	226	清酒一級（180mL）	191
のむヨーグルト（220mL）	147	梅酒（100mL）	184

（文献2，3をもとに作成）

《文献》
1）日本糖尿病学会編著：糖尿病食事療法のための食品交換表　第7版．日本糖尿病協会，2013．
2）香川芳子監：毎日の食事のカロリーガイド 改訂版．女子栄養大学出版部，2012

NOTE

22 発熱

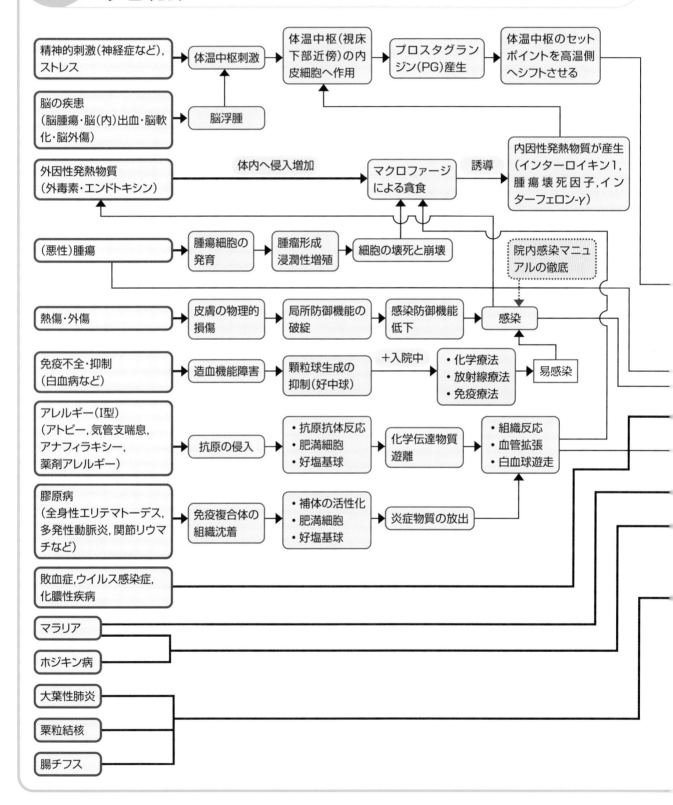

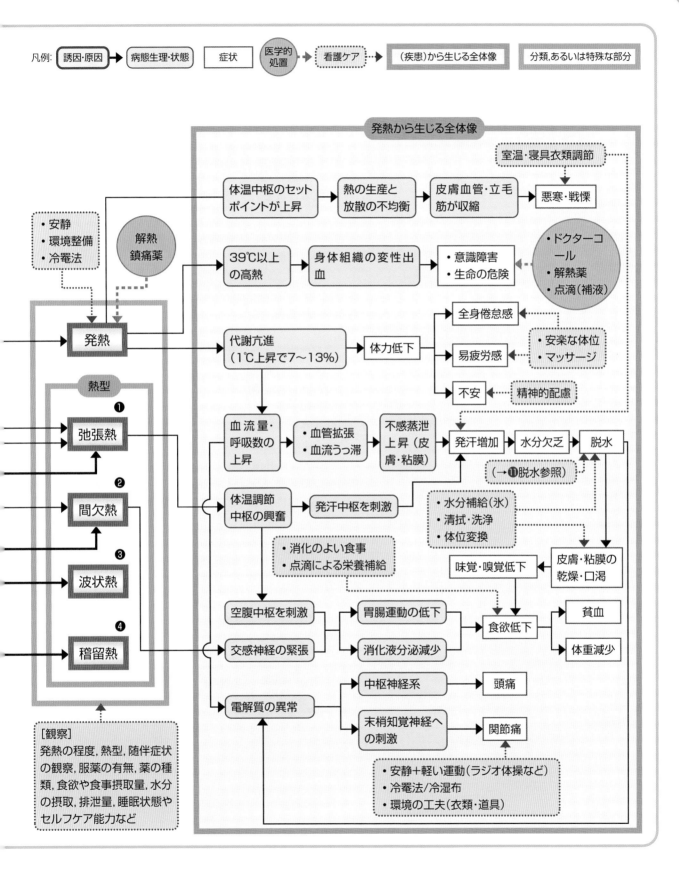

凡例: 誘因・原因 → 病態生理・状態　症状　医学的処置 ⇢ 看護ケア ⇢ （疾患）から生じる全体像　分類,あるいは特殊な部分

発熱から生じる全体像

室温・寝具衣類調節

体温中枢のセットポイントが上昇 → 熱の生産と放散の不均衡 → 皮膚血管・立毛筋が収縮 → 悪寒・戦慄

・安静
・環境整備
・冷罨法

解熱鎮痛薬

・ドクターコール
・解熱薬
・点滴（補液）

39℃以上の高熱 → 身体組織の変性出血 → ・意識障害 ・生命の危険

発熱

代謝亢進（1℃上昇で7～13%） → 体力低下 → 全身倦怠感

易疲労感

・安楽な体位
・マッサージ

不安 ← 精神的配慮

熱型

❶ 弛張熱

❷ 間欠熱

❸ 波状熱

❹ 稽留熱

血流量・呼吸数の上昇 → ・血管拡張 ・血流うっ滞 → 不感蒸泄上昇（皮膚・粘膜） → 発汗増加 → 水分欠乏 → 脱水

（→⓫脱水参照）

体温調節中枢の興奮 → 発汗中枢を刺激

・水分補給（氷）
・清拭・洗浄
・体位変換

・消化のよい食事
・点滴による栄養補給

味覚・嗅覚低下 ← 皮膚・粘膜の乾燥・口渇

空腹中枢を刺激 → 胃腸運動の低下 → 食欲低下 → 貧血

交感神経の緊張 → 消化液分泌減少 → 体重減少

電解質の異常 → 中枢神経系 → 頭痛

末梢知覚神経への刺激 → 関節痛

[観察]
発熱の程度, 熱型, 随伴症状の観察, 服薬の有無, 薬の種類, 食欲や食事摂取量, 水分の摂取, 排泄量, 睡眠状態やセルフケア能力など

・安静＋軽い運動（ラジオ体操など）
・冷罨法/冷湿布
・環境の工夫（衣類・道具）

22 発熱

I 症状が生じる病態生理

1. 発熱とは

体温は，正常時は体熱と放散のバランスがとれていて一定に保持されている。これがさまざまな身体への侵襲により，バランスが乱れたり，反応して体温を上昇させ

表1 体温の区分

	成人	小児
平熱	36～37℃未満	37.5℃未満
微熱	37.5℃以下 （37～38℃未満：軽熱）	37.5～38℃未満
中等熱	38～39℃未満	38～39℃未満
高熱	39～40℃未満 （40℃以上：最高熱）	39℃以上 ［発熱の目安］ 新生児（生後280日まで）：38℃以上の持続 幼児：37.5℃以上の持続 学童：37℃以上の持続

（文献2，p45より）

る，この現象を発熱という。発熱の程度は，微熱，中等度熱，高熱に分けられる（表1）[1]。

2. 発熱のメカニズム（図1）

発熱は以下のようなメカニズムで起こってくる。しかし，すべてのプロセスを必ず通って起こってくるのではなく，途中のプロセスを通って起こる場合もある。

❶ 外傷・熱傷などにより，外因性発熱物質（外毒素・エンドトキシンなど）が体内へ侵入したり，増加する

❷ マクロファージが遊走し，貪食が始まる

❸ 内因性発熱物質（インターロイキン1，インターフェロン-γなど）の産生が誘導される

❹ 発熱物質は脳血液関門を通り抜けることはできないので，脳に直接侵入することはないが，しかし脳の近傍にある体温調節中枢である視床下部近傍の内皮細胞に作用することによってプロスタグランジン（PG）が産生される

❺ PGが体温調節中枢を高温側へシフトさせることによって，体温の上昇（発熱）が誘発される

● **プロスタグランジン（PG）**

元々は炭素20個からの二重結合を含む脂肪酸から生成される。平滑筋の収縮作用や血管透過性，血小板の凝集作用や白血球遊走作用，胃酸分泌抑制や睡眠・痛覚調

図1 サイトカインによる発熱誘導のメカニズムと解熱剤の作用点

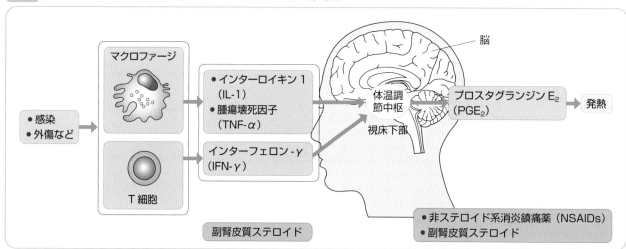

（文献1，p747より改変）

節作用などをもつ。

1）発熱の原因

　原因疾患としては，外傷，免疫低下・不全からの感染，脳疾患による脳浮腫（脳腫瘍・脳内出血・脳外傷など）による機械的刺激，神経症・ヒステリーなどによる精神的刺激，膠原病・アレルギーなどからの内因性発熱物質の産生や代謝性疾患（痛風・甲状腺機能亢進症・ポルフィリン症など）がある。

2）発熱の分類（図2）

■ 弛張熱❶

　1日の日差が1℃以上である。低いときでも平熱に戻ることはない。敗血症，化膿性疾患，ウイルス疾患，悪性腫瘍などでみられる。

■ 間欠熱❷

　1日の日差が1℃以上であるが，平熱に戻ることもある。マラリア，薬剤アレルギーなどでみられる。

■ 波状熱❸

　有熱期（37℃以上）と無熱期が交互に訪れる。1日のなかでも大きな変動がみられる。ブルセラ，マラリア，ホジキン病でみられることが多い。

■ 稽留熱❹

　1日の日差が1℃以内であり，持続する高熱。肺炎，結核などでみられる。

3. 発熱に伴って生じる症状

■ 悪寒，戦慄

　体温中枢のセットポイントが上昇している間，熱の放散と生産のバランスが乱れ，皮膚血管や立毛筋が収縮することにより生じる。

■ 全身倦怠感，易疲労感

　発熱により，代謝が亢進して（1℃上昇で7～13％増加）栄養素を多く消費して，体力が低下して起こる。

■ 発汗増加➡脱水，皮膚・粘膜の乾燥（口渇）

　代謝が亢進し，血流量・呼吸数が増加することにより不感蒸泄が増加して起こる。また，体温調節中枢の興奮により発汗中枢が刺激されることもある。

■ 食欲低下

　体温調節中枢の興奮により，近くにある空腹中枢が抑制され，胃腸運動の低下・消化液分泌が低下することにより生じる。ひどくなると貧血・体重減少が起こってくる。食欲低下は皮膚・粘膜の乾燥による味覚・嗅覚の感

図2　熱型の種類

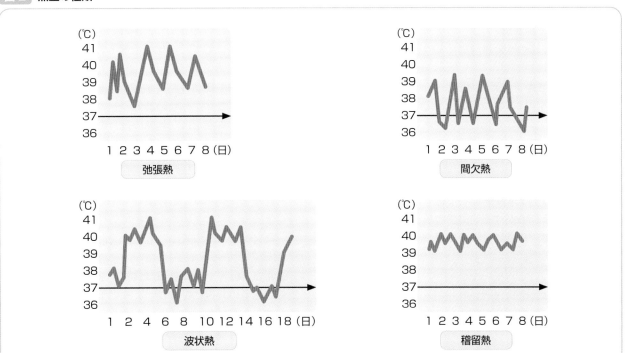

（文献2，p46より）

覚が鈍くなることからも生じる。

⑤ 頭痛，関節痛

発熱に伴い，代謝が亢進し，血流量・呼吸数も増加する。血管拡張・血流のうっ滞・電解質の異常が出現して，中枢神経系や末梢知覚神経への刺激が起こることから生じる。

Ⅱ　看護ケアとその根拠

1.　観察

① 発熱の程度

37.5℃以上を超えているかどうか。

② 随伴症状の観察

吐気，発汗，顔色，脱水症状，意識，循環・呼吸障害の有無など前記した症状があるかどうか。

③ 服薬の有無や薬の種類

現在使用している内服薬がどのようなものか。抗生物質や抗菌薬の服用の有無。

④ 食欲や食事摂取量

普段とどの程度食欲や実際の食事摂取量・回数が減っているか。

⑤ 水分の摂取・排泄量

普段の生活と比べ水分摂取量はどの程度か。脱水症状が実際にあるか。

⑥ 睡眠状態やセルフケア能力など

睡眠時間や熟睡感はどの程度か。実際の生活が発熱前と比較してどのように変化しているか。

2.　安静

高熱の場合は，まず安静にして患者にとって安楽な体位を保てるように心がける。頭部の挙上のみで悪心を感じたりするので，患者に我慢させるようなことがないようにする。

3.　保温

悪寒・戦慄が続いている間は保温に気をつけて，湯たんぽ，電気あんか，電気毛布などを用いる。悪寒・戦慄がなくなってきた時点（顔面紅潮や発汗など暑さを感じ

てきた頃）になったら，皮膚を冷やすようにする。室内も同様に高温➡低温へ。

▶悪寒・戦慄がある段階は，体温調節中枢のセットポイントに体温が到達していない状態である。その段階中はまず，セットポイントに早く到達させてあげるように，体熱の放散を抑えて保温することが必要となってくる。顔面紅潮や発汗の増加などがみられたときが，体温がセットポイントに到達した頃である。

4.　発汗を促す

① 室内の環境を整える

室温は皮膚温よりも低温にする。また，風通しがよくなるように患者の状況に合わせて窓を開けたり，扇風機をつけたりする。

▶室温に対しては，室温を皮膚温より低くすることで輻射（熱が電磁波の形で移動する現象）による体熱のより大きな放散が起こる。

▶また，風通しをよくすることで空気の対流（皮膚に接している空気が温められることによって表面の空気が多く入れ替わること）により，熱の放散がより促進される。

② 衣類の調節

身体を締めつけない，通気性・吸湿性のよい材料でできた衣類を身につけるようにする。また，頻回に衣類は交換するようにして，身体の清潔・新陳代謝を促す。

▶衣類で皮膚を覆うことで輻射は妨げられてしまうが，衣類や寝具の温度が高まると間接的にそこから輻射が起こり，体熱の放散が起こってくる。身体を締めつける衣類は，体熱の放散を妨げることになるので避けなければならない。寝衣を適度に交換することによって，汗の吸着による通気性の低下を防ぐことができる。

▶寝衣を交換することによって体力の消耗が大きい場合には，バスタオルを背中に敷いたり，着替えやすい衣類を工夫することも必要である。

③ 冷罨法

動脈の走行部や皮膚表面に氷枕・氷囊を置く。氷の圧迫感が患者の負担にならないように気をつける。体位変換もできるだけ多く行うようにする（図3）。

図3 冷罨法

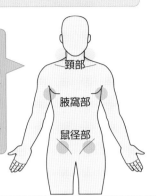

皮膚の冷却

- 動脈の走行部や皮膚表面に氷枕や氷囊をおく
- 腋窩を冷やすには CMC 製品（アイスノン）を使うと，身体（腕）に氷の重さがかからなくてよい
- 凍傷や氷枕の止め金で皮膚を傷つけないように注意する

頸部
腋窩部
鼠径部

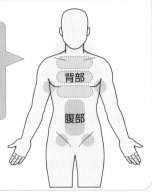

急速な冷却を必要とする場合

- 背部には氷枕を3つぐらい敷き，腹部に冷たいタオルか氷枕をのせる
- 体温が下がりすぎないように直腸温を測定しながら冷却する

背部
腹部

5. 全身倦怠感，易疲労感に対して

1 環境の調節

室内環境や衣類に対して，4. − 1 2 と同様に患者の負担を小さくするために十分に配慮する。安楽な体位も患者の希望に合わせて工夫する（枕，クッションなどを用いる）。

2 安静と運動

高熱時にはベッド上での安静が必要であるが，それ以外の場合には病状に応じた軽い運動も必要である（ラジオ体操・ストレッチ・屈伸運動など）。また，テレビやラジオの持ち込み，読書，ゲームなど，患者ができる趣味を取り入れてあげることも必要である。

　▶安静に対しては，ただベッド上に長い時間臥床していても無気肺や褥瘡を起こす原因となる。筋力を維持し，精神的な無気力を起こさないためにも安静と運動を適度に織り交ぜていく。同時に患者のできる範囲で趣味を取り入れると，精神的拘束感・活力低下も防ぐことができる。

3 体位変換

体位変換時には圧迫を受けていた部分を軽くマッサージするとよい。

6. 栄養補給

水分を多く含んだ消化のよい食事が一番であるが，患者の嗜好にも合わせて，少しでも楽しい食事ができるように援助する。時間的に一度に食べようとせずに時間をおいて，少しずつ摂取することが望ましい。経口摂取が

可能なときは牛乳やスープ・果汁などから患者の状況をみていくのもよい[3]。また，経口摂取が無理な場合は，点滴による栄養補給や補液によって栄養摂取することも必要となってくる[3]。

　▶発熱により，代謝は亢進して身体は栄養素を要求しているが，反対に胃腸の運動や消化液などの分泌は低下している。そのため，いくらエネルギーを身体が必要としていても消化吸収の悪い高カロリーのものを摂取しては逆効果である。

　▶消化吸収のよいもの（おかゆ，うどんなど）を中心として，ビタミン類を豊富にとるように気をつけ，下痢や嘔吐に注意する（一緒に膿盆等は用意しておくとよい）[3]。

7. 頭痛・関節痛に対して

1 安静と運動

5. − 2 に準ずる。

　▶頭痛や関節痛は血管拡張や呼吸数増加によって中枢神経系や末梢神経が刺激されて生じるものである。そのために高熱時は除いて，安静にしている合間に運動不足の解消のためにも運動を通じて血液の循環を促進する。

2 対症療法

冷罨法や消炎鎮痛薬の塗布 ➡ 薬の内服。

　▶冷罨法や消炎鎮痛薬を塗布することで，血管を収縮させて疼痛を緩和することができる。

3 衣類・環境の工夫

衣類は締めつけないものを着用して，なおかつボタン

表2 解熱・鎮痛薬の種類と副作用

分類		商品名	副作用
サリチル酸系	アセチルサリチル酸	アスピリン	悪心・嘔吐，下痢，発汗，頭痛，めまい，耳鳴，視力障害，過敏症など
		バファリン（アスピリン配合剤）	胃腸障害がときにある
ピラゾール系	アンチピリン	アンチピリン	発疹，顆粒球減少，血圧降下など
アニリン系	アセトアミノフェン	ピリナジン	悪心・嘔吐，下痢，食欲不振，血小板・顆粒球減少，チアノーゼなど
プロピオン酸系	イブプロフェン	ブルフェン®	血液障害，過敏症，視覚異常，肝障害，頭痛，めまい，胃腸障害など

注 上記のほか，感冒薬として，さまざまな配合薬が市販されている。

のあるものは避ける。食事時にもスプーンを用いたり，把持しやすい食器を使ったりして疼痛の緩和をはかる[3]。また，静かな落ち着いた室内環境を保つことで，無用な緊張を引き起こさないようにする。

8. 解熱・鎮痛薬の投与

発熱は長期にわたると体力の消耗や貧血など徐々に身体への悪影響を増大させることになる。逆に，安易に用いることは血圧低下やけいれん・アレルギーなど悪い結果を及ぼすことも少なくない。用いるときには患者の普段内服している薬やアレルギーを十分に考慮して処方することが大切である（表2）。

9. 抗菌薬の投与

治療に選択される場合，医師に処方された薬剤の投与量，時間，方法を遵守する。過去の投与経験，アレルギー症状の有無を事前に聴取し，投与前には使用の必要性を説明し，理解，了解を得る。

投与中も薬剤によるアナフィラキシー症状の出現に留意してモニタリングする。重篤なアナフィラキシー症状は，投与開始後5〜15分以内に発症する可能性が高い。

［今田奈津子］

《引用文献》
1）宮坂信之：発熱．臨牀看護 26（6）：746-748，2000．
2）永易裕子・他：発熱．月刊ナーシング 30（7）：42-47，2010．
3）松葉章子・他：体温．ブレインナーシング 2011 年春季増刊：94-101，2011．

《参考文献》
● 古谷直子：症状に対する看護—発熱．系統看護学講座 専門分野　成人看護学 11　アレルギー 膠原病 感染症　第 14 版，pp352-253，医学書院，2016．
● 古谷直子：症状に対する看護—抗菌薬投与中の看護．前掲 1，pp356-357．
● 串間尚子・他：発熱の種類と病態生理．臨牀と研究 90（8）：1011-1014，2013．
● 岡元るみ子：がん患者さんの発熱を考える．YORi－SOU がんナーシング 12（4）：358-360，2022．
● 江口智洋・他：各症状への対応—発熱．臨牀と研究 98（2）：158-160，2021．
● 伊藤敬介：Lesson8 熱がある……．エマージェンシー・ケア 29（9）：892-898，2016．

看護ができること

看護大学在学時，NHK スペシャル「あなたの声が聞きたい〜"植物人間"生還へのチャレンジ〜」を見たとき，"看護の力の凄さ"に衝撃を受けたことを今でも覚えている。紙屋は意識障害患者を生活援助の視点から「重複生活行動障害者」と看護的に規定し，意識障害患者に生活行動を獲得させて障害を克服していくことができるという看護があることを述べていた[1]。

その頃から約 30 年が過ぎようとしている。看護系大学は約 7 倍に増え，現在は約 270 校にも達する。大学卒業後，病院に就職したばかりのときは，目の前の業務や日々の患者ケアがすべてであり，"手術室での素早い機械出しの技""正確な与薬""汗だくになっての清拭"等に一生懸命であればよかった。その後，さまざまな看護現場に携わるなかで，病院での看護が診療報酬の仕組みとは切り離せないことを実感する。祖父が若い頃に肋膜炎（現在の結核性胸膜炎）で入院していたとき，祖母は七輪を持参し泊まりがけで付添い，看護をしていたと聞いたことがある。近年，その病院が日本有数の先進的な急性期病院になったことを考えると変遷がみえる。現在，一般病床の平均在院日数は短縮され約 16 日，医療費は約 1.6 倍増え約 44 兆円にも及ぶ。長い歴史をかけて，日本の医療を取り巻く環境が変わってきた結果だろう。

看護の評価も変わってきた。例えば，在宅の訪問看護は老人訪問看護制度として 1992（平成 4）年に始まり，1994（平成 6）年には老人に限らず一般利用者へと対象が拡大され，2000（平成 12）年には介護保険制度においても訪問看護が行われるようになった。原則として，要支援・要介護被保険者には介護保険から，それ以外の方々には医療保険から訪問看護が行われている。また，病院では 1994（平成 6）年から 1998（平成 10）年にかけて付添看護制度が廃止となり，2006（平成 18）年には一般病棟で 7 対 1 の看護職員配置が評価され，手厚い看護が報酬につながった。その他にも，看護師の労働条件の改善や夜間帯での看護サービスの評価をする観点から，一般病棟で勤務する看護師の月平均夜勤時間数が 72 時間以下であることが必須となった。

加えて専門の教育・研修を受けた看護師への診療報酬による評価も行われてきた。認定看護師は約 2.2 万人，専門看護師は約 2800 人に増えている。2002（平成 14）年には「緩和ケア診療加算」が創設され，緩和ケア等の認定看護師やがん看護の専門看護師が，2006（平成 18）年には「褥瘡ハイリスク患者ケア加算」として皮膚・排泄ケアの認定看護師が，2010（平成 22）年には「がん患者カウンセリング料」としてがん性疼痛看護等の認定看護師等の配置や役割が評価されるようになった。診療報酬改定のたびに看護の評価項目は増えている。これらの流れは，現場のニーズや実践を通してエビデンスを構築し世間に認められてきた結果といえるのではないかと思っている。

近代看護の創設者ナイチンゲールからのメッセージは今も生き続け，法や制度の確立とともに「看護ができること」は多角的にベクトルが向いてきたことを実感する。「知識と行動無くしては前進無し」，根拠ある専門性とプロ意識をもち，今後も看護の更なる躍進を確信している。

［北澤直美］

《文献》
1）紙屋克子：私の看護ノート．pp196-209，医学書院，1993.

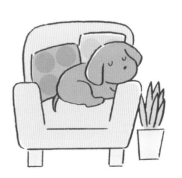

23 ストレス

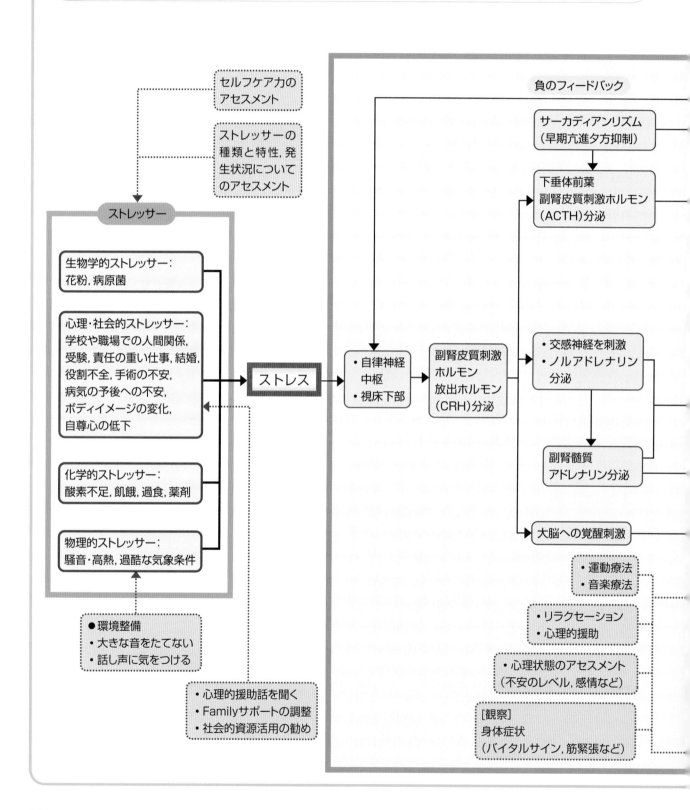

凡例: 誘因・原因 ➡ 病態生理・状態　症状　医学的処置 ➡ 看護ケア ➡ (疾患)から生じる全体像　分類,あるいは特殊な部分

ストレスから生じる全体像

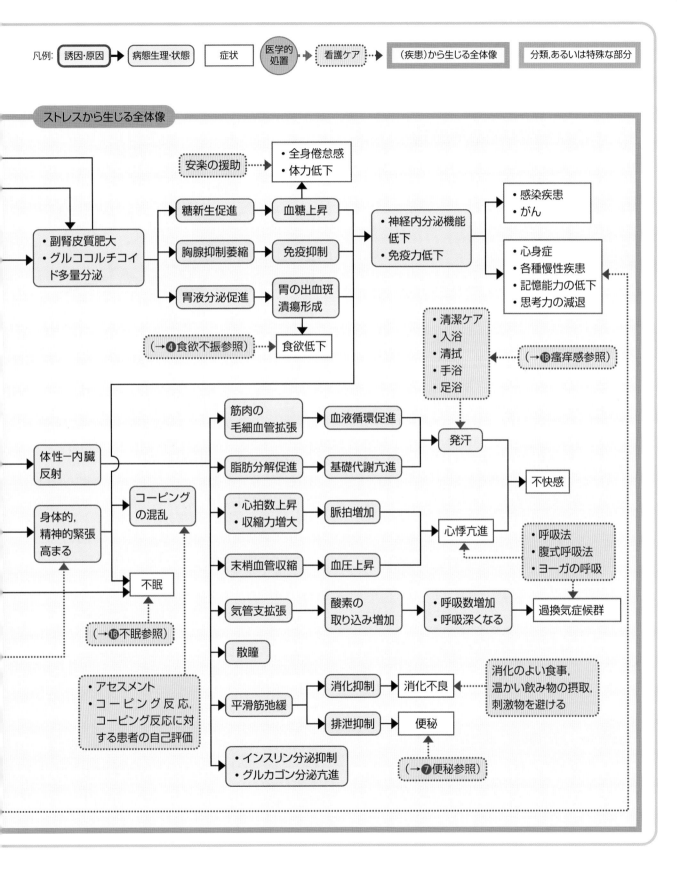

安楽の援助 ┄┄➤ ・全身倦怠感 ・体力低下

・副腎皮質肥大 ・グルココルチコイド多量分泌 ➡ 糖新生促進 ➡ 血糖上昇

胸腺抑制萎縮 ➡ 免疫抑制

胃液分泌促進 ➡ 胃の出血斑 潰瘍形成

(→❹食欲不振参照) ┄┄➤ 食欲低下

・神経内分泌機能低下 ・免疫力低下 ➡ ・感染疾患 ・がん

・心身症 ・各種慢性疾患 ・記憶能力の低下 ・思考力の減退

・清潔ケア ・入浴 ・清拭 ・手浴 ・足浴

(→⓲瘙痒感参照)

体性ー内臓反射

身体的, 精神的緊張高まる

コーピングの混乱

不眠

(→⓰不眠参照)

・アセスメント ・コーピング反応, コーピング反応に対する患者の自己評価

筋肉の毛細血管拡張 ➡ 血液循環促進

脂肪分解促進 ➡ 基礎代謝亢進

・心拍数上昇 ・収縮力増大 ➡ 脈拍増加

末梢血管収縮 ➡ 血圧上昇

気管支拡張 ➡ 酸素の取り込み増加 ➡ ・呼吸数増加 ・呼吸深くなる ➡ 過換気症候群

散瞳

平滑筋弛緩 ➡ 消化抑制 ➡ 消化不良

排泄抑制 ➡ 便秘

・インスリン分泌抑制 ・グルカゴン分泌亢進

発汗 ➡ 不快感

心悸亢進

・呼吸法 ・腹式呼吸法 ・ヨーガの呼吸

消化のよい食事, 温かい飲み物の摂取, 刺激物を避ける

(→❼便秘参照)

23 ストレス

I 症状が生じる病態生理

1. ストレスとは
─ストレッサーとストレス反応

　ストレスは，近年は「総合的ストレス過程」として定義されている。これは専門家によりストレスの定義はさまざまであるが，一般的な4つの考え方を含むものである。ストレスとは，❶ストレッサー（状態を引き起こす出来事）（図1）であり，❷反応（身体的症状〈頭痛，腹痛など〉，精神的症状〈不安など〉）であり，❸個人がストレッサーを認知し，ストレッサーをストレスであると受けとめるストレス反応（精神・身体的症状）であり，❹全体的な現象である（生活スタイル・社会環境等がストレスに影響）とする「総合的ストレス過程」とされる[1]。

　ストレッサーは，自らでコントロールできないほど強く認識されるが，実際のコントロールの可否よりも「自らがコントロールできない」と考える認知が，より強いストレスとして受け止めさせるようになる[1]。

2. ストレス反応が生じるメカニズム

　ストレッサーが加わると，視床下部がこれを感知し交感神経を刺激するとともに副腎皮質刺激ホルモン放出ホルモン（CRH）を分泌する。視床下部は身体の調節機能を担う自律神経系と内分泌系の中枢である[2]。

　ストレスは自律神経系，内分泌系，免疫系などの多くの反応系で分子，細胞もしくはシステムのレベルで，生体の恒常性を回復させる際に生じるストレス反応を引き起こす[3]。

1）交感神経─副腎髄質系（図2）

　ストレッサーに対して闘争・抵抗するたびに，人は交感神経を興奮させて，副腎髄質からアドレナリンの分泌量を増やし，エネルギーを使い，ストレスに対する積極的な対処行動の誘発を促す（図3）。

　副腎髄質ホルモン（アドレナリンなどのカテコールア

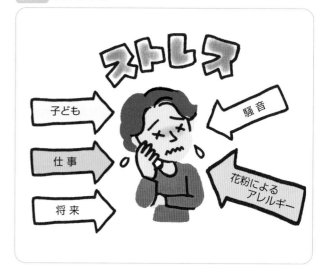

図1 ストレッサー

ミン）は，**ストレスホルモン**と呼ばれ，下垂体からのホルモン支配は直接受けず，敏速な神経の支配を受けて急激なストレスがあったときに他のホルモンと協調して生命維持に重要な役割を果たしている[5]。

　副腎髄質と副腎皮質は1つの副腎という臓器に存在しているが，そのはたらきはまったく異なる。副腎髄質は交感神経末端の一部として考えるとわかりやすい[4]。

　ストレス刺激が加わると，中枢神経系の視床下部のニューロン活動が亢進して，CRHが分泌され，それによって視床下部─下垂体─副腎皮質系と交感神経─副腎髄質系の二大システムが協調的にはたらいている。CRHを含む神経系とCRHの受容体は脳内に広く存在しており，CRHがストレス時に起こる覚醒の増強，不安行動，摂食抑制，学習記憶の促進にも関与している[2]。

■副腎髄質ホルモンの主なはたらき
❶脂肪分解が促進され基礎代謝が高まり，骨格筋の毛細血管が拡張し血流が増え発汗が多くなる[2,6]。
❷心拍数が増加し心筋の収縮力が増大するので脈拍が増加したり，末梢血管の収縮によって血圧が上昇するため心悸亢進がみられる。こういった症状は患者に不快感を与える[3]。
❸平滑筋が弛緩するため消化管の活動が抑制され，排泄機能が低下する。このため消化不良を起こしたり，便秘になる傾向がある[7]。

図2 交感神経─副腎髄質系におけるメカニズム

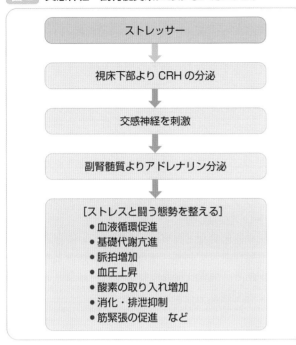

図3 交感神経の作用

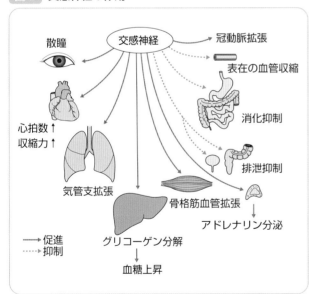

図4 副腎皮質系のメカニズム

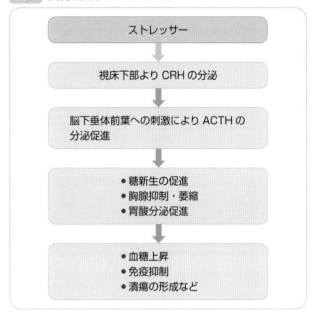

表1 主な身体的・精神的ストレス関連の疾患・症状

●動脈硬化症	●運動によらない筋	●リウマチ様関節炎
●高血圧症	肉疲労・けいれん	●潰瘍性大腸炎
●脳卒中	●慢性便秘症	●乾癬
●心臓発作	●過敏性大腸炎	●紅疹
●片頭痛	●胃のびらん	●喘息
●頭痛	●胃潰瘍	●抑うつ状態
●肩こり	●十二指腸潰瘍	●燃え尽き症候群
●腰痛	●免疫機能低下	

（文献1，pp28-39 をもとに作成）

ルチコイドの多量分泌がみられる[6]。

■ グルココルチコイドの主なはたらき

❶糖新生を促進し血糖を上昇させる▶全身倦怠感，体力低下，糖尿病の増悪[6]

❷好中球の遊走を抑制し，リンパ球が減少する▶免疫力低下，風邪をひきやすくなる[6]

❸胃酸分泌を促進すると同時に，胃の粘液分泌を抑制するため潰瘍を形成する▶胃潰瘍の形成，胃からの出血により食欲低下[2]

❹下垂体前葉，視床下部に対する負のフィードバックにより自身の分泌を抑制する[2]

3. ストレスによる身体的・精神的影響

ストレスが及ぼす影響は身体だけでなく，精神的な面でも大きい（表1）。

2）副腎皮質系（図4）

CRH は下垂体前葉に作用して，副腎皮質刺激ホルモン（ACTH）の分泌を促進する。ACTH の分泌は日内変動があり，早朝に高まり夕方は最低となる。副腎皮質刺激ホルモンによって副腎皮質は肥大し，特にグルココ

❶自律神経系の緊張，アンバランス▶抑うつ，不安，自己概念の変化などさまざまな精神的症状がみられる。

❷ストレス関連の疾患でもある頭痛が，心理的なストレスとなり，不安から頭痛が悪化し，精神疾患が随伴することがある。その場合，薬剤の過剰使用から薬剤乱用頭痛に進展しやすい[1,9]。

❸高血圧や糖尿病，気管支喘息，アトピー性皮膚炎などは**ストレス関連疾患**と呼ばれ，持続的な交感神経の緊張がそれぞれの症状を悪化させるようにはたらくと考えられ，ストレスの影響を受けやすい[1]。

❹**不眠**：ストレスによって骨格筋の緊張が高まり，全身から知覚神経を介して脳幹網様体への入力が増え，覚醒レベルが上昇する。

❺**便秘・鼓腸**：交感神経の緊張あるいは副交感神経の過緊張も同時に起こると消化管の緊張を引き起こし，蠕動のリズムが失われる。

■ コーピング

個人がその人独自の方法でストレッサーに対処する過程のことであり，物事に対する反応の流れともいえる。コーピングプロセスとは，ストレスに直面したとき自分に最も適切な行動や決定を選択しようとする過程である[1]。コーピングには，問題中心対処と情緒中心対処の2つがある。

ストレスコーピングは，まずストレッサーに対して適切な認知のあり方がなされないと適切なコーピングができない。これは環境や個人がそれまでの人生でストレスに対してとってきた多くの決定や行動の影響を強く受けるといわれている[1]。

Ⅱ 看護ケアとその根拠

1. アセスメントのポイント

① ストレッサーの種類と特性，発生状況（生活上の大きな変化など）

ストレスの原因を知り，解決の糸口をみつける。

② 対処パターン：ストレスや身の回りの出来事，病気に対する受け止め方

同じような心理的刺激にさらされてもストレスが生じるかどうかは個人差がある。

③ どのようなコーピング反応を示しているか

適切なコーピングができているか，回避行動，逃避行動，あきらめなどがないかをみる。

④ コーピング反応に対する患者の自己評価

患者が自分のコーピングに対して満足しているか，納得できているかをみる。新たな問題が発生する可能性を予測する。

⑤ ストレスに伴い身体的・心理的に不快な症状がないか

ホルモンバランスの乱れ，免疫力低下，自律神経系のアンバランスによって生じるさまざまな症状は患者に苦痛を与える。これによって心理的負担も大きくなると考えられる。

⑥ セルフケア力：慢性疾患がある場合はセルフケアによるストレスがないか

高血圧や糖尿病など食事療法を行っている患者は嗜好品なども制限されており，治療がストレス源となっていることがある。気管支喘息ではストレスにより発作が誘発されるので注意する必要がある。

2. リラクセーション

ストレスマネジメントの1つとして，リラクセーションにはさまざまな方法があるが，ここでは漸進的筋弛緩法と呼吸法の2つをあげる。リラクセーション法は個々の患者に合わせて選択する必要がある。リラックス状態を獲得するには，4つの要素がある（表2）[10]。

1）漸進的筋弛緩法（PMR）

ストレス反応は骨格筋の緊張を生み，それが筋紡錘からの刺激量を増加させ，筋-脊髄神経（特に自律神経）回路の促進，ひいては興奮を司る大脳古皮質を賦活化する。このため大脳皮質の活動性が亢進し，意識活動が活発になる。ストレスがある場合は否定的な情報処理に向かう傾向がますます強まる[1]。実際には骨格筋の緊張を

表2　リラックス状態を獲得しやすい4要素

- **精神的手段**：一定の刺激として対象を1つ選び焦点化し，他の気がかりなことにとらわれやすい状態に陥るのを防ぐこと。
- **受動的態度**：身体動作や変化やあるがままの状態に焦点をあてること。
- **筋弛緩**：身体面でリラックス状態を作り，情動が変化し心理面での感情の変化に焦点化していくこと。
- **環境設定**：眼を閉じ，雑音のない静けさ，心地よい室温，安楽な体位がとれる環境を整えること。

（文献10，p26より）

促進する中枢は脳幹上部にあるといわれているが，自律神経系中枢である視床下部と隣接しているためその影響を受けやすい。

つまりストレス反応による筋緊張は，交感神経の興奮をもたらし，副交感神経のはたらきを抑制する。筋緊張をとき，リラックス感を得るためには，交感神経を鎮静化し，副交感神経のはたらきを促進する必要がある[2]。

● **方法**

漸進的筋弛緩法は筋肉を緊張させて次に緊張させた筋肉を弛緩させてリラクセーションへと導く方法である（図5）。具体的には，腕や肩，背中といった主要な筋肉に対し，5〜7秒間力を入れて緊張させた後，15〜30秒間力を抜いて筋肉を緩める。これを両手，上腕，肩，首，顔，背中，腹部，臀部，脚の部位を変えて行う。

筋肉の緊張を負荷すると身体感覚が鋭敏になり，その後に続く漸進的な弛緩の指示によってより有効な弛緩反応が得られると考えられている[10]。

漸進的筋弛緩法指導の基本を**表3**に示す。

簡易法とJacobson法の2種類があるが，Jacobson法

表3 漸進的筋弛緩法（PMR）の指導の基本

PMRの実際

①リラックスできるポジションをとる。
②頭部を含めた全身が支持されるように臥床するか，椅子に座る。
③筋肉グループに焦点を当て，緊張−弛緩状態を繰り返す。
④筋肉グループごとに，緊張フェーズは5〜7秒，弛緩フェーズは15〜30秒ずつ，少なくとも1回以上繰り返す。弛緩フェーズでも緊張している場合には，5回程度繰り返してみる。

指導上の留意点

● アセスメント：どのような情動・感情反応が生じているのか。PMRはどのような場合に有効か。
● PMRの導入に向けてクライエントの協力を得る。
● PMRの方法を具体的に伝える。
● 練習を規則的に継続することの必要性を伝える。
● 力を入れすぎず，60〜70%にするよう説明する。
● 既往歴を確認する。
● 利き手あるいは両手から開始する。

（文献10，pp55-60をもとに作成）

は50回以上のトレーニングセッションが必要である一方で，簡易法は20分程度で終了するものもある。臨床データでは，簡易法も効果が十分とされていることから，実用性の高さから簡易法が一般的に用いられる。

● **効果**

● 筋弛緩により毛細血管が拡張し，末梢血管抵抗が低下し末梢血流が増加するため心拍の減少などがみられる。
▶ 筋弛緩により脳幹網様体を通る神経の興奮性が減弱し，自律神経中枢への刺激が減ることで，交感神経の興奮性が低下する。合わせて長息呼吸による横隔膜運動の増大が副交感神経の活動を亢進させると考えられる。
● 脳波の測定では α 波・ θ 波の増加がみられる。
▶ 深いリラックス効果があることが証明されている[13]。
● 不安の減少など心理的・感覚的影響もみられる。
▶ 生理的反応を緩和するだけでなく心理的な解放感も得られると考えられる[11,13]。

2）呼吸法

ストレスの影響で交感神経が興奮し，一般に緊張状態が強くなるため呼吸も速くなる傾向がある。そのため若い女性などによくみられる過換気症候群などを引き起こすこともある。呼吸は自律神経の影響を受けるので，自己コントロールが可能であると同時に心理的動揺に左右されやすい。

そこで不安や緊張によってリズムが乱れがちな呼吸を

図5 筋リラクセーションに関係する諸器官

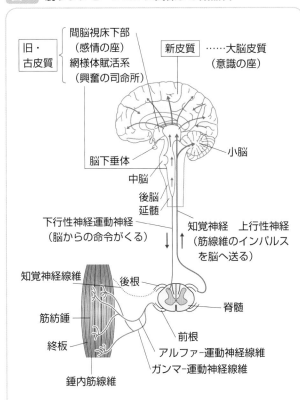

（文献12より）

図6 ヨーガの呼吸法

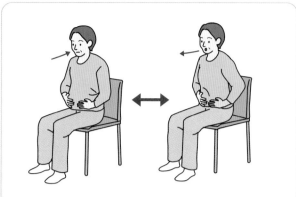

① 背中を真っすぐにして楽な姿勢で座る。
② 深く息を吐き，おなかを引き締める。
③ ゆっくり息を吸い，おなかを膨らませる。
④ 息を吸いながら胸を広げる。
⑤ 息を吸いながら肩を上げる。
⑥ 息を止め５つ数える。
⑦ 深く息を吐き，肩や胸をリラックスさせ，おなかを引き締める。
⑧ 休みながら10回繰り返す。

（文献 14 より）

整えてリラックスした状態をつくる必要がある。

- 腹式呼吸とその効果
  - **効果**：エネルギーの消費が少なく，迷走神経を刺激し，結果として副交感神経が優位な状態を導くことができる[11]。
  - 呼気を十分に長く行う（吸気の２倍の長さを目安とする）

  患者は苦しい状態だと吸気に集中する傾向があるので注意する。
  - 呼気に合わせて全身の力を抜くよう指導する。
  - 呼吸器疾患患者の場合はセミファウラー位にすると，横隔膜が下がり肺野が広くなるので呼吸が楽に行える。

  この他呼吸法には外的道具を用いてのペーシング呼吸，イメージやキューワード（狙いとする動作やこころの状態を引き出す手がかりとなる言葉）の組み合わせ，ヨーガの呼吸法（図6），瞑想の呼吸法などさまざまな種類がある[10,14]。

3. 運動療法

1）持続的な運動による身体の変化

1 脈拍数・血圧の上昇

- ▶ 運動に直接には関係ない消化器系の器官の血管は収縮し，筋肉への血液の供給が増加する。

2 交感神経系の緊張状態が続く

- ▶ 脳下垂体が刺激され副腎皮質刺激ホルモン・インスリン・アドレナリンなどが分泌される。
- ▶ タンパク質や糖の分解を促進し，運動を続けるエネルギーとなる。

3 筋肉が使われる

- ▶ 放熱➡体温の上昇
- ▶ 1 ～ 3 から，運動による身体の変化は，ストレス反応によるものと同様であることがわかる。持続的な運動を継続することでストレスへの適応性を高め，ストレスに負けない身体をつくるのが運動療法の目的である。筋肉の収縮は心臓から送られてくる酸素やグリコーゲンを取り入れて行われているので，心臓血管系が効率よく身体のいろいろな部分に酸素などを送る必要がある。有酸素運動を行うと心臓のポンプ機能が鍛えられるため，1 回の心拍の血液量が増え，心拍数が少なくなるので結果としてエネルギー効率もよくなるといわれている。

  一方，運動の精神的な面でのリフレッシュ効果も期待されている。一般にスポーツ後には爽快感，満足感が得られるためである。また，自己達成感・効力感などの側面への効果も期待できる。しかし強制的に運動を行うとストレスとなる可能性もあるので患者が負担に感じないような工夫をする必要がある[15]。

2）運動をするにあたっての工夫

- "楽しめる" ように一緒に運動を続ける人を探す。
- 好きな種類のスポーツを行う（水泳，テニスなど何でもよい）。
  - ▶ 強制的に運動を行っていると感じるとストレス解消にならず，逆に運動がストレスとなる。
- 体内のサーカディアンリズムを考慮してなるべく昼間から夕方にかけて実施する。
  - ▶ 自律神経のはたらきやホルモンの分泌のリズムが調節しやすくなる。

4. 音楽療法

　一般に音楽を聴くとリラックスし，心が安定する。音楽療法の影響として，精神的な面では心の内部発散効果，鎮静，入眠補助，心理的な苦痛の軽減があげられる。身体的な面では身体的苦痛の軽減，筋緊張の緩和，

血圧安定，皮膚温の上昇，呼吸機能の改善，NK 細胞の活性化（免疫力の向上）などがあるといわれている。音楽はコミュニケーションを円滑にする手段としての意味ももち，ストレス発散に役立つと考えられる[10, 16]。

5. 食欲低下，消化不良に対する工夫
（→ ❹食欲不振参照）

1 消化のよい食物・温かい飲み物

雑炊，温かいうどん，おかゆ，ホットミルクやホットカルピスなどの摂取を勧める。

▶ 副腎皮質からのグルココルチコイドの多量分泌によって胃液分泌が促進され胃に出血がみられることがある。このため食欲不振になり，食事がとれなくなると体力が低下し，さらに抵抗力が低下することが予測される。また交感神経のはたらきによって消化管の平滑筋が弛緩し消化活動が鈍くなるので，消化不良を起こし胸やけやおくびなどの症状をきたすことがある。

2 刺激物を避ける

アルコール類，カフェインを含む飲み物，唐辛子などの香辛料は摂取しない。

▶ これらの刺激物は交感神経をさらに刺激し，消化活動に負担をかける。

6. 感情表出できるような工夫

ストレスマネジメントを行ううえで，ソーシャルサポートを充実させることも大切である。ソーシャルサポートは，人に自尊心を維持させる。自尊感情や自信を保つことにより，ストレスへの耐性は高くなる[1]。看護者が相談を受けることもソーシャルサポートの資源の1つである。医療者の立場で良き相談相手として看護者が思いを共有することで，ストレス反応を軽減させることも期待できる[17]。ストレス耐性度は，ストレスを共有する人がいる場合に高くなるのである。

患者が自分の思いを打ち明けられるように看護者はケアの際に話をする時間をとり，話しやすい雰囲気づくりを心がけるようにする。

▶ ストレスはエネルギーの一種なので外に発散しないと内で爆発する可能性があるため，感情表出できる環境づくりが必要である。

7. 便秘に対するケア

→ ❼便秘参照。

8. 不眠に対するケア

→ ⓰不眠参照。

［鳥本靖子］

《文献》
1) 中村敬子：ストレス・マネジメント入門　第 2 版―自己診断と対処法を学ぶ．pp15-17，金剛出版，2016.
2) 坂本敏郎・他編：神経・生理心理学―基礎と臨床，わたしとあなたをつなぐ「心の脳科学」pp100-104，ナカニシヤ出版，2020.
3) 松尾理編：QUICK 生理学・解剖学―人体の構造と機能・病態生理．p69，pp317-318，羊土社，2022.
4) 岡田泰伸監，佐久間康夫・他監訳：ギャノング生理学　原書 26 版．p302，pp393-395，419-420，丸善出版，2022.
5) 黒江ゆり子・他：系統看護学講座専門分野 II 成人看護学［6］内分泌・代謝　第 13 版．pp39-41，医学書院，2011.
6) 竹内昭博：Q シリーズ　新生理学　フルカラー・改訂第 8 版．p49，pp88-89，207-208，p215，日本医事新報社，2023.
7) 深井喜代子・他：新・看護生理学テキスト―看護技術の根拠と臨床への応用．南江堂，2008.
8) 佐久間康夫監訳：カラー図解　よくわかる生理学の基礎　第 2 版．p90，pp312-313，p348，メディカル・サイエンス・インターナショナル，2017.
9) 端詰勝敬・他：頭痛と心身相関―臨床の現場より．日本心療内科学会誌 18(2)：76-80，2014.
10) 五十嵐透子：リラクセーション法の理論と実際―ヘルスケア・ワーカーのための行動療法入門　第 2 版．p26，pp28-54，55-75，医歯薬出版，2015.
11) 近藤由香・他：1987 〜 2013 年における国内の漸進的筋弛緩法に関する看護文献レビュー―基礎研究と臨床研究の視点より．日本看護研究学会雑誌 37(5)：65-72，2014.
12) 小板橋喜久代，大野夏代：漸進的筋弛緩法の指導によるバイタルサインの変化．埼玉県立衛生短期大学紀要 21：43-50，1996.
13) 小板橋喜久代，柳奈津子，酒井保治郎：健康女性を対象とした漸進的筋弛緩法によるリラックス反応の評価―生理的・感覚認知的指標による．群馬保健学紀要 19：81-89，1998.
14) 奥宮暁子・他編：症状・苦痛の緩和技術．中央法規出版，1995.
15) 尾崎純・他：リラクセーションと運動療法．理学療法 28(6)：985-992，2011.
16) 海老原直国・他：音楽のストレス解消効果．富山大学人文学部紀要 56：49-58，2012.
17) 嶋田洋徳：心理学的ストレスとソーシャルサポート．ストレス科学 16(1)：40-50，2001.

❷ストレス 10 防御作用

24 ボディイメージの混乱

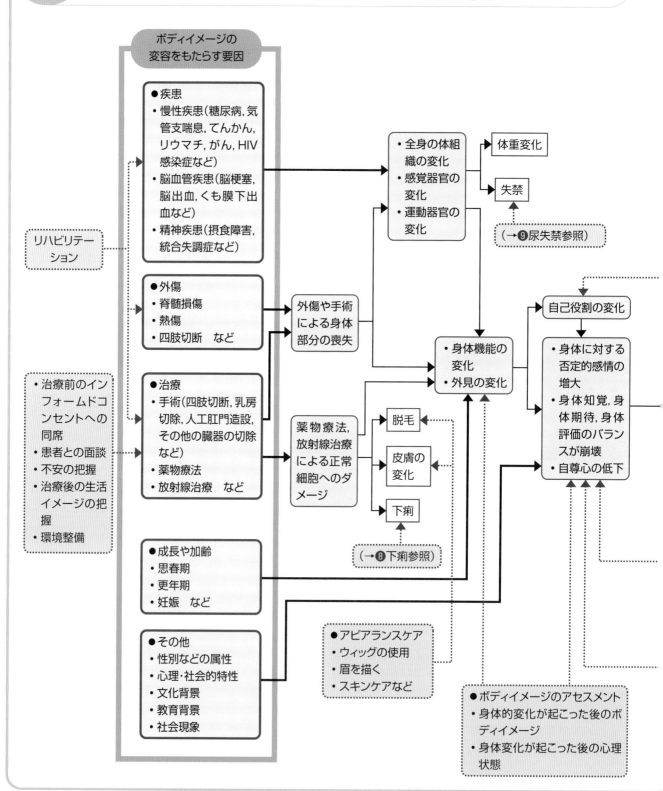

ボディイメージの
変容をもたらす要因

● 疾患
・慢性疾患(糖尿病, 気管支喘息, てんかん, リウマチ, がん, HIV感染症など)
・脳血管疾患(脳梗塞, 脳出血, くも膜下出血など)
・精神疾患(摂食障害, 統合失調症など)

リハビリテーション

・治療前のインフォームドコンセントへの同席
・患者との面談
・不安の把握
・治療後の生活イメージの把握
・環境整備

● 外傷
・脊髄損傷
・熱傷
・四肢切断　など

● 治療
・手術(四肢切断, 乳房切除, 人工肛門造設, その他の臓器の切除など)
・薬物療法
・放射線治療　など

● 成長や加齢
・思春期
・更年期
・妊娠　など

● その他
・性別などの属性
・心理・社会的特性
・文化背景
・教育背景
・社会現象

外傷や手術による身体部分の喪失

薬物療法, 放射線治療による正常細胞へのダメージ

・全身の体組織の変化
・感覚器官の変化
・運動器官の変化

体重変化

失禁

(→❾尿失禁参照)

脱毛

皮膚の変化

下痢

(→❽下痢参照)

・身体機能の変化
・外見の変化

自己役割の変化

・身体に対する否定的感情の増大
・身体知覚, 身体期待, 身体評価のバランスが崩壊
・自尊心の低下

● アピアランスケア
・ウィッグの使用
・眉を描く
・スキンケアなど

● ボディイメージのアセスメント
・身体的変化が起こった後のボディイメージ
・身体変化が起こった後の心理状態

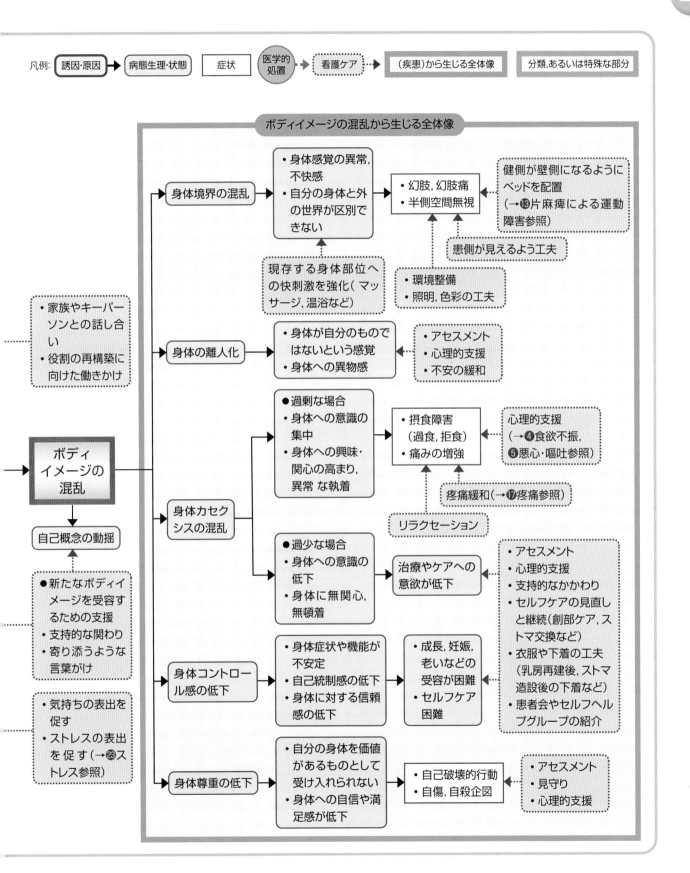

凡例： 誘因・原因 ➡ 病態生理・状態　　症状　　医学的処置 ➡ 看護ケア ⤍ （疾患）から生じる全体像　　分類，あるいは特殊な部分

ボディイメージの混乱から生じる全体像

- 家族やキーパーソンとの話し合い
- 役割の再構築に向けた働きかけ

ボディイメージの混乱

自己概念の動揺

- ●新たなボディイメージを受容するための支援
- 支持的な関わり
- 寄り添うような言葉がけ

- 気持ちの表出を促す
- ストレスの表出を促す（→㉓ストレス参照）

身体境界の混乱
- 身体感覚の異常，不快感
- 自分の身体と外の世界が区別できない
→ ・幻肢，幻肢痛
・半側空間無視

健側が壁側になるようにベッドを配置（→⓭片麻痺による運動障害参照）

患側が見えるよう工夫

現存する身体部位への快刺激を強化（マッサージ，温浴など）

- 環境整備
- 照明，色彩の工夫

身体の離人化
- 身体が自分のものではないという感覚
- 身体への異物感
→ ・アセスメント
・心理的支援
・不安の緩和

身体カセクシスの混乱
- ●過剰な場合
- 身体への意識の集中
- 身体への興味・関心の高まり，異常な執着
→ ・摂食障害（過食，拒食）
・痛みの増強

心理的支援（→❹食欲不振，❺悪心・嘔吐参照）

疼痛緩和（→⓱疼痛参照）

リラクセーション

- ●過少な場合
- 身体への意識の低下
- 身体に無関心，無頓着
→ 治療やケアへの意欲が低下

- アセスメント
- 心理的支援
- 支持的なかかわり
- セルフケアの見直しと継続（創部ケア，ストマ交換など）
- 衣服や下着の工夫（乳房再建後，ストマ造設後の下着など）
- 患者会やセルフヘルプグループの紹介

身体コントロール感の低下
- 身体症状や機能が不安定
- 自己統制感の低下
- 身体に対する信頼感の低下
→ ・成長，妊娠，老いなどの受容が困難
・セルフケア困難

身体尊重の低下
- 自分の身体を価値があるものとして受け入れられない
- 身体への自信や満足感が低下
→ ・自己破壊的行動
・自傷，自殺企図
→ ・アセスメント
・見守り
・心理的支援

24 ボディイメージの混乱

I 症状が生じる病態生理

1. ボディイメージとは

ボディイメージは、心理学、精神病理医学、行動科学など幅広い分野で使われる用語である。看護学においては、カリスタ・ロイによって「自分自身の身体についての見方、自分の個人的外見についての見方」[1]と定義づけられ、自己概念を構成する要素の1つであるとされている（図1）。

日本では藤崎が、ボディイメージを「身体知覚」「身体期待」「身体評価」の3つの構成概念の相互関係で形成される認識の総体であると規定した[2]。すなわち、ボディイメージとは、「現実に自分が見たり触ったりして感じる身体（身体知覚）」、「自分が認識する身体のあるべき姿（身体期待）」、「自分の身体に対する評価（身体評価）」が相互的に作用しあい、影響しあいながら作られるものである（図2）。また、ボディイメージは、年齢や性別などの属性、心理・社会的特性、文化、教育、社会現象などからも影響を受ける[3,4]。

2. ボディイメージの混乱が起こるメカニズム

NANDA-Iは、「ボディイメージ混乱」を「身体的自己に否定的な心象のある状態」と定義している[4]。何らかの疾患やそれに対する治療、成長や加齢などによって起こる外見的・機能的な身体の変化に伴って、ボディイメージが変容することは自然なことである。疾患や受けた治療が同じであったとしても、ボディイメージの変容の受容には個人差がある。つまり、ボディイメージの混乱は、ボディイメージの変容そのものではなく、人が自力でそれを乗り越えられない場合に起こる[3]。

1) ボディイメージの混乱が起こる原因

ボディイメージの変容の要因となり得る状況の一例を下記に示す。

[疾患]
- 慢性疾患：糖尿病、気管支喘息、てんかん、リウマチ、がんなど
- 精神疾患：摂食障害、統合失調症など
- 脳血管疾患：脳梗塞、脳出血、くも膜下出血など

[外傷]
- 脊髄損傷

図1　ロイ適応モデルによる自己概念様式と構成要素

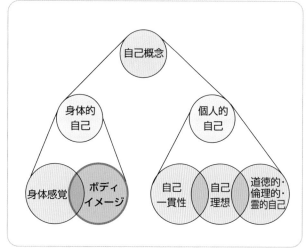

（文献1, p405より改変）

図2　ボディイメージの概念図

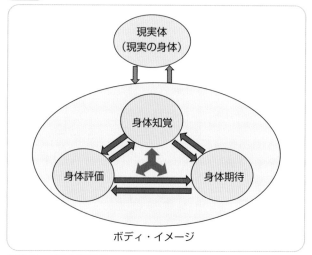

（文献2, p187より改変）

- 熱傷
- 四肢切断　など

[治療]
- 手術：四肢切断，乳房切除，人工肛門造設，臓器の切除など
- 化学療法：脱毛，皮膚の変化，体重の増減など
- 放射線治療：脱毛，皮膚の変化など

[成長や加齢]
- 思春期
- 更年期
- 妊娠　など

　このような状況では，ボディイメージの3つの構成概念である「身体知覚」「身体期待」「身体評価」のそれぞれに変調が生じ，バランスが崩れることによって混乱が起こることがある[2]。

　「身体知覚」の変調とは，自分の身体をうまく知覚することができず，自分のものではないような感覚をもつことである。

　「身体期待」の変調とは，自分の身体に対して極端に敏感になったりこだわりが強くなったりすること，またこれとは逆に自分の身体に無頓着になることである。

　「身体評価」の変調とは，思うようにならない自分の身体を信頼できないと感じること，あるいはかけがえのない大切なものだと認識できなくなることである[2]。

2）ボディイメージの混乱の5つの観点と具体例

　藤崎は，ボディイメージの混乱の程度をアセスメントするツールを開発し，❶身体境界の混乱，❷身体の離人化，❸身体カセクシスの混乱，❹身体コントロール感の低下，❺身体尊重の低下，の5つの観点から規定した[2,5]。ここからは，藤崎による5つの観点によるボディイメージの混乱の概要と，それぞれ起こりやすい状況や疾患，症状の具体的な例を述べる。ただし，ボディイメージの混乱は❶〜❺の観点から明確に区別できるものではなく，それぞれが関連したり相互的に作用したりすることによって起こることに留意する必要がある。

1 身体境界の混乱

　身体境界とは，身体と外界との境界に関する知覚である。身体境界の混乱が起こると，実際にはない部分をあると感じたり，ある部分をないと感じたりする身体感覚の異常と不快感が生じる。また，自分の身体と外の世界がはっきりと区別できないと感じることがある[2,5]。

● 起こりうる状況や疾患・症状の例

- 四肢の切断による幻肢・幻肢痛
- 脳血管障害による半側空間無視
- 乳房切除　など

2 身体の離人化

　身体の離人化とは，身体や身体の一部が自分のものでないような感覚をもつ状態のことである。身体の離人化が起こると，自分の身体を異物であると感じたり，自分のものではないという違和感が生じたりする[2,5]。

● 起こりうる状況や疾患・症状の例

- 知覚異常・麻痺，感覚麻痺，運動麻痺
- 慢性的な疼痛
- 統合失調症　など

3 身体カセクシスの混乱

　身体カセクシスとは，自分の身体に対する過敏性と関心が高まって，意識や注意が過度に集中した状態のことである。身体カセクシスが過剰な場合は，身体に対して極端な興味や関心を示し，意識を集中する。すなわち，身体のことに過敏になったり，身体に対して極端なこだわりや執着を示したりするなど，意識が常に身体にばかり集中した状態が起こる。一方で身体カセクシスが過少な場合は，身体に対して無関心，無頓着になる[2,5,6]。

● 起こりうる状況や疾患・症状の例

- 慢性疼痛のある人が痛みに集中し，痛みが強くなる（身体カセクシスが過剰な場合）
- 摂食障害のある人が食べ物や体重のことで頭がいっぱいになる（身体カセクシスが過剰な場合）
- 治療やケアに対する意欲が低下する（身体カセクシスが過小な場合）　など

4 身体コントロール感の低下

　身体コントロール感とは，自分の身体の状態を自分でコントロールできているという感覚のことである。身体症状や機能が不安定であることによって，自分の身体状況を自分でコントロールできているという自己統制感や，自分自身の身体に対する信頼感が低下する[2,5,6]。

● 起こりうる状況や疾患・症状の例

- 糖尿病など，長期間にわたって病気と付き合っていく必要がある慢性疾患
- 喘息やてんかんなど，外部環境の影響も受け，場所や時を選ばずに発作が起こる疾患
- 思春期や更年期
- 妊娠　など

5 身体尊重の低下

　身体尊重とは，自分自身の身体に対する価値判断のことで，自分自身の身体を価値がある尊いものとして受け

入れ，大切に思う感覚のことである。身体に関する否定的な経験を繰り返すことにより，身体に対する自信や満足感が低下していく[2,5]。

- 起こりうる状況や疾患・症状の例
  - 乳房切除，喉頭摘出などの臓器喪失
  - 人工肛門造設
  - 化学療法や放射線治療による脱毛，爪や皮膚の変化など

Ⅱ 看護ケアとその根拠

1. ボディイメージのアセスメント

1) アセスメントの概要

アセスメントの前提として，まず，どのような身体的変化が患者に起こっているかを把握する。そのうえで，その身体的変化によって，患者のボディイメージがどのような影響を受けたのか，患者自身が身体的変化やボディイメージをどのように受け止めているかをアセスメントし，看護ケアの必要性を判断していく。

表1 ボディイメージ混乱の定義，診断指標，関連因子，ハイリスク群，関連する状態

[定義]
- 身体的自己に否定的な心象のある状態

[診断指標]
- 固有受容感覚の変化
- 社会参加の変化
- 自分の体を見ない
- 自分の体に触らない
- 自分を他者と常に比較する
- 抑うつ症状
- セクシャリティについての懸念
- 他者の反応を恐れる
- 変化に心を奪われている
- 失った体の一部に心を奪われている
- 以前の外見ばかりを意識する
- 以前の機能ばかりを意識する
- 以前の体力（能力）ばかりを意識する
- 頻繁に自分の体重を量る
- 体の一部を隠す
- 自分の体の変化を観察する
- 体の一部に名前をつける
- 失った体の一部に名前をつける
- 機能していない体の一部を無視する
- 体の変化に対する非言語的反応
- 感じている体の変化に対する非言語的反応
- 体の一部の過度な露出
- 外見についての考え方の変化を反映した認識
- 変化の承認を拒む
- 人生の挫折感
- 社会（社交）不安
- 非人称代名詞で体の一部を言い表す
- 非人称代名詞で失った体の一部を言い表す

[関連因子]
- 身体意識（体の意識）
- 認知機能障害
- スピリチュアル信念と治療計画との対立
- 価値観と文化的規範との対立
- 体の機能への不信感
- 疾病再発への恐れ
- 自己効力感が低い
- 自尊感情が低い
- 肥満
- 残存肢の痛み
- 治療アウトカムの非現実的な認識
- 非現実的な自己期待

[ハイリスク群]
- がんサバイバー
- 体重の変化を感じている人
- 発達段階の移行状態にある人
- 思春期（年ごろ）の人
- 体の機能が変化した人
- 傷跡のある人
- ストーマのある人
- 女性

[関連する状態]
- むちゃ食い障害（過食性障害）
- 慢性疼痛
- 線維筋痛症
- ヒト免疫不全ウイルス（HIV）感染症
- 心理社会的機能障害
- 精神障害
- 外科手術（的処置）
- 治療計画
- 傷ややけが

（文献4，p338-339より）

2）アセスメントの実際

アセスメントの際は，患者の疾患や治療はどのような状況にあるか，患者の身体的変化は，「いつ」「どのように」して「どんなこと」が起こったのかを客観的に把握する。同時に，患者の言動や会話，態度や表情などから，身体的変化が生じる前後での自身の身体に対する患者の主観的なボディイメージや，身体的変化に対する思いや考えをとらえることも大切である。これによって，患者のもつボディイメージやその変容，ボディイメージの混乱が生じていないかどうかのアセスメントが可能となる[3,7]。

しかし，患者が置かれている状況によっては，身体的変化に関する言動が聞かれないことや，それに関する会話が難しい場合もある。そのような場合には，NANDA-Iの診断指標（表1）や，藤崎が開発した「ボディイメー

ジ・アセスメントツール」の項目（表2）を活用し，患者のボディイメージの混乱の状況をアセスメントする手掛かりを得るのも1つの方法である。

また，アセスメントの際には，ボディイメージの混乱に関連する因子や，ハイリスク群，関連する状態を考慮する必要がある。表1にNANDA-Iによる「ボディイメージ混乱」の「関連因子」「ハイリスク群」「関連する状態」を示す。

アセスメントにおいては，表1～2の項目を参考にしながら，患者がもつボディイメージや，患者自身がボディイメージの変容を受容しているかどうか，ボディイメージの混乱の有無やその要因について，身体的・心理社会的側面から総合的に評価し，把握する。そのうえで，ボディイメージの変容の受容や，ボディイメージの混乱に対する看護ケアの必要性を判断する。

表2　ボディイメージアセスメントツールの5つの構成概念と質問項目

❶身体境界の混乱
- 手や足や乳房など，現実にあるはずのないからだの部分があるように感じたり，痛みを感じる
- 手や足など，からだのある部分の存在を忘れてしまったり，それがあることに驚いたりする
- 自分のからだと外の世界とがはっきりと区別できないと感じる
- 自分のからだが，無限に大きくなってしまうように感じる
- 自分のからだが，だんだん小さくなって消えてしまうように感じる

❷身体の離人化
- 自分のからだ，またはからだのある部分が自分のものでなくなったように感じる
- からだの中に，自分とは違う何か（だれか）が存在しているように感じる
- 自分のからだのどこかが，からだから切り離されたように感じる
- 自分のからだやその一部が死んでしまったように感じる

❸身体カセクシスの混乱
- 周りの人から，からだのことに関して少し気にしすぎといわれる
- からだの調子や見た目が気になって，外出するのがおっくうになったり，人前にはできるだけ出たくない
- からだの調子や見た目が気になって，仕事や家事や勉強が手につかない
- からだの調子や見た目が気になって，趣味や旅行，遊びなどを心から楽しむことができない
- からだの調子や見た目が気になって，異性の前に出るとリラックスできない

- 自分のからだ，またはからだのある部分にさわりたくない，あるいはさわることができない
- 他の人の視線が自分のからだに集中しているように感じて，不安になる

❹身体コントロール感の低下
- からだの調子によって，気分だけでなく自分の生活や毎日の予定が左右される
- からだについて医者などの専門家に相談してもなかなかうまくいかないと思う
- からだの調子が少々悪いときがあると，すぐにパニック（どうしてよいかまったくわからない状態）になる
- 自分のからだについて，自分でも，いつどこでどんな状態になるかわからず不安である
- たとえ今日からだの調子がまあまあ良くても，その状態は長くは続かないと思う

❺身体尊重の低下
- からだの状態や見た目さえ今と違っていれば，もっとすばらしい人生があるのにと思う
- 自分のからだを恥ずかしいと思う，または，からだの中で恥ずかしいと思う部分がある
- 自分のからだ全体やどこか特定の部分に対して，人前で引け目を感じる
- 自分のからだ，あるいはからだのどこか特定の部分に比べて，他の人のそれがうらやましくねたましい
- 自分のからだやその一部のことを考えると，ついつい気持ちが暗くなる
- からだのことについて人から意見されたり口出しされると，イライラした気分になる

（文献5，pp188-189より抜粋して引用）

2. ボディイメージの変容／混乱への看護ケア

1) 疾患・症状や治療の種類にかかわらず共通する看護ケア

ボディイメージの変容／混乱が生じている患者への看護ケアにおいては，疾患・症状や治療の種類にかかわらず，患者が気持ちを十分に表出できる環境をつくり，患者の不安や心配などの気持ちを認め，支持的に関わる姿勢がその基礎となる。

また，その都度，身体的変化やボディイメージに関連する患者の発言内容や態度をアセスメントし，変化を捉えていく必要がある。さらに，必要に応じて家族やキーパーソンとも話し合いの機会をもつことで，ボディイメージの変容に直面している患者を理解し支えるための体制を整えていく場合もある[7]。

2) ボディイメージの変容／混乱に対する具体的な看護ケア

ボディイメージ変容／混乱が生じている患者への看護ケアの具体例として，以下のようなものが挙げられる。

１ 治療により身体的変化が生じ，ボディイメージの変容／混乱が起こることが予測される前の患者への看護ケアの例

- 治療前のインフォームドコンセントへの同席や患者との面談によって，身体的変化が起こりうる治療に対する患者の希望や不安，身体的変化が生じた後の生活に対する患者のイメージを把握する。
- 必要に応じて関係する多職種と連携し，患者の疑問や不安を解消するための情報提供や，治療前からのリハビリテーションや環境整備などを行う。

２ 身体的変化が生じ，ボディイメージの変容／混乱が起こっている患者への看護ケアの例

- 身体的変化に応じた環境整備をする（照明の調整，ベッドの配置，体位の工夫など）。
- 身体的変化や新たなボディイメージを患者が受容できるよう，支持的に関わり，身体の外見／構造／機能の変化に寄り添うような言葉がけをする。
- 手術や外傷などによって変化した身体を見る機会をつくる。
- 創部ケアやストマ交換などのケア方法を説明し，患

者の手技獲得を支援する。
- 身体的変化への対処方法について情報提供する（衣服の工夫，下着，ウィッグ，患者会やセルフヘルプグループ，自治体の助成制度など）。

3) アピアランスケア（がん治療による外見の変化をケアし，患者と社会をつなぐこと）[8]

近年，特にがん医療において，がんや治療に伴って生じる外見の変化から生じる苦痛を緩和するために，医学的・技術的・心理社会的な手段を用いて行う「アピアランスケア」の重要性が指摘されている。

がんの薬物療法によって，脱毛，皮膚の色素沈着，手足症候群をはじめとする皮膚障害，浮腫などが起こる。また，放射線治療によっても，皮膚炎や脱毛，浮腫などが起こることがある。さらに，手術による臓器の喪失もボディイメージに影響する。特に乳がんの乳房切除や再建，喉頭がんの喉頭摘出，頭頸部がんの治療，大腸がんの人工肛門造設などは，外見の変化が大きい。

このようながんの治療による外見の変化やそれにともなう苦痛に対するケアの最新の知見は，「がん治療におけるアピアランスケアガイドライン2021年版」としてまとめられている。がんの薬物療法中・後の染毛／パーマやウィッグ，乳房再建術後の下着，アートメイクなどに関する情報などが記載されており，患者への情報提供において参考になる。

［堀拔文香］

《文献》
1) シスター・カリスタ・ロイ，松木光子監訳：ザ・ロイ適応看護モデル 第2版. 医学書院，2010.
2) 藤崎郁：ボディ・イメージ・アセスメント・ツールの開発. 日本保健医療行動科学会年報 11：178-199，1996.
3) 黒田裕子監：看護診断のためのよくわかる中範囲理論 第3版. 学研メディカル秀潤社，2021.
4) T. ヘザー・ハードマン編，上鶴重美編・訳，カミラ・タカオ・ロペス編：NANDA-I 看護診断─定義と分類 2021-2023 原書第12版. 医学書院，2021.
5) 藤崎郁：ボディイメージ・アセスメントツールの開発（2）─確認的因子分析による構成概念妥当性の検討. 日本保健医療行動科学会年報 17：180-200，2002.
6) 藤崎郁：気管支喘息患者の諸体験とボディイメージに関する文献的考察. 日本保健医療行動科学会年報 18：140-155，2003.
7) 日本がん看護学会監：女性性を支えるがん看護. 医学書院，2015.
8) 日本がんサポーティブ学会編：がん治療におけるアピアランスケアガイドライン 2021年版 第2版. 金原出版，2021.

ワンポイントケア 乳がんとボディイメージ ──ボディイメージが及ぼす影響

わが国の女性における乳がんの罹患数は依然多く，9人に1人が罹患するリスクがあると指摘されている。乳がんの治療方法の1つである手術については，乳房温存術などのようにボディイメージを念頭においた術式の選択が可能となっている。しかし，依然として乳房切除術を受けるケースが多くみられるのが現状である。

乳房切除術を選択した場合，患者にどのような影響が生じるのだろうか。乳房切除術を受ける女性は40〜60歳代に多く，この年齢層は，家庭においても中心的役割を担っていることが多く，社会生活のうえで支障をきたすことが考えられる。

女性が乳房を失うことは，身体的，精神的，そして社会的に大きな影響を受けることになる。そこで乳房切除術によってボディイメージの変化が及ぼす患者への影響を考えてみることにしよう。

まず，乳房がなくなったことで女性でなくなったと感じたり，外観を気にしたりする。このようなことから，精神的な苦痛が増大したり，生活意欲が低下し抑うつ状態をまねいたりする場合もある。

さらに，身体の外観に対する劣等感や否定的な態度がみられることもある。また，性的な関心を失ったり，夫婦関係に溝が生じたりするなど，性の喪失感を体験することもある。これらのことからボディイメージの変化が及ぼす影響は次のようにまとめることができる。

①乳房切除後の身体の外観に対する劣等感を抱く。

②乳房切除後の自己の身体に適応するまでに葛藤が生じる。

③乳房切除により自己のボディイメージに対する満足度が低下する。

④女性としての性の喪失感を体験する。

このような状況にある患者に対する看護としては，まず病気の経過について把握する，患者の背景，疾病に対する患者の反応，乳房切除術に対する患者の反応，乳房全摘術を受ける患者が再建術を希望する場合は，再建方法の意思決定などの視点からアセスメントする。乳房再建術は2013年より保険適用となり，治療チームに形成外科医も加わり進められ，乳房再建を希望する患者も増えている。この点においては，手術前に近い身体の状態を保つことが可能となったと言えるが，喪失体験と新たな身体像を受け入れることになる。

そのため，多角的な視点よりアセスメントし，実際の援助では喪失感を体験している女性の感情表出を促したり，身体がどのように変化したのか手術創を見ることを通し，自分のなかに受け入れられるようにすることが大切である。また身体の外観を整えるには体に合った補整具を調達できるよう配慮する必要がある。こういったサポートには，医療者だけでなく家族，特にパートナーの協力が重要なポイントとなる。

[中島恵美子]

《文献》
1) 国立がん研究センター情報サービス：がん統計 2022.
2) 中島恵美子：周術期看護 乳がん患者の看護. pp327-331, メディカ出版, 2022.

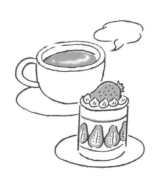

索引

監修・編集・執筆者一覧

[監修]

阿部俊子 （元東京医科歯科大学大学院）

[編集]

山本則子 （東京大学大学院医学系研究科）

五十嵐歩 （東京大学大学院医学系研究科）

[執筆者（五十音順）]

朝比奈晏那 （元東京医科歯科大学大学院）

飯村祥子 （元東京医科歯科大学大学院）

五十嵐歩 （前掲）

伊藤章子 （元東京医科歯科大学大学院）

今田奈津子 （聖路加国際病院）

岡本有子 （東京都立大学健康福祉学部）

北澤直美 （元東京医科歯科大学大学院）

高　紋子 （昭和大学保健医療学部）

齋藤弓子 （東京大学大学院医学系研究科）

坂井志麻 （上智大学総合人間科学部）

谷村　綾 （社会医療法人社団蛍水会名戸ヶ谷病院）

鳥本靖子 （浜松医科大学医学部）

中島恵美子 （杏林大学保健学部）

中野渡明日香 （元横浜市立大学附属病院）

堀拔文香 （国立研究開発法人国立がん研究センター）

松浦志野 （順天堂大学医療看護学部）

山下悦子 （聖路加国際病院）

山本則子 （前掲）

湯本淑江 （東京医科歯科大学大学院）

エビデンスに基づく症状別看護ケア関連図 第3版

2001 年 8 月 10 日　初版発行
2013 年 2 月 20 日　改訂版発行
2023 年 8 月 30 日　第3版発行

監修者……………………… 阿部俊子
編集者……………………… 山本則子・五十嵐歩
発行者……………………… 荘村明彦
発行所……………………… 中央法規出版株式会社
　　　　　　　　　　　　　〒 110-0016　東京都台東区台東 3-29-1　中央法規ビル
　　　　　　　　　　　　　TEL　03-6387-3196
　　　　　　　　　　　　　URL　https://www.chuohoki.co.jp/

DTP・印刷・製本 ……………… 図書印刷株式会社
装幀デザイン………………… 二ノ宮匡
装幀・本文イラスト…………… タナカユリ
本文デザイン………………… アースメディア，イオック
本文イラスト………………… メディカ，イオジン，藤田侑巳

ISBN 978-4-8058-8921-3

本書の内容に関するご質問については，下記 URL から「お問い合わせフォーム」にご入力いただきますようお願いいたします。
https://www.chuohoki.co.jp/contact/